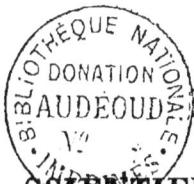

BIBLIOTHÈQUE

SCIENTIFIQUE INTERNATIONALE

XIX

BIBLIOTHÈQUE SCIENTIFIQUE INTERNATIONALE

Volumes in-8° reliés en toile anglaise. — Prix : 6 fr.
Avec reliure d'amateur, tr. sup. dorée, dos et coins en veau. — 10 fr.

VOLUMES PARUS.

J. Tyndall. Les glaciers et les transformations de l'eau, suivis d'une étude de M. *Helmholtz* sur le même sujet, et de la réponse de M. Tyndall. Avec 8 planches tirées à part sur papier teinté et nombreuses figures dans le texte, 2ᵉ édition............... 6 fr.

W. Bagehot. Lois scientifiques du développement des nations, dans leurs rapports avec les principes de l'hérédité et de la sélection naturelle, 2ᵉ édition...................... 6 fr.

J. Marey. La machine animale, locomotion terrestre et aérienne. Avec 117 figures dans le texte, 2ᵉ édition............... 6 fr.

A. Bain. L'esprit et le corps considérés au point de vue de leurs relations, suivis d'études sur les *Erreurs généralement répandues au sujet de l'esprit*. Avec figures. 3ᵉ édition.............. 6 fr.

Pettigrew. La locomotion chez les animaux. Avec 130 fig... 6 fr.

Herbert Spencer. Introduction a la science sociale, 4ᵉ édit. 6 fr.

Oscard Schmidt. Descendance et darwinisme. Avec fig., 2ᵉ édit. 6 fr.

H. Maudsley. Le crime et la folie. 3ᵉ édition............. 6 fr.

P. J. Van Beneden. Les commensaux et les parasites dans le règne animal. Avec 83 figures dans le texte. 2ᵉ édit....... 6 fr.

Balfour Stewart. La conservation de l'énergie, suivie d'une étude sur La nature de la force, par *P. de Saint-Robert* 2ᵉ édit. 6 fr.

Draper. Les conflits de la science et de la religion. 4ᵉ édit. 6 fr.

Léon Dumont. Théorie scientifique de la sensibilité. 2ᵉ édit. 6 fr.

Schutzenberger. Les fermentations. Avec 28 fig. 2ᵉ édit.... 6 fr.

Whitney. La vie du langage, 2ᵉ édit..................... 6 fr.

Cooke et Berkeley. Les champignons. Avec 110 figures. 2ᵉ édit. 6 fr.

Bernstein. Les sens, avec 91 figures dans le texte, 2ᵉ édition. 6 fr.

Berthelot. La synthèse chimique. 2ᵉ édit................... 6 fr.

Vogel. La photographie et la chimie de la lumière, avec 95 figures dans le texte et un frontispice tiré en photoglyptie, 2ᵉ édit. 6 fr.

Luys. Le cerveau et ses fonctions, avec figures. 3ᵉ édit. 6 fr.

W. Stanley Jevons. La monnaie et le mécanisme de l'échange. 2ᵉ édit. 6 fr.

Fuchs. Les volcans et les tremblements de terre, avec 36 figures dans le texte et une carte en couleurs. 2ᵉ édition........ 6 fr.

Général Brialmont. La défense des états et les camps retranchés, avec nombreuses figures et deux planches hors texte. 6 fr.

A. de Quatrefages. L'espèce humaine. 3ᵉ édition.......... 6 fr.

Blaserna et Helmholtz. Le son et la musique, suivis des causes physiologiques de l'harmonie musicale, avec 50 figures dans le texte. 6 fr.

Rosenthal. Les muscles et les nerfs. 1 vol. in-8 avec figures dans le texte... 6 fr.

VOLUMES SUR LE POINT DE PARAITRE.

Brucke. Théorie des arts.

Wurtz. Atomes et atomicité.

Secchi. Les étoiles.

Broca. Les primates.

Claude Bernard. Histoire des théories de la vie.

TRAVAUX DE L'AUTEUR.

Recherches sur le système nerveux cérébro-spinal, sa structure, ses fonctions, ses maladies ; avec atlas de 40 planches dessinées d'après nature par l'auteur. — Ouvrage couronné par l'Académie des Sciences. — J.-B. Baillière, 1855.

Iconographie photographique des centres nerveux. Paris, 1873, 2 vol. in-4°, comprenant 71 planches photographiques et 68 schémas et 86 pages de texte descriptif et explicatif. — Ouvrage couronné par l'Académie des Sciences. — J.-B. Baillière.

Des actions réflexes du cerveau dans les conditions normales et pathologiques de leur fonctionnement. In-8° de 200 pages, avec 2 pl. lithographiées.

Des maladies héréditaires. Thèse pour l'agrégation présentée à la Faculté de Médecine, 1863.

LE
CERVEAU

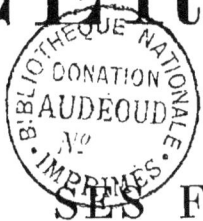

ET

SES FONCTIONS

PAR

J. LUYS

Médecin de l'hospice de la Salpétrière.

Avec figures dans le texte,

TROISIÈME ÉDITION

PARIS

LIBRAIRIE GERMER BAILLIÈRE ET Cie

108, BOULEVARD SAINT-GERMAIN, 108

Au coin de la rue Hautefeuille.

1878

PRÉFACE

Le travail que je publie en ce moment sur la structure
et les fonctions du cerveau, est le résumé à la fois et de
mon expérience personnelle sur la matière, et de la plupart des idées que j'ai cherché à vulgariser, déjà depuis
plusieurs années, par un enseignement public à l'hospice
de la Salpétrière.

Il est divisé en deux parties bien distinctes :

Une première partie, partie anatomique, sert de base et
de point d'appui à l'œuvre. Elle est suivie d'une seconde
purement physiologique qui est le complément et la suite
nécessaire de la précédente.

Dans la première partie, j'ai exposé l'ensemble des procédés techniques employés pour arriver à obtenir les résultats indiqués ; j'ai pareillement insisté sur la valeur
de la méthode à laquelle j'ai dû avoir recours et qui
consiste dans la confection de coupes minces, régulièrement stratifiées, du tissu cérébral, dans la reproduction
fidèle de ces mêmes coupes minces à l'aide des procédés
photographiques, et dans l'emploi, pour la représenta-

tion de certains détails, de grossissements successivement gradués.

J'ai pu ainsi, à l'aide de ces moyens nouveaux d'investigation, pénétrer plus avant dans les régions encore inexplorées des centres nerveux, et rapporter, comme un voyageur revenu de lointains parages, des vues directes, des reproductions fidèles de certains territoires à peine entrevus par nos devanciers.

C'est ainsi qu'en faisant l'analyse photo-microscopique des éléments nerveux, j'ai pu donner des aperçus nouveaux sur la structure intime de la cellule nerveuse, sur l'organisation de son protoplasma, et la surprendre en place, dans ses connexions avec les fibres nerveuses et avec le réticulum ambiant de la névroglie.

Au point de vue de l'exposition du groupement des différentes pièces de l'appareil cérébral, je me suis efforcé de simplifier autant que possible leur description, et surtout d'éviter l'emploi de ce vocabulaire bizarre si improprement importé dans ces derniers temps, dans la nomenclature des diverses régions centrales du cerveau.

J'ai donc esquissé d'une façon synthétique l'économie générale de la structure du cerveau, et montré les rapports intimes qui relient l'écorce cérébrale, véritable sphère de l'activité psycho-intellectuelle, avec les noyaux centraux (noyaux opto-striés) qui sont en quelque sorte les régions intermédiaires interposées entre elle et les incitations du monde extérieur. — J'ai insisté sur ce fait que j'ai déjà, il y a plus de dix ans, le premier en France, mis en lumière, à savoir que la couche optique, avec les noyaux isolés de substance grise qui la constituent, représentait un lieu de passage et de renforcement pour les incitations irradiées de la périphérie sensorielle, tandis que le corps strié, avec ses différents départements, avec ses arcades emboîtées, était au contraire directement en rapport avec le passage des incitations de la motricité volontaire.

Dans cette partie anatomique, j'ai particulièrement mis en saillie et utilisé au point de vue de l'interprétation physiologique, les détails de structure intime de l'écorce cérébrale dont l'existence n'avait pas encore été suffisamment mise en valeur.

C'est ainsi qu'après avoir constaté dans l'écorce cérébrale la présence de zones spéciales de petites cellules sous-jacentes à la pie-mère, et complétement différentes, au point de vue de leur configuration, des zones des grosses cellules occupant les régions profondes, j'ai été amené à voir, dans cet agencement anatomique, des rapports flagrants avec une disposition similaire existant dans la constitution de l'axe gris de la moelle épinière.

Comme conséquence, j'ai donc été conduit à penser que si les éléments de petit volume dans la moelle épinière, comme cela est démontré expérimentalement, sont affectés aux phénomènes de la sensibilité, — il était naturel d'admettre les mêmes équivalences physiologiques, là où il existe des équivalences morphologiques ; et, par suite, — de considérer les régions sous-méningées de l'écorce cérébrale comme étant le territoire histologique spécial, réservé à la dissémination des impressions de la sensibilité ; — les zones profondes des grosses cellules (équivalentes aux colonnes antérieures motrices de la moelle) pouvant être considérées comme les régions d'émission (centres psychomoteurs) pour les incitations de la motricité volontaire. — C'est ainsi que je suis arrivé à démontrer qu'il y avait dans la structure même de l'écorce cérébrale, parmi les milliers d'éléments qui la constituent, toute une série spéciale de cellules nerveuses, solidarisées intimement entre elles, constituant des zones parfaitement définies, anatomiquement appréciables, et servant de réservoir commun à toutes les sensibilités diffuses de l'organisme qui viennent successivement s'amortir dans ces réseaux, et donner à cette région du *sensorium commune* l'ébranlement qui porte avec lui le mouvement et la vie.

Dans la seconde partie, qui comprend la mise en valeur des différents appareils cérébraux dont les détails anatomiques ont été préalablement analysés, j'ai, tout d'abord, fait l'exposé physiologique des différentes propriétés fondamentales des éléments nerveux considérés comme unités histologiques vivantes.

J'ai montré ainsi que ces propriétés, qui sont les éléments générateurs inéluctables de toutes les activités de la vie cérébrale, se réduisent, en définitive, à trois formes principales : — la sensibilité, en vertu de laquelle la cellule cérébrale entre en conflit avec le milieu ambiant ; — la phosphorescence organique, qui lui donne la propriété d'emmagasiner en elle-même, et de retenir les vibrations sensorielles qui l'ont tout d'abord incitée (comme nous voyons dans le monde inorganique les corps phosphorescents conserver plus ou moins longtemps les traces des vibrations lumineuses qui les ont ébranlés) ; — l'automatisme, qui n'est autre que l'aptitude que possède la cellule nerveuse à réagir en présence du milieu ambiant, une fois qu'elle a été impressionnée par lui.

Après avoir ainsi envisagé chacune de ces propriétés élémentaires des éléments nerveux dans leur genèse, dans leur évolution à travers l'organisme, dans leur manifestation normale et dans leur déviation pathologique, — j'arrive à montrer que c'est grâce à leur combinaison, à leur participation incessante, à la totalisation de toutes leurs énergies vraiment spécifiques, que le cerveau sent, se souvient et réagit ; — et qu'en somme, véritables propriétés mères de toutes les autres, elles sont les seules forces vives qui sont toujours présentes, toujours sous-jacentes dans la série infinie des opérations qu'il accomplit à tout instant ; et que — sans elles, cet admirable appareil si complexe, si délicat et si simple à la fois, serait sans vie, sans mouvement, absolument comme le serait le monde sans son soleil.

Après avoir ainsi examiné les propriétés élémentaires des éléments nerveux, j'ai montré quel parti on pouvait tirer de leur concours pour l'exposition des principaux phénomènes de la physiologie cérébrale.

J'ai fait voir, de la sorte, qu'en groupant entre elles les données précédemment émises, on pouvait reconnaître que toutes les manifestations de l'activité cérébrale, — qu'il s'agît des phénomènes de la vie psychique proprement dite, — ou des opérations de la vie intellectuelle, étaient toujours susceptibles, ainsi que leurs congénères, qui ont la moelle épinière pour théâtre (phénomènes réflexes), de se décomposer en trois phases élémentaires : — qu'elles étaient toujours sollicitées au début par l'arrivée d'une impression sensorielle incidente, récente ou passée (phase d'incidence) ; — activées par la réaction propre du milieu interposé réagissant en vertu de son énergie spécifique (phase intermédiaire) ; et — achevées par la réaction secondaire du milieu intermédiaire réagissant et exportant au dehors l'ébranlement primordial qui lui a été communiqué (phase de réflexion).

Il résulte donc de cette manière d'envisager les phénomènes de l'activité cérébrale, que c'est toujours un fait d'ordre vital qui est au début de tout processus en évolution ; c'est toujours la sensibilité qui est le premier agent moteur ; c'est elle qui devient l'origine de tout mouvement et qui, propagée à travers les appareils sensitivo-moteurs de l'écorce, se transforme insensiblement comme une force en évolution, et finit par se dégager de l'organisme sous la force d'un acte de motricité.

En résumé je me suis efforcé dans ces recherches, qui
n'ont d'autres visées que de faire pénétrer les données de
la physiologie contemporaine dans le domaine impénétré
jusqu'ici de la psychologie spéculative, de montrer que les
actes les plus complexes de l'activité psycho-intellectuelle
se résolvaient tous, en définitive, par l'analyse en véritables processus réguliers de l'activité nerveuse ; — qu'ils
obéissaient à des lois d'évolution régulière ; — qu'ils étaient
susceptibles, comme tous leurs congénères de l'organisme,
d'être interrompus ou troublés dans leurs manifestations
par des dislocations survenues dans l'intimité du substratum
organique qui les supporte ; et qu'en un mot — il y avait
dès maintenant une véritable physiologie du cerveau,
aussi légitimement assise, aussi légitimement constituée
que celle du cœur, du poumon et du système musculaire.

Comme conséquence de ce qui vient d'être dit, il va de
soi que cet ordre d'études si nouvelles et si attractives doit
appartenir en propre au médecin physiologiste, et au médecin physiologiste seul. — C'est à lui qu'il est donné désormais de revendiquer comme son patrimoine propre ce domaine spécial de la science de l'homme où, pendant tant
de siècles, la philosophie spéculative a si longuement et si
stérilement péroré. — C'est à lui qu'il appartiendra de le
féconder par son travail incessant, et de lui faire rendre
ce que tout labeur intelligemment dirigé doit donner :
— des fruits légitimes, des conséquences pratiques utili-
sables pour l'humanité souffrante. L'histoire de la science
médicale n'est-elle pas là avec ses enseignements quotidiens pour nous faire voir, combien les acquisitions utiles
qu'elle a faites ont été toujours fatalement subordonnées à
des notions plus claires, plus précises sur l'anatomie des
organes qu'elle a mission de soigner ? — et, en transportant les mêmes aspirations au sujet qui nous préoccupe, ne
sommes-nous pas par cela même autorisés à espérer dans

l'avenir, voir surgir d'une anatomie du cerveau mieux
comprise et d'une physiologie cérébrale plus rationnelle-
ment dirigée, des méthodes nouvelles pour le traitement
des maladies mentales, et des moyens d'action plus efficaces que ceux dont nous disposons actuellement?

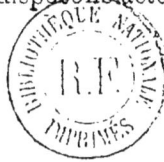

J. LUYS.

Janvier 1876.

LE CERVEAU

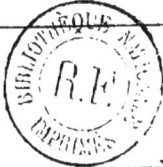

PREMIÈRE PARTIE

L'ANATOMIE DU CERVEAU

CHAPITRE PREMIER

LES MOYENS D'ÉTUDE.

L'étude des centres nerveux a de tout temps sollicité très-vivement les travaux des anatomistes, et cela se comprend aisément, car devant un pareil sujet, il n'y a pas seulement en jeu le désir bien naturel de pénétrer les secrets intimes de l'organisation des détails anatomiques que l'on considère, il y a plus, il y a cette attraction inconsciente qui attire l'homme vers les régions inexplorées de l'inconnu, vers ces parages mystérieux où s'élaborent en silence les forces vives de toutes nos activités mentales, et où se dérobe, à mesure qu'on la poursuit, la solution de ces éternels problèmes des rapports de l'organisation physique de l'être vivant avec les actes de sa vie psychique et intellectuelle.

C'est ainsi qu'à travers les siècles la plupart des grands anatomistes ont tour à tour dirigé leurs labeurs dans cette direction. C'est ainsi que Galien, Varole, Willis, Malpighi, Vieussens, Vicq d'Azyr, Sœmmerring, Reil, etc., ont successivement, dans leurs immortels travaux, soit décrit l'organisation des centres nerveux telle qu'ils se la figuraient à leur époque, soit consigné dans leurs iconographies (expression plus ou moins directe de la réalité), la façon objective dont ils voyaient les détails anatomiques qu'ils ont successivement représentés.

Dans un sujet aussi vaste et aussi délicat, avec une matière aussi fragile et aussi facilement altérable que la matière nerveuse, l'homme d'étude est forcément assujetti aux moyens divers mis à sa disposition par les sciences et les arts de son époque. C'est ainsi que les moindres découvertes techniques deviennent souvent d'un prix inestimable et l'on peut dire, sans être taxé d'exagération, que l'utilisation de l'acide chromique [1], qui, en durcissant la substance nerveuse, la fige en place dans ses rapports naturels sans l'altérer, a été une de ces innovations de laboratoire qui ont le plus contribué aux travaux considérables que notre siècle a vus s'accomplir dans ce domaine spécial de la science anatomique.

D'une autre part, les perfectionnements apportés au pouvoir amplifiant des appareils microscopiques ont rendu d'immenses services, et ont permis à l'esprit de l'homme de s'avancer à grands pas dans ces régions encore inexplorées où il a rencontré ces unités anatomiques ultimes, les cellules nerveuses, entrevues à peine par ses devanciers. Il a pu ainsi donner des descriptions exactes de leur configuration, soit qu'il les envisage dans leurs connexions, dans leur structure intime ou dans les différentes déviations pathologiques qu'elles peuvent revêtir.

Le microscope importé dans l'étude de l'histologie, a été à notre siècle pour le monde des infiniment petits, ce qu'a été à une autre période du développement de l'humanité l'intervention du télescope pour l'exploration du monde sidéral. Il a rétabli dans des conditions de visibilité spéciale toutes ces myriades d'éléments qui, par leur extrême petitesse, se dérobaient aux yeux de nos devanciers. Il les a mis en lumière, a révélé les secrets intimes de leur organisation et ouvert aux investigations des anatomistes tout un monde nouveau d'aperçus imprévus.

A la suite de cette découverte, et comme une conséquence naturelle, s'est révélé un art inconnu précédemment dans nos laboratoires, celui de faire des coupes minces du tissu nerveux, de les colorer, de les rendre transparentes et de les conserver. L'emploi des réactifs de toute espèce qui, tâtant en quelque

---

1. C'est Hannover qui, le premier, en 1840, a signalé les propriétés durcissantes de l'acide chromique. (Robin, *Traité du microscope*, p. 297. — J.-B. Baillière, 1871.)

sorte la sensibilité spécifique de chaque élément histologique, le colore d'une façon spéciale et met en relief les particularités de sa structure, a été une voie nouvelle ouverte au progrès, si bien que, de tous côtés à travers le monde civilisé, les travailleurs unissant leurs efforts, la physique et la chimie aidant, on peut dire que de plus en plus les limites de l'inconnu se reculent, et que des conquêtes nouvelles sont incessamment enregistrées dans nos bulletins scientifiques.

Mais ce n'est pas tout, en cet ordre des recherches, il ne suffit pas de voir soi-même les faits nouveaux que l'on rencontre sur sa route, il faut les faire voir à d'autres, représenter en aperçus fidèles les détails de la nature que l'on a examinés et rendre indiscutables les faits nouvellement enregistrés.

Jusqu'ici, c'était l'observateur lui-même qui exprimait, à l'aide de son crayon, les objets qui passaient au foyer de son objectif. — Et, en cela, qui ne sait combien les dessins manuels, même ceux qui sont faits par les maîtres de la profession, sont la plupart du temps éloignés de la vérité, car ils n'expriment toujours que les traits que l'on a aperçus et consignés, et une sorte de sélection inconsciente des objets qui passent devant les yeux. — C'est alors, en présence de ces desiderata de la représentation graphique des dessins faits à la main, que l'on sentit la nécessité d'appliquer à la reproduction des objets microscopiques les merveilleuses ressources que nous offre actuellement la photographie.

La plaque sensibilisée, désormais associée aux travaux d'investigation scientifique, aussi bien pour l'étude des phénomènes qui se passent dans le monde des infiniment petits que pour celle de ceux qui se passent dans le monde des infiniment grands, aussi bien pour les faits histologiques que pour l'enregistrement des phénomènes astronomiques, la plaque sensibilisée devient ainsi le dessinateur impersonnel et automatique des détails intimes qui viennent l'impressionner. — Et en cela, chose merveilleuse ! la photographie, bien supérieure au dessin, révèle non-seulement les détails que l'œil perçoit, mais encore, elle met en lumière une série de détails latents, qui attendent l'intervention d'une simple loupe pour être successivement reconnus sur les épreuves tirées.

Ces nouveaux procédés d'investigation que le milieu scientifique du xixᵉ siècle a mis à la portée de notre génération, expliquent donc les progrès accomplis et nous montrent, une fois de plus, combien dans cette longue évolution qui se développe à travers les âges, l'homme n'arrive que pas à pas à arracher quelques parcelles de vérité, et combien, même, ses efforts les plus persévérants ne font seulement que reculer l'inconnu de quelques pas. — N'est-il pas en effet bien étrange qu'à mesure que les progrès s'accomplissent, que des découvertes nouvelles sont enregistrées, de nouveaux problèmes surgissent incessamment et que là, où l'on croyait être arrivé aux dernières limites du monde connu, à la constatation d'éléments simples, fixes, définis, nos moyens d'étude perfectionnés nous font voir des complexités nouvelles et des horizons imprévus?

C'est ainsi, par exemple, qu'à l'aide de forts grossissements, les éléments histologiques de la cellule nerveuse que l'on considérait jusqu'ici comme l'unité principe et irréductible du système, deviennent eux-mêmes divisibles en éléments secondaires.

L'analyse histologique photo-chimique, en effet, fait voir que le protoplasma de la cellule que l'on décrivait comme une substance homogène, est ordonnancé en treillis fibrillaire, que son noyau présente une disposition de fibres radiées, et que ce qu'on croit être le nucléole lui-même est un élément complexe. La cellule nerveuse devient donc à son tour un petit appareil nerveux *sui generis*. (Voir fig. 2.)

Les mêmes procédés d'analyse permettent encore de constater que ce réticulum si dense et si serré, qui réunit entre elles toutes les cellules nerveuses de l'écorce cérébrale par exemple, est d'une délicatesse telle qu'à un grossissement de 286 diamètres, les fibres qui le constituent, se présentent à la vue sous l'apparence et avec le volume d'un cheveu, etc.

Où s'arrêteront ces détails imprévus qui surgissent à la suite de chaque nouvelle adaptation d'un moyen d'étude nouveau dans les recherches du système nerveux?

Nul ne le sait encore. Il semble que les secrets de l'organisation nerveuse se dérobent à nos regards à mesure que nous serrons de plus près les régions où ils se cachent, et en songeant aux nouveaux moyens analytiques que l'avenir tient en réserve, on ne peut pas s'empêcher de penser qu'il y a encore beaucoup à faire, et que c'est plus que jamais le cas de rapporter cette parole si vraie de Serres : « On dissèque le cerveau depuis Galien et il n'est pas d'anatomiste qui n'ait laissé quelque chose à faire à ses successeurs. »

Les travaux que je vais résumer ne sont donc qu'une des phases de ce long processus intellectuel qui se déroule depuis des siècles sur la structure des centres nerveux.

S'ils ne fixent pas la vérité d'une façon absolue et définitive, ils auront du moins le mérite d'avoir été la résultante des connaissances scientifiques ambiantes, et une sorte de synthèse des moyens d'action mis à notre portée.

La méthode que j'ai employée pour saisir l'organisation du centre cérébro-spinal chez l'homme, et que j'ai déjà précédemment, dès 1865, exposée dans mon premier ouvrage [1], consiste essentiellement dans la pratique d'une série de coupes méthodiquement espacées de millimètre en millimètre, soit dans le sens horizontal, soit dans le sens vertical, soit dans le sens antéropostérieur, et ces coupes ayant été pratiquées ainsi, suivant les trois directions de la masse solide qu'il s'agit d'étudier, à les reproduire toutes par les procédés usuels de la photographie.

Je me suis donc successivement attaché à faire une série de coupes horizontales du cerveau, préalablement durci dans la solution chromique, de haut en bas, espacées d'une épaisseur de 1 millimètre environ et aussi parfaites que possible. Chacune d'elles a été successivement reproduite par les épreuves photographiques.

Les mêmes opérations ont été faites en coupant le cerveau par tranches verticales et antéro-postérieures, et en les espaçant régulièrement d'arrière en avant.

Les choses ayant été ainsi régulièrement conduites, cette méthode m'a permis d'avoir des représentations aussi exactes que possible de la réalité ; de conserver les rapports naturels des parties les plus délicates des centres nerveux les unes avec les autres, suivant leurs connexions normales, de ne rien déranger en un mot. — J'ai pu ainsi, en comparant les coupes soit horizontales, soit verticales les unes avec les autres, suivre tel ordre de fibres nerveuses dans sa progression, voir son point de dé-

1. J. Luys, *Recherches sur l'anatomie, la physiologie et la pathologie du système nerveux.* — Paris, 1865. J.-B. Baillière.

part, son point d'arrivée, — étudier millimètre par millimètre la marche naturelle des intrications successives des différentes catégories des fibrilles nerveuses, sans rien changer, sans rien dilacérer et en laissant en quelque sorte les choses en position normale [1].

A l'aide de ces nouveaux procédés de reproduction photographiques, qui sont d'autant plus précis qu'ils sont plus impersonnels, je n'ai donc eu qu'à enregistrer des détails que le soleil avait lui-même imprimés, à juxtaposer des clichés, à les confronter les uns avec les autres, et à faire ainsi une synthèse unique des éléments multiples d'analyse que j'avais ainsi sollicités de la coopération automatique de la lumière.

Les vues d'ensemble de la topographie cérébrale ayant été ainsi fixées par ces procédés, les régions d'une texture plus délicate, les points spéciaux qui avaient besoin d'être étudiés dans leurs éléments intimes ont été en outre suffisamment amplifiés et reproduits sous des apparences successivement croissantes. J'ai pu ainsi rendre sensibles et faire voir sur un plan, dans des conditions de visibilité normale, des détails de structure qui, jusqu'à présent, n'avaient été vus isolément qu'à travers le tube du microscope. Et c'est ainsi que l'esprit de l'observateur, pénétrant successivement du connu à l'inconnu, des régions définies à celles qui ne le sont pas encore, peut aisément se familiariser avec les détails de la structure intime des derniers éléments nerveux.

Le système cérébro-spinal de l'homme et des vertébrés est

---

1. Le plan de ce travail ne nous permet pas d'insister sur les difficultés sans nombre que j'ai surmontées pour arriver au résultat si net que j'ai consigné dans mon iconographie photographique. (Luys, *Iconographie des centres nerveux.* — J.-B. Baillière. Paris, 1872.)

D'abord il m'a fallu créer des instruments de section assez précis pour faire des coupes d'ensemble du cerveau à 1 millimètre environ d'épaisseur. Mais ces pièces suffisamment durcies pour subir l'action de l'instrument tranchant avaient acquis, au sortir du bain d'acide chromique, cette coloration verdâtre, spéciale, uniforme qui les rend complétement impropres aux actions photogéniques. Il a donc fallu trouver une série de procédés complétement inédits, destinés à expurger ces mêmes pièces de l'acide chromique interposé et, sans les altérer, à leur donner des qualités photogéniques. (Voy. *Journal d'anatomie de Robin*, Paris, 1872, l'ensemble des procédés employés pour décolorer les pièces teintées par l'acide chromique.)

constitué par trois départements indépendants les uns des autres et cependant très-intimement solidarisés entre eux; ce sont :

1° Le cerveau proprement dit;

2° Le cervelet et les appareils de l'innervation cérébelleuse qui lui sont annexés;

3° La moelle épinière et ses expansions encéphaliques.

Nous ne nous occuperons dans cette étude que du cerveau proprement dit.

Le cerveau est constitué par deux lobes ou hémisphères réunis l'un à l'autre par une série de fibres blanches transversales qui anastomosent les régions homologues de chaque lobe, de façon à constituer ainsi un appareil géminé dont toutes les molécules sont consonnantes entre elles.

Chaque lobe cérébral, pris isolément, présente à son tour à considérer :

1° Des amas de substance grise;

2° Des agglomérations de fibres blanches.

Les amas de substance grise composés de plusieurs milliers de cellules, et qui sont les régions essentiellement actives du système, sont disposés :

D'une part, à la périphérie, sous forme d'une couche mince, onduleuse, continue, qui constitue l'écorce cérébrale;

D'autre part, dans les régions centrales, sous forme de deux noyaux gris accolés l'un à l'autre et qui ne sont autre chose que la substance grise des couches optiques et des corps striés (noyaux opto-striés).

La substance blanche, essentiellement composée de tubes nerveux juxtaposés, occupe les espaces compris entre la périphérie corticale et les noyaux du centre.

Les fibres qui la constituent et qui ne représentent que des traits d'union, entre telle ou telle région de la périphérie corticale et telle ou telle région des noyaux centraux, comme une série de fils électriques, tendus entre deux stations, obéissent à deux directions principales :

1° Les unes relient directement les différents points de la périphérie corticale aux noyaux centraux, et se perdent dans leur masse.

Elles sont semblables aux rayons d'une roue, qui relient la circonférence de cette roue au moyeu central, qui leur sert d'appui ; c'est pour cela, qu'on peut les désigner en masse sous le nom de *fibres convergentes*.

2° Les autres, au contraire, ont une direction transversale. Elles vont d'un hémisphère à l'autre, elles réunissent ainsi les régions homologues droites et gauches du cerveau.

On peut donc dire qu'elles servent à anastomoser et à commissurer ces mêmes régions homologues, et qu'elles sont ainsi les agents de l'unité d'action des deux hémisphères cérébraux. Cet ordre de fibres, en raison de ses origines et de ses connexions, peut être légitimement désigné sous le nom de *fibres commissurantes*.

Ces données étant admises, on peut donc dire que la formule anatomique sous laquelle peut être définie la structure du cerveau, tant de l'homme que des vertébrés, est celle-ci : « le cerveau est l'ensemble des circonvolutions cérébrales reliées toutes les unes avec les autres d'un côté à l'autre et simultanément aux noyaux centraux opto-striés. »

Nous allons successivement passer en revue les diverses agglomérations de la substance grise et esquisser simultanément les principaux détails relatifs à l'organisation de la substance blanche.

CHAPITRE II

L'ÉCORCE DU CERVEAU. — LA SUBSTANCE GRISE CORTICALE.

Tout le monde connaît l'apparence extérieure de la substance corticale du cerveau; il suffit de se rappeler les cervelles de moutons, que l'on sert habituellement sur nos tables, pour reconnaître au premier abord que la substance grise corticale se présente sous l'apparence d'une lame grise, onduleuse, repliée un grand nombre de fois sur elle-même, et formant ainsi une série de sinuosités multiples qui n'ont d'autre but que de multiplier sa surface.

Ces plis et replis, qui atteignent leur maximum de développement dans l'espèce humaine, semblent obéir, au point de vue de leur distribution, à quelques lois fixes [1]. Quelques-uns, en effet, ont des caractères de permanence qui les font aisément retrouver dans tous les cerveaux humains; d'autres, et c'est le plus grand nombre, au point de vue de la configuration extérieure, présentent toutes les variétés possibles, non-seulement d'un individu à l'autre, mais encore chez le même individu, suivant que l'on considère les régions homologues de l'hémisphère droit ou celles de l'hémisphère gauche.

Prenez en effet une feuille de papier à calquer, appliquez-la sur une coupe verticale fraîche du cerveau, prenez avec un pinceau humecté de couleur à l'aquarelle le contour de la

---

1. Voir l'intéressante description de la topographie des circonvolutions cérébrales faites par le Professeur Charcot dans ses leçons à la Faculté. — *Progrès médical*, 1875, P. 283, 353 et suiv.

substance corticale d'un hémisphère, et retournez ce papier; vous verrez ainsi d'une façon bien nette que le profil des circonvolutions d'un côté ne s'adapte pas sur le profil des circonvolutions d'un autre côté. J'ai bien des fois répété ce tracé, et je suis encore à trouver un cerveau humain complétement symétrique, complétement équilibré dans ses régions périphériques, et dont les régions gauches de la substance corticale répondent exactement aux régions homologues du côté opposé.

Autre particularité importante à noter à propos de l'examen extérieur de la substance corticale.

Chez l'adulte, sur des coupes cérébrales verticales ou horizontales, on constate que la ligne des sommets des circonvolutions est continue, que leurs points culminants sont tous au même niveau; il y a en quelque sorte uniformité de répartition de l'activité trophique dans toute la masse.

A mesure que le travail de la sénilité s'accomplit, des apparences différentes se révèlent et c'est un des caractères les plus curieux à noter, lorsqu'on étudie les différents effets de la sénescence de tous les appareils organiques, que de voir comment la sénilité se caractérise dans le cerveau humain.

On constate alors que la substance grise devient plus mince comme épaisseur, que sa coloration tourne au blanc jaunâtre par suite du passage des cellules nerveuses à l'état granulo-graisseux, et que, d'une autre part, les circonvolutions s'effondrent par groupes isolés, comme des montagnes dont les assises sont minées et qui s'abaissent insensiblement, — si bien que, sur les cerveaux des vieillards en démence, on note que la ligne qui joint les sommets de certains groupes de circonvolutions devient interrompue, qu'un certain nombre d'entre elles sont en retraite et en sous-sol par rapport au niveau des circonvolutions ambiantes, et qu'ainsi il existe une résorption lente et progressive de la substance nerveuse par l'effet du temps.

Chez les individus qui tombent prématurément en démence par le fait d'altération de la substance cérébrale, sous l'action des maladies mentales, les mêmes atrophies de la couche corticale se rencontrent; c'est ainsi que j'ai observé un grand nombre de fois des atrophies des circonvolutions chez des sujets jeunes atteints de démence paralytique, chez les hallucinés, chez les sujets atteints de délire mélancolique.

L'épaisseur de la substance corticale chez l'adulte est en moyenne d'environ 2 à 3 millimètres ; en général, elle est plus abondamment répartie dans les régions antérieures que dans les postérieures. Sa masse varie suivant les âges et surtout suivant les races : Gratiolet a remarqué que, dans les races de petite taille, la masse de la substance corticale était peu abondante [1].

Sa coloration présente quelques variétés ; elle est uniformément grisâtre et comme gélatineuse chez l'enfant nouveau-né ; chez l'enfant, dans les premières années, elle est d'une coloration gris rosé. Chez le vieillard, la coloration de la substance corticale se rapproche d'une teinte blanc jaunâtre ; la vascularisation y est moins accusée que chez l'adulte. Chez le nègre cette substance est d'une coloration plus foncée que dans la race blanche.

Chez l'adulte, dont le développement est régulièrement fait, la susbtance corticale se présente très-nettement à l'œil nu avec différentes nuances, sous forme de zones stratifiées. On reconnaît, en effet, qu'il existe une zone superficielle, sous-méningée, de coloration grisâtre, transparente, et une zone profonde, sous-jacente à la précédente, d'une coloration rougeâtre plus accentuée.

Lorsqu'on prend une tranche mince de cette substance corticale, qu'on la comprime entre deux lames de verre et qu'on l'examine à contre-jour, ainsi que Baillarger l'a le premier indiqué [2], on voit qu'elle se dissocie en zones secondaires d'inégale transparence et que ces zones se clivent en une striation régulière et fixe. Nous allons voir tout à l'heure que ces apparences ne sont que le résultat de la structure intime de la substance corticale.

Tels sont les caractères macroscopiques que présente l'écorce cérébrale envisagée à l'œil nu, et que tout le monde peut constater sur des cerveaux frais.

Pénétrons maintenant, à l'aide de verres grossissants, dans l'intérieur de cette substance mollasse, amorphe en apparence, ·

---

1. Gratiolet, *Bulletin de la Société d'anthropologie*, 1859, p. 38.
2. *Mémoires de l'Académie de médecine de Paris*, 1840.

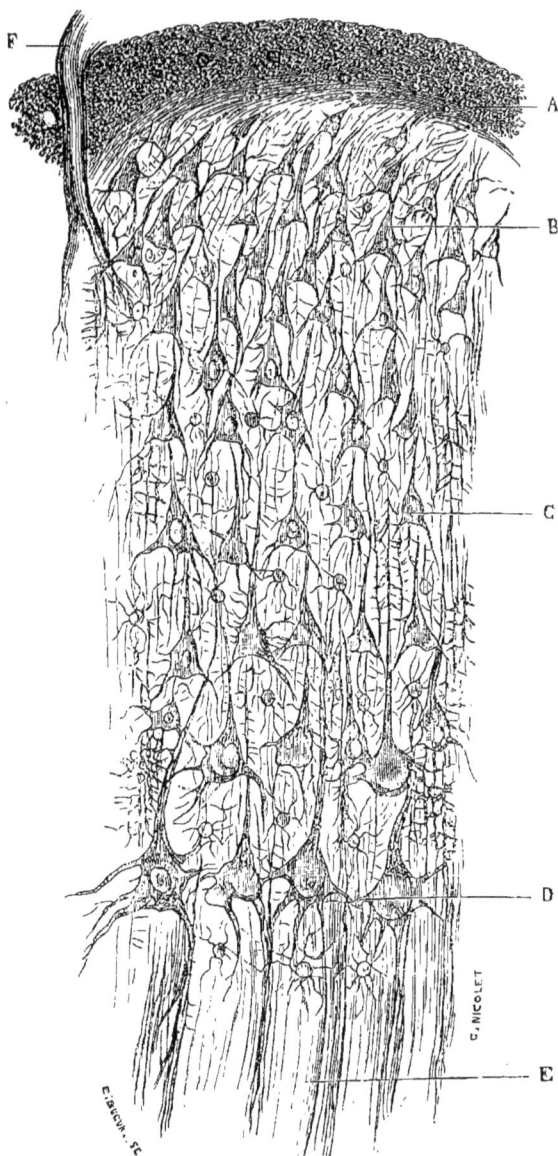

Fig. 1. — Figure demi-schématique de l'écorce cérébrale à environ 280 diamètres donnant un aperçu de la disposition d'ensemble des différentes zones de cellules, de leurs rapports soit les unes avec les autres, soit avec la névroglie ambiante. — La région A correspond aux reticulum sous-méningés de la névroglie; — La région B aux zones sous-méningées des petites cellules (région du sensorium commune); — La région C est intermédiaire aux zones sous-méningées et aux zones profondes des cellules qui sont indiquées en D; — En E on note l'immersion des fascicules de substance blanche dans les réseaux de cellules corticales — F représente un capillaire au moment où il plonge dans les réseaux de l'écorce.

et dont l'aspect homogène est loin de nous révéler les merveilleux détails.

Poussons plus avant nos recherches à l'aide de coupes
minces rendues transparentes et méthodiquement colorées ; employons successivement des grossissements gradués pour aller
d'une région connue à une région inconnue, employons les
procédés d'agrandissement que la photographie met à notre
disposition, et alors nous pourrons ainsi pénétrer dans ces
régions, quasi inconnues, du monde des infiniment petits et
rapporter, comme des voyageurs revenus de lointains parages,
les images photographiques variées, expressions fidèles et indiscutables des détails qui nous auront frappés dans le cours de
notre exploration.

Que trouve-t-on en effet dans la substance corticale comme
élément anatomique fixe, comme unité morphologique ultime ?
La cellule nerveuse avec ses attributs variés et ses configura-
tions définies ; — des fibres nerveuses ; — du tissu conjonctif
et des capillaires.

Comment donc est constituée la cellule nerveuse corticale ?
quelles sont ses formes, ses connexions, ses rapports ?

Qu'on se figure une série de petits corps pyramidaux, disposés en séries parallèles les uns à côté des autres, se donnant
en quelque sorte la main à l'aide d'un réticulum intermédiaire
et, de plus, stratifiés régulièrement en formant ainsi des
couches successives étagées, comparables aux couches de l'é-
corce terrestre. Tel est l'aspect général que présente une mince
coupe d'ensemble de la substance corticale.

Ajoutons que les fibres nerveuses cérébrales entrent en conflit avec ces mêmes réseaux de cellules et qu'elles vont insensiblement se perdre dans le réticulum ambiant, nous aurons ainsi
l'expression complète de l'organisation de l'écorce cérébrale.

Maintenant, si l'on envisage chacune de ces cellules nerveuses isolément, on reconnaît — qu'elles ont toutes une forme
pyramidale, — qu'elles ont un volume inégal, — que les plus petites occupent les régions superficielles ou sous-méningées, —
que les plus volumineuses occupent les régions profondes ; —
que ces dernières ont un volume double en moyenne de leurs
congénères, et que la transition des petites aux grosses cellules
se fait par des gradations insensibles. Les cellules des zones

intermédiaires présentent en général des caractères mixtes.

Elles offrent, en outre, une particularité excessivement remarquable et qui donne aux préparations histologiques de cette région une physionomie toute spéciale, c'est leur orientation caractéristique Il est en effet bien curieux de constater que, présentant toutes, comme nous l'avons dit, la forme pyramidale, les sommets de chacune d'elles sont pour ainsi dire attirés vers les régions superficielles, comme une série d'aiguilles aimantées dans la direction du pôle, si bien que les bases sont toutes parallèles entre elles et regardent du côté de l'arrivée des fibres nerveuses.

Elles émettent de leur substance une sorte de chevelu radiculaire, très-délicat, qui s'effile peu à peu en formant de tous côtés un réticulum ambiant ; et comme chaque cellule présente une disposition similaire, il en résulte qu'elles se trouvent ainsi solidarisées les unes avec les autres, et forment à travers l'écorce cérébrale un véritable réseau continu dont toutes les molécules sont aptes, en quelque sorte, à vibrer à l'unisson.

Par leurs prolongements qui représentent la base de la pyramide, elles entrent plus ou moins directement en conflit avec les fibres nerveuses afférentes ; par leur sommet, elles émettent un prolongement filamenteux qui va, soit se perdre dans le réticulum ambiant, soit se mettre en contact avec des zones de cellules situées au-dessus.

Le nombre des cellules de la substance corticale ne peut être évalué qu'à plusieurs milliers ; il suffit pour s'en convaincre de songer aux données suivantes.

Sur un espace égal à 1 millimètre carré de substance corticale, ayant en épaisseur 1 dixième de millimètre, on compte en moyenne 100 à 120 cellules nerveuses de volume varié. Que l'on suppute maintenant par imagination le nombre de fois que cette petite quantité de substance corticale est en rapport avec l'ensemble, on arrivera à une évaluation de plusieurs milliers.

La coloration des cellules corticales sur des cerveaux frais, bien portants, est jaune ambré. Suivant les apparences elles sont pourvues d'un noyau brillant muni d'un nucléole [1].

---

1. Les cellules de la substance corticale ont été parfaitement décrites par Malpighi, dès l'année 1687, et, chose étrange, laissées dans l'oubli par

La structure intime de la cellule cérébrale, considérée individuellement, semble se compliquer à mesure que l'on pénètre dans l'étude plus intime de ses éléments.

Il y a quelques années encore, les anatomistes admettaient dans la constitution de la cellule nerveuse une membrane d'enveloppe, un contenu, un noyau et un nucléole ; plus tard, on reconnut que cette membrane d'enveloppe n'était autre que la couche extérieure d'un protoplasma amorphe, entourant le noyau de la cellule, et se prolongeant extérieurement sous forme de ramescences multiples.

Aujourd'hui les choses semblent se compliquer encore, car j'ai reconnu dernièrement, dans des recherches encore inédites, que cette substance, que l'on appelle le protoplasma de la cellule, était formée par un véritable réticulum organisé d'une façon spéciale ; — que ce réticulum constitué par des fibrilles très-délicates, entrecroisées comme le treillis d'un panier de jonc, tendait à s'agglomérer vers le noyau de la cellule qui devenait ainsi un véritable point de concentration, — que le noyau lui-même n'était pas homogène ; — qu'il était doué d'une structure spéciale, d'une apparence radiée, et qu'enfin le nucléole, considéré jusqu'ici comme la dernière expression de l'unité de la cellule nerveuse, était à son tour divisible en filaments secondaires.

L'imagination reste confondue quand on pénètre dans le monde de ces infiniment petits où l'on retrouve ces mêmes divisions infinies de la matière, qui frappent si vivement l'es-

la plupart des anatomistes intermédiaires. Ce n'est rien qu'à notre époque qu'elles ont été particulièrement mises en lumière. — « J'ai donc découvert, dit en effet Malpighi, par les dissections que j'ai faites du cerveau des animaux parfaits, que la substance corticale du cerveau est une masse de quantités de petites glandes entassées et liées ensemble. Ces glandes, auxquelles s'insèrent ou plutôt d'où sortent les racines blanches des nerfs, sont si industrieusement arrangées, jointes et rapportées les unes aux autres, dans les ronds et contours du cerveau figurés comme de petits boyaux entortillés, qu'elles forment par leur assemblage l'écorce ou superficie extérieure du cerveau. Elles sont d'une figure ovale, laquelle toutefois est tant soit peu aplatie parce qu'elles se pressent les unes les autres de toutes parts. Il sort de leur partie interne une fibre blanche nerveuse qui en est comme le vaisseau propre et qu'on voit assez clairement au travers de ces petits corps transparents et tout blancs : de manière que la substance blanche du cerveau est apparemment un tissu et un assemblage de plusieurs sortes de petites fibres jointes ensemble, etc., etc. » (De la structure des viscères, Paris, 1687.)

prit dans l'étude du monde sidéral ; — et, lorsque, assistant ainsi aux mystérieux détails de l'organisation d'un élément anatomique qui ne se révèlent qu'à un grossissement de 700 à 800 diamètres, on vient à penser que ce même élément

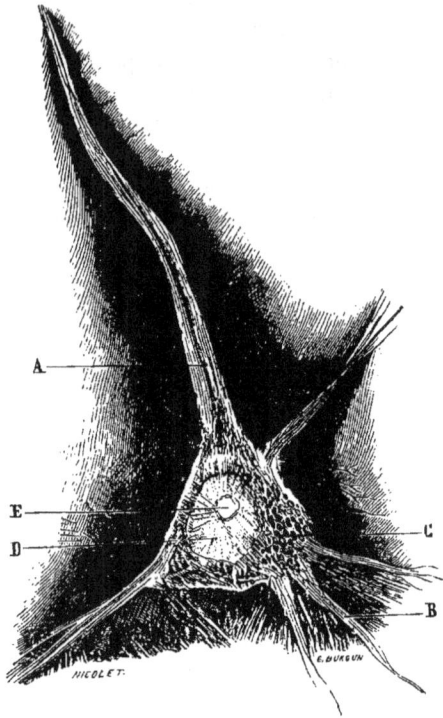

Fig. 2. — Cellule corticale des zones profondes à environ huit cents diamètres ; — La cellule est sectionnée suivant son grand axe ; on voit ainsi à nu sa texture intérieure ; — A représente le prolongement supérieur irradié de la masse même du noyau ; — B, Prolongements latéraux et postérieur ; — C, Substance aréolaire spongieuse en laquelle se résout le stroma même de la cellule ; — D, Le noyau semble n'être qu'une épaisseur même de ce stroma aréolaire — il affecte quelquefois une disposition radiée ; — E, Le nucléole brillant est lui-même décomposable en filaments secondaires.

anatomique se répète par milliers dans toute l'épaisseur de l'écorce cérébrale, on ne peut s'empêcher d'être saisi d'admiration, surtout, — si l'on pense que chacun de ces petits appareils a son autonomie, son individualité, sa sensibilité organique intime, — qu'il est relié avec ses congénères, — qu'il participe à la vie commune et qu'en définitive, il est l'ouvrier silencieux et infatigable, qui élabore discrètement ces forces nerveuses de l'activité psychique, qui se dépensent incessamment dans toutes les directions, et sous les modalités les plus variées, suivant les divers appels qui lui sont faits et qui viennent le mettre en vibration !

Les fibres nerveuses qui représentent les traits d'union de la substance corticale avec les régions centrales du cerveau émergent de l'intimité du réseau des cellules. Elles naissent tout d'abord à l'état de filaments déliés, comme dérivation immédiate ou médiate du réticulum propre de chaque cellule, puis peu à peu, à mesure qu'elles progressent entre les rangées des cellules, elles s'élargissent, leur gaîne s'épaissit, la substance grasse interposée devient plus abondante, et insensiblement elles passent de l'état de fibrilles grises à l'état de fibrilles blanches. Elles se comportent, dans leur mode de répartition centrale, d'une façon que nous exposerons plus loin.

De la névroglie. — Parmi les éléments qui entrent dans la structure de l'écorce cérébrale, la substance unissante, la névroglie comme on l'appelle, joue un rôle de premier ordre au point de vue de ses connexions anatomiques et de ses propriétés physiologiques

Qu'on se figure une trame d'une délicatesse extrême, irradiée des parois de la gaîne des capillaires des membranes cérébrales, enveloppant immédiatement la substance corticale, et dont les prolongements, comme des radicelles infinies, plongent de toutes parts dans sa masse. — Qu'on se figure, dis-je, cette trame si délicate, après s'être divisée en un réticulum de plus en plus ténu, formant des mailles de plus en plus rétrécies, au milieu desquelles sont encastrées les cellules nerveuses, comme des grains de grenade au milieu du tissu fibreux blanc qui les enchâsse de toutes parts, suivant la pittoresque comparaison de Malpighi.

Ces mêmes filaments névrogliques enveloppent donc les cellules nerveuses de leur réseau inextricable, comme le tissu cellulaire, par exemple, englobe les ganglions lymphatiques, et c'est ainsi qu'est constitué cet immense réticulum de substance conjonctive partout continu à travers les appareils nerveux, depuis la moelle jusqu'au cerveau, servant de support à tous les éléments anatomiques individuellement et, par sa mollesse, sa délicatesse, sa divisibilité extrême, constituant pour eux un véritable *ciment* qui les soude, les unit en une parfaite unité, en même temps qu'il leur sert de support et de moyen de nutrition.

Le réticulum de la névroglie présente en outre pour la substance corticale une disposition bien remarquable.

Non-seulement il s'incorpore à chaque élément cellulaire en particulier, et aux fibres nerveuses en leur servant en quelque sorte d'appareil mécanique de protection, mais encore, au point de vue général, au point de vue de la totalité des éléments nerveux de l'écorce, il joue un rôle analogue.

C'est ainsi que si l'on examine les couches superficielles de chaque circonvolution dans les régions sous-méningées, on constate que la névroglie forme immédiatement au-dessus des dernières zones de cellules nerveuses une mince couche aréolaire d'une épaisseur appréciable, constituant une sorte de coussinet spongieux, partout continu ; — c'est un véritable appareil de protection et d'isolement qui tamise en quelque sorte les sucs nutritifs irradiés des méninges, et fait que les réseaux des cellules nerveuses, protégées ainsi par cette variété d'épithélium naturel, ne sont pas à nu, directement en contact avec les capillaires des membranes méningées. (Voir figure 1, A.)

Les capillaires jouent pareillement un rôle très-important dans la structure de la couche corticale : ils représentent l'élément nutritif par excellence qui apporte à la cellule nerveuse le *pabulum vitæ* nécessaire à l'entretien de son activité diurne.

Irradiés sous forme de canalicules de la face profonde des méninges, ils plongent comme des radicules très-délicates au sein des éléments nerveux en se divisant en réseaux de plus en plus ténus, et leurs mailles, en se rétrécissant, vont au pourtour de chaque groupe de cellules former des aréoles sanguines d'une extrême richesse. — Chose bien remarquable! ces mêmes capillaires, qui, pour les autres organes, pénètrent directement dans leur trame et arrivent au contact des éléments actifs qu'ils sont chargés de nourrir, présentent pour les éléments nerveux une disposition spéciale : une gaîne adventice particulière entoure en effet leurs parois, comme un manchon pendant une partie de leur parcours. Elle les isole des éléments nerveux eux-mêmes, de sorte que ce n'est que médiatement que les actes de la vie nutritive s'opèrent en leur faveur.

En résumé, la structure de l'écorce cérébrale peut être ramenée aux propositions suivantes :

La substance corticale est constituée par des éléments anatomiques fixes, répandus en nombre infini dans sa masse et qui sont les cellules nerveuses cérébrales.

Celles-ci sont juxtaposées les unes à côté des autres, et se donnent en quelque sorte la main ; — elles sont, de plus, disposées en zones régulièrement stratifiées les unes au-dessus des autres ; elles forment par leurs prolongements un réticulum partout continu, devenant ainsi l'agent de l'unité d'action de cette multitude d'éléments isolés.

Comme déductions physiologiques, il ressort des considérations précédemment émises les conséquences suivantes :

La substance corticale représente un immense appareil constitué par des éléments nerveux doués d'une individualité propre, il est vrai, et cependant solidarisés intimement les uns avec les autres.

Les séries de cellules disposées en zones stratifiées, les connexions des différents étages des zones qui communiquent les unes avec les autres, impliquent l'idée que les activités nerveuses de chaque zone peuvent être isolément éveillées, — qu'elles peuvent s'associer entre elles, — qu'elles peuvent être modifiées d'une région à une autre suivant la nature des cellules intermédiaires mises en émoi, — qu'en un mot les actions nerveuses, comme des ondulations vibratoires, doivent se propager de proche en proche suivant la direction du *substratum* organique qui les supporte, soit dans le sens transversal, soit dans le sens vertical, des zones superficielles aux régions profondes, et réciproquement.

D'autre part, au point de vue de la signification physiologique de certaines zones, et du mode de répartition de la sensibilité et de la motilité entre elles, il est permis, en s'appuyant sur les lois de l'analogie, de supposer que les régions sousméningées occupées principalement par les petites cellules doivent être surtout en rapport avec les phénomènes de la sensibilité, tandis que les régions profondes occupées par des groupes de grosses cellules peuvent être principalement considérées comme régions d'émission des phénomènes de la motricité.

En effet, en appliquant à cette question les données qui sont acquises pour l'étude de la moelle épinière, et qui nous montrent par exemple que là où il y a des petites cellules, il se passe des phénomènes de sensibilité (cornes postérieures) et que là au contraire où il y a des grosses cellules, ce sont des phénomènes de motricité qui se développent (cornes anté-rieures), — il est rationnel, dis-je, de voir des équivalences physiologiques là où il y a des équivalences morphologiques, et de considérer, ainsi que nous avons essayé de l'établir, les régions sous-méningées des petites cellules de la substance corticale comme étant la sphère naturelle de la diffusion de la sensibi-lité générale et spéciale et, partant, le grand réservoir com-mun de toutes les sensibilités réunies de l'organisme. Et, d'un autre côté, on peut considérer les zones profondes comme étant les centres d'émission et de préparation des incitations de la motricité.

Cette façon de considérer l'écorce cérébrale dans son en-semble comme un appareil essentiellement sensitivo-moteur, conçu sur le même plan que les appareils sensitivo-moteurs de la moelle épinière, nous permettra de formuler quelques pro-positions nouvelles au sujet de l'évolution et de la transforma-tion intracérébrale des phénomènes de la sensibilité en réac-tion de motricité.

CHAPITRE III

La substance blanche cérébrale se compose d'une série de tubes exactement juxtaposés les uns à côté des autres, et servant en quelque sorte de fils conducteurs isolés à chaque groupe de cellules avec lesquelles ils sont en connexion, comme le fil électrique qui exporte l'agent impondérable que sécrète la pile avec laquelle il est uni.

Ces tubes nerveux, dont la direction générale est sensiblement rectiligne, sont, ainsi que les cellules nerveuses congénères, répartis en nombre excessivement considérable, puisque ce sont eux qui, réunis en totalité, constituent la masse de substance blanche des deux hémisphères.

Ils sont essentiellement constitués par une fibre fondamentale désignée sous le nom de *cylinder axis* et qui représente l'élément véritablement nerveux du tube; c'est cette fibrille qui, la plupart du temps, entre directement en connexion avec le réticulum intime de la cellule nerveuse.

Cette fibrille fondamentale est entourée comme d'un manchon, par une gaîne de nature conjonctive d'une épaisseur variable suivant qu'on l'envisage dans les régions centrales ou dans les régions périphériques du système. Entre cette gaîne et le *cylinder axis* se trouve interposée une substance graisseuse, oléo-phosphorée, très-réfringente, la myéline, qui forme comme un corps isolant fluide entre ces deux éléments.

La névroglie, avec ses milliers de réseaux divisés à l'infini, forme pareillement autour des tubes nerveux un réticulum très-serré qui les soutient et constitue une charpente unissante et un véritable ciment au milieu duquel ils sont encastrés.

Ces milliers d'éléments nerveux ainsi constitués émergent isolément des différentes zones de la substance corticale, soit directement, du réticulum intime protoplasmatique des cellules nerveuses, soit indirectement en prenant naissance au milieu du réticulum intercellulaire, sous forme de fibrilles grises,

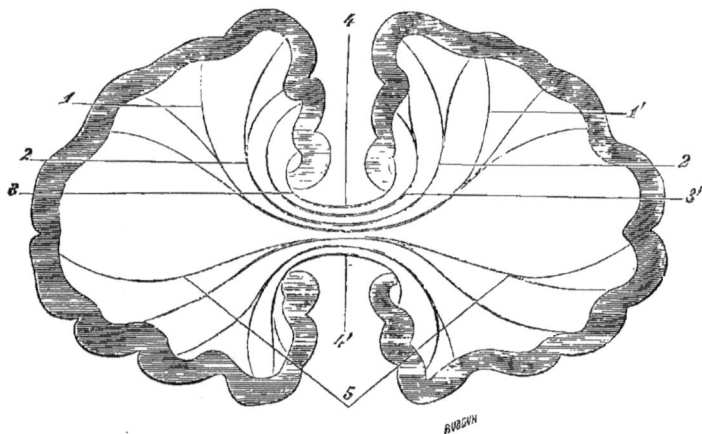

. 3. — Schéma des fibres commissurantes des régions antérieures du cerveau ; — Elles orment une série de courbes emboîtées qui, par chacune de leurs extrémités, plongent dans les régions homologues de chaque lobe cérébral 1, 1', 2, 2' — 3 et 3' — Elles passent sur la ligne médiane et constituent en 4 et 4' les différentes apparences sous lesquelles se présente le corps calleux. — 5. Fibres commissurantes des régions inférieures. — Elles sont incurvées dans une direction inverse par rapport à celle des précédentes, elles les regardent par la convexité.

transparentes, recouvertes d'une gaîne excessivement délicate. Peu à peu, par suite de l'interposition de la myéline qui devient plus abondante entre le *cylinder* et la gaîne, ces fibrilles grises passent à l'état de fibres blanches et après s'être constituées à l'état d'élément nerveux complet, poursuivent leur parcours dans une direction qui leur est propre, pour aller s'amortir au dernier terme de leur course, dans des amas de substance grise, satellites avec lesquels elles sont particulièrement en connexion.

Les fibres blanches nerveuses, comme de véritables traits

d'union, ne servent donc qu'à conjoindre deux régions de cellules associées, et à établir ainsi entre elles deux les voies naturelles de la propagation des actions nerveuses. A ce point de vue, elles sont tout à fait comparables aux fibres nerveuses interposées entre chacun des ganglions du sympathique et qui servent de lien connectif entre chacun d'eux.

Ceci posé, voyons comment se comportent ces éléments fibrillaires, quelle direction particulière ils suivent, et quels rapports ils affectent avec les différentes régions centrales.

D'une manière générale, les fibres blanches cérébrales obéissent à deux directions.

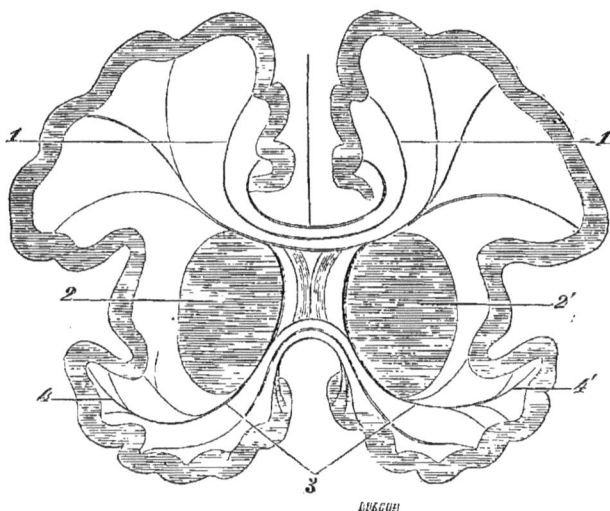

Fig. 4. — Schéma des fibres commissurantes au niveau du corps strié. 1-1' Groupes de fibres transversales emboîtées faisant suite aux fibres similaires de la fig. précédente. — 2-2'. Substance grise du corps strié. — 3' Groupes de fibres commissurantes inférieures. — 4-4' Elles s'incurvent en forme d's pour s'accommoder à la présence du corps strié qu'elles contribuent à délimiter en dehors.

1° Le premier groupe d'entre elles (fibres commissurantes) affectent une direction sensiblement transversale.

Nées au milieu des réseaux de cellules de la substance corticale, après avoir cheminé avec leurs partenaires en commun pendant un certain temps, elles s'en séparent successivement, abandonnent leur direction primitive, passent sur la ligne médiane et vont se perdre dans les régions homologues de l'hémisphère du côté opposé. (Fig. 3 et 4.)

Elles constituent ainsi les fibres transversales de la voûte du corps calleux auquel se rattachent celles de la commissure blanche antérieure.

Elles représentent individuellement des fibres curvilignes en forme d'U, et cet U, par ses branches, plonge également dans les régions homologues de chacun des hémisphères.

Cet ensemble de fibres blanches à direction transversale, et qui forme dans sa totalité à peu près la moitié de la masse blanche des hémisphères cérébraux, établit donc des connexions intimes entre les régions homologues de la substance corticale. Elles sont ainsi, en raison de leurs rapports avec les éléments gris, de véritables commissures réparties en nombre infini ; aussi peut-on dire qu'elles constituent un système de fibres bien nettement défini qui, en raison de son rôle anatomique, peut être dénommé d'une manière générale sous le nom de système des *fibres commissurantes*.

Au point de vue physiologique, on peut induire de la direction de cet ordre de fibres que c'est grâce à elles que les régions des deux hémisphères cérébraux sont anastomosées d'une façon régulière, cellule à cellule ; et qu'elles sont, par cela même, les véritables agents de l'unité d'action des deux lobes cérébraux.

2° Le second groupe de fibres blanches (fibres convergentes), non moins important que le précédent, suit une direction rectiligne et sensiblement convergente : ce système de fibres se développe tout entier dans l'hémisphère même d'où il dérive ; il n'a rien de commun avec l'hémisphère du côté opposé.

Les fibres qui le constituent naissent de tous les points de la périphérie corticale à l'état de fibrilles grises, au sein des réseaux de cellules, avec leurs congénères les commissurantes et cheminent en un trajet commun pendant un certain temps. Arrivées au niveau de la paroi de l'angle supérieur des ventricules, tandis que les commissurantes passent du côté opposé, elles se rapprochent insensiblement les unes des autres comme une série de rayons irradiés de la périphérie d'une sphère creuse, et, sous forme de gros fascicules cylindroïdes blancs juxtaposés, vont se pelotonner et s'amortir, comme des épingles sur une pelote, autour des régions antérieures, moyennes et postérieures de la couche optique de l'hémisphère correspondant.

En raison de la direction et du mode de groupement spécial de ces éléments nerveux qui servent ainsi de trait d'union entre les régions périphériques et les régions centrales du cerveau, on ne peut se refuser à reconnaître qu'anatomiquement elles jouent le rôle d'éléments convergents, et constituent un

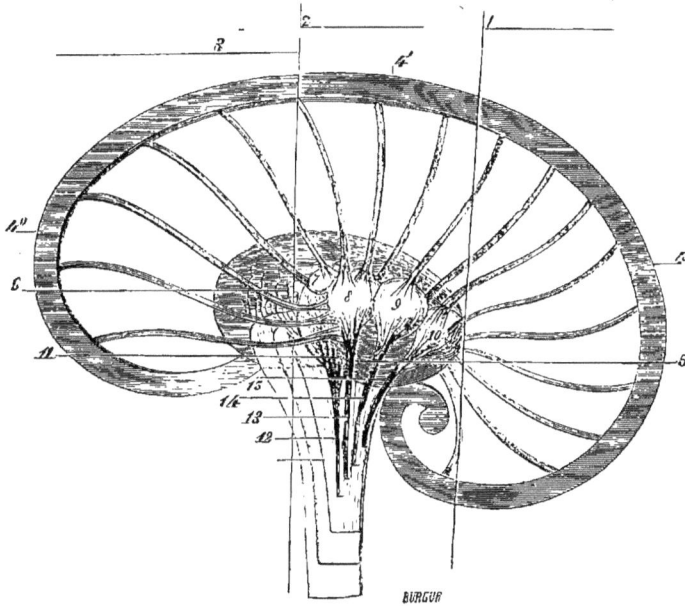

Fig. 5. — Schema du système des fibres convergentes dans leurs rapports avec les noyaux gris centraux. — 1º Fibres convergentes des circonvolutions postérieures du cerveau ; — 2º Fibres convergentes des circonvolutions médianes du cerveau; — 3º Fibres convergentes des circonvolutions antérieures du cerveau; 4-4'-4'' Périphérie corticale dans ses rapports avec les noyaux gris centraux; — 5º Couche optique; — 6º Corps strié; — 7º Centre antérieur-olfactif; — 8º Centre moyen-optique; — 9º Centre médiansensitif; — 10º Centre postérieur acoustique; — 11º Région grise centrale; — 12º Fibres ascendantes grises de l'innervation viscérale; — 13º Fibres grises optiques; — 14º Fibres ascendantes sensitives; — 15º Fibres ascendantes acoustiques; — 16º Série des fibres antéro-latérales de l'axe allant se perdre dans le corps strié.

système pareillement bien défini que nous avons décrit sous le nom de *fibres convergentes* cérébrales.

Au point de vue de la façon dont se comporte chaque groupe de fibres convergentes, nous n'avons pas, dans ce travail, à faire une description anatomique détaillée de chacun d'eux; nous rappellerons seulement que, suivant qu'on les considère dans les régions postérieures, dans les régions médianes, dans les régions antérieures du cerveau, on les rencontre partout disposées d'une façon identique et tournées vers leur centre d'attraction propre.

Ainsi les fibres convergentes des circonvolutions postérieures suivent en commun une direction postéro-antérieure; — celles des circonvolutions antérieures suivent une direction inverse ; — tandis que celles des circonvolutions supérieures s'inclinent de haut en bas, et celles des circonvolutions inférieures se relèvent de bas en haut.

Tels sont les caractères spéciaux des deux grands systèmes de fibres qui constituent la substance blanche du cerveau. Ces fibres obéissent à une direction fixe, à des lois générales définies, et deviennent ainsi les appareils fondamentaux qui, d'une part, relient entre elles les régions homologues des deux hémisphères, et d'autre part établissent la solidarité entre les régions périphériques et les noyaux centraux du cerveau.

Une fois ce mouvement de concentration des fibres convergentes opéré autour de la couche optique, que deviennent ces éléments nerveux et comment s'amortissent-ils dans sa masse ?

A partir du moment où elles se sont implantées au pourtour de la couche optique, elles se dissocient peu à peu, s'effilent insensiblement et on les voit alors, sous forme de fibrilles blanchâtres rectilignes, continuer la direction convergente des faisceaux primitifs et venir se perdre au milieu des différents dépôts de substance grise qu'elles rencontrent sur leur passage (centres de la couche optique et corps strié).

C'est ainsi que chaque région de la périphérie corticale est reliée à l'aide des fibres blanches à une région symétrique dans ce noyau commun de substance grise (la couche optique) et que ces deux foyers d'activité nerveuse, la périphérie corticale et le noyau central, comme deux piles électriques réunies par un fil commun, sont conjugués d'une façon intime en un appareil unique.

CHAPITRE IV

LA COUCHE OPTIQUE.

Après avoir ainsi passé en revue la structure de la substance corticale et la direction des fibres blanches qui en émergent, il convient d'aborder l'étude de la couche optique et des corps striés, au sein desquels ces mêmes fibres blanches viennent se perdre, et qui sont en quelque sorte les pivots naturels autour desquels gravitent tous les éléments du système.

La masse de substance grise centrale que l'on désigne habituellement sous le nom de couche optique et dont la structure anatomique, les rapports généraux, étaient à peine connus jusque dans ces derniers temps, représente un ovoïde de coloration rougeâtre, occupant, ainsi qu'on peut le vérifier le compas à la main, le milieu même du cerveau. Elle est en quelque sorte le centre d'attraction de toutes ces fibres dont elle commande ainsi le groupement et la direction.

Elle est constituée : 1° par une série de petits noyaux isolés de substance grise situés en file les uns à la suite des autres dans une direction antéro-postérieure;

2° Par deux bandelettes de substance grisâtre tapissant les faces internes du troisième ventricule, et se trouvant en continuité de tissu avec les réseaux de la substance grise de la moelle épinière qui remontent ainsi jusque dans l'intérieur du cerveau.

1° Les noyaux isolés sont au nombre de quatre. La plupart

d'entre eux ont été déjà décrits par les anatomistes et par Arnold en particulier [1], sauf le noyau médian dont mes recherches personnelles ont révélé l'existence. Ils sont disposés, ainsi que nous l'avons dit, suivant une direction antéro-postérieure, et forment à la surface de la couche optique des tubérosités successives qui lui donnent l'apparence multilobulaire d'un ganglion congloméré. (Voir 7, 8, 9, 10, figures 5 et 6.)

Le noyau antérieur est le plus en saillie ; il présente un très-grand développement chez les espèces animales dont les nerfs olfactifs sont très-accentués (*corpus album subrotundum* des auteurs).

Immédiatement en arrière vient un second noyau, le noyau moyen, qui, chez l'homme, est relativement le plus apparent et le plus développé. Dans les espèces animales chez lesquelles les nerfs optiques sont rudimentaires, la taupe en particulier, ce noyau est au contraire très-peu apparent.

En arrière du précédent, et au centre même de la couche optique, on rencontre un troisième noyau, du volume d'un gros pois, d'aspect blanchâtre, qu'en raison de sa situation topographique j'ai proposé de dénommer *centre médian*.

Enfin tout à fait en arrière, au voisinage des tubercules quadrijumeaux supérieurs, on trouve un autre noyau dont les contours sont en général vaguement définis et qui constitue le centre postérieur [2].

Sur une série de coupes soit verticales soit horizontales, on peut s'assurer que ces petits noyaux forment des circonscriptions très-nettement isolées de substance grise constituée par des plexus de cellules anastomosées, et — qu'ils sont, à proprement parler, de véritables petits centres indépendants régulièrement juxtaposés, et communiquant isolément avec des groupes spéciaux de fibres nerveuses afférentes.

Au point de vue physiologique, quelle est maintenant leur véritable signification ?

Jusque dans ces dernières années, le rôle de cet amas de substance grise qui constitue la couche optique a été pour les auteurs un problème insoluble ; c'était comme une terre

---

1. Voyez *Tabulæ anatomicæ*. — Arnold, *Iconcs cerebri et medullæ spinalis*. Turici, 1858.
2. Voy. *Iconographie photographique des centres nerveux*, planches 2, 4, 6, 7, 8, 26, 28, 28.

inconnue dont l'anatomie avait à peine précisé la situation.
Aussi comprend-on comment, a *fortiori*, la signification de
chacun de ses noyaux isolés était loin de pouvoir être précisée.

C'est en appliquant à l'étude des connexions de chacun de
ces petits centres isolés avec les expansions nerveuses périphériques qui viennent s'y distribuer, et, en confrontant ces données nouvelles avec les faits que m'avaient révélés l'anatomie
comparée et l'anatomie pathologique, que j'ai été amené à les
considérer, comme autant de petits foyers de concentration
isolés et indépendants pour les différentes catégories d'impressions sensorielles qui viennent se répartir dans leur substance [1].

Ainsi, prenons le centre antérieur par exemple (fig. 6) :
que voyons-nous au point de vue de ses connexions ? — Qu'il
est relié directement à l'aide d'une série de fibrilles curvilignes décrites par les auteurs sous le nom de *tænia* semi-
circulaire, à un amas de substance grise spécial situé à la base
du cerveau et recevant lui-même directement la racine externe
du nerf olfactif. L'examen direct, anatomique, montre donc
des rapports intimes entre ce centre antérieur et les appareils
olfactifs périphériques. (20, fig. 6.)

D'un autre côté, comme confirmation, dans les espèces animales dont les appareils olfactifs sont très-développés, ce noyau
lui-même est proportionnellement très-accusé.

L'analogie nous a donc conduit à admettre que ce noyau était
en connexion directe avec les impressions olfactives, et qu'il
était par cela même le point de concentration vers lequel elles
convergeaient avant d'être irradiées vers la périphérie corticale.

Ce simple aperçu purement anatomique a été, pour nous, en
quelque sorte un trait de lumière, et le véritable fil conducteur
qui nous a permis d'émettre notre théorie sur le rôle physiologique de la couche optique, en appliquant à l'interprétation
physiologique des autres noyaux, les données indiscutables
que nous venions d'établir pour le centre antérieur ; car il était
évident que ce qui était vrai pour l'un devait l'être aussi pour
tous les autres centres congénères.

C'est ainsi qu'en appliquant successivement les mêmes pro-

---

1. Voy. Luys, *Recherches anatomiques, physiologiques et pathologiques sur
les centres nerveux*, 1865.

cédés d'investigation nous sommes arrivé à reconnaître [1] :

Que le centre moyen, si manifestement en continuité de tissu avec les racines grises des nerfs optiques, était destiné à la condensation des impressions visuelles (fig. 6-13-14); que les noyaux médians étaient en rapport avec la condensation des impressions sensitives (8-9) fig. 6, et les postérieurs avec celle des impressions auditives (3-4) fig. 6, — et qu'ainsi dans leur ordre de classification centrale, les impressions sensorielles isolées trouvaient des lieux d'étape indépendants, groupés suivant un même alignement, et dans un ordre corrélativement semblable à celui qui préside à leur mode de distribution dans les régions périphériques du système.

N'est-il pas, en effet, curieux de constater sur une tête humaine, examinée de profil, que ce sont les voies olfactives, le nez, qui sont tout d'abord sur le plan le plus antérieur, puis que ce sont les voies visuelles qui viennent en seconde ligne, l'œil; les voies sensitives en troisième ligne, et qu'enfin les voies auditives, l'oreille, occupent le plan le plus postérieur? et que, dans leur mode de répartition dans les noyaux centraux de la masse cérébrale, ces mêmes impressions se trouvent groupées dans des noyaux isolés, indépendants, occupant, les uns par rapport aux autres, un ordre taxonomique qui n'est en quelque sorte que la répétition de leur mode d'émergence dans les régions périphériques? (20-13-8-3, fig. 6.)

Ces données, qui ont jeté un jour tout nouveau sur le rôle anatomique et physiologique des couches optiques, ont trouvé leur confirmation, d'une part — dans les expériences de la physiologie et, d'autre part, — dans l'examen des symptômes cliniques qui sont, en ces sortes de choses, le critérium irréfragable de toute doctrine vraiment scientifique.

Ainsi le docteur Edouard Fournié, dans une série d'expériences faites sur les animaux vivants à l'aide d'injections de substances irritantes dans différents départements de la couche optique, est arrivé à anéantir telle ou telle catégorie d'impressions sensorielles, suivant que la dilacération traumatique

---

[1]. Nous ferons remarquer, à propos des impressions acoustiques, qu'au moment où les nerfs acoustiques viennent s'implanter sur l'axe spinal, ces mêmes nerfs occupent les régions précisément les plus postérieures de l'axe spinal, et qu'ils sont situés en arrière des faisceaux de fibres sensitives.

avait atteint tel ou tel noyau de la couche optique : c'est ainsi qu'il a pu anéantir successivement la vision, la sensibilité, l'olfaction, etc.[1].

D'autre part, des faits cliniques bien observés, signalés déjà par les auteurs et par conséquent bien antérieurs à nos recherches personnelles, nous ont montré que tantôt les impressions sensorielles pouvaient être en totalité et successivement détruites lorsque les deux couches optiques étaient simultanément envahies, et que — tantôt des catégories isolées d'impressions sensorielles pouvaient être troublées par suite d'une lésion locale de leur tissu.

Il existe en effet une observation typique faite par Hunter, dont lui-même nous a légué un dessin et qui confirme d'une façon bien manifeste ce que nous venons d'avancer :

Dans cette observation, il rapporte la curieuse histoire d'une jeune femme qui, dans l'espace de trois ans, perdit successivement l'odorat, la vue, l'audition, la sensibilité, et qui s'éteignit peu à peu, demeurant étrangère à toutes les impressions extérieures. Lorsqu'on fit l'autopsie de son cerveau, on constata que les couches optiques de chaque hémisphère, et les couches optiques seules (ainsi qu'on peut le voir sur le dessin original)[2], étaient envahies par un fongus hématode qui en avait progressivement détruit la substance.

Dans d'autres circonstances, lorsque des lésions circonscrites ont frappé tout particulièrement dans des noyaux isolés, on a noté l'abolition de telle ou telle catégorie d'impressions sensorielles. Ainsi dans trois observations que je dois à l'obligeance du docteur Auguste Voisin, et dans lesquelles on avait constaté l'abolition de l'odorat d'un côté, on a pareillement noté des dégénérescences concordantes des centres antérieurs.

Dans un cas rapporté par Serres, il s'agit d'un homme qui avait subitement perdu la vue des deux yeux; on trouva à l'autopsie un foyer hémorrhagique occupant la couche optique au niveau de la commissure grise, c'est-à-dire au niveau des centres moyens.

Dans deux cas d'observations personnelles encore inédits,

1. *Recherches expérimentales sur le fonctionnement du cerveau*, par E.-D. Fournié. — Paris, 1873, p. 83.
2. *Medico-chir. Transactions.* — Londres, 1825, tome XIII, 2e partie, page 88.

nous avons noté une perte de la sensibilité d'un côté du corps coïncidant avec une destruction isolée du centre médian du côté opposé.

Enfin, j'ai constaté déjà deux fois, sur deux cerveaux de sourds-muets, dans un cas, une lésion des régions postérieures, dans un autre cas une dégénérescence amyloïde des mêmes régions (centres postérieurs) [1]. Nous sommes donc autorisé à dire, en nous servant comme preuve à l'appui de notre théorie des données fournies par l'anatomie normale, par la physiologie expérimentale et l'anatomie pathologique, — que les noyaux isolés des couches optiques sont bien des départements indépendants pour chaque catégorie d'impressions sensorielles, et que la destruction de chacun d'eux peut amener la disparition ou l'altération de la fonction à laquelle chacun d'eux est spécialement dévolu [2].

2° La Région de substance grise centrale qui tapisse, avons-nous dit, les parois internes des couches optiques représente une élongation dans le cerveau de la substance grise centrale de la moelle épinière.

Elle s'offre à la vue sous l'apparence de deux tractus de substance grisâtre cendrée qui forment çà et là des intumescences qui sont elles-mêmes en rapport, comme masse, avec l'arrivée des fibres nerveuses qui vont s'y implanter : — telles sont les intumescences grises de la cloison pour les racines olfactives internes ; — celles du *tuber cinereum* pour les fibres optiques ; — les tubercules mamillaires et la glande pinéale pour les fibres connectives émanées des centres antérieurs.

Elle reçoit pareillement un certain contingent de fibrilles grises ascendantes qui représentent vraisemblablement les fibres centripètes spinales qui vont se distribuer dans ces réseaux [3].

La substance grise centrale est constituée par un réticulum de cellules anastomosées formant un plexus continu.

Comme, d'un autre côté, on peut constater que les fibres

---

1. Voir Annales des maladies de l'oreille et du larynx, 1875. — *Contributions a l'étude des lésions intra-cérébrales de la surdi-mutité.* Luys,

2. Voyez comme détails complémentaires au sujet des symptômes déterminés par les diverses lésions des couches optiques, les faits consignés dans nos *Recherches sur l'anatomie, la physiologie et la pathologie du système nerveux*, p. 535 et suiv.

3. Voyez Luys, *Iconographie des centres nerveux*, planche 65.

blanches cérébrales irradiées des circonvolutions ne vont pas toutes se perdre dans les petits centres de la couche optique et qu'un certain nombre d'entre elles, poursuivant la direction primitive, s'allongent jusqu'aux réseaux de la substance grise centrale, — on peut légitimement reconnaître dans cette disposition anatomique, les voies naturelles de la propagation des actions nerveuses émanées de la périphérie corticale, pour se faire jour jusqu'aux réseaux de la substance grise centrale ; et réciproquement, en interprétant les choses en sens inverse, on peut reconnaître, dans cette catégorie de fibres nerveuses, les moyens directs de communication entre les sphères où s'opèrent les phénomènes de la vie végétative et les régions de la substance corticale qui sont le théâtre de l'activité psycho-intellectuelle.

En résumé, les couches optiques en particulier sont les pivots anatomiques naturels qui commandent l'organisation et le groupement des fibres cérébrales. Au point de vue physiologique, les couches optiques sont des régions intermédiaires interposées entre les incitations purement spinales et les activités de la vie psychique.

Par leurs noyaux isolés et indépendants, elles servent de point de condensation à chaque ordre d'impressions sensorielles qui trouvent dans leurs réseaux de cellules un lieu de passage et un champ de transformation. C'est là que celles-ci sont tout d'abord condensées, mises en dépôt, et travaillées par l'action métabolique propre des éléments qu'elles ébranlent sur leur passage. C'est de là, comme d'une avant-dernière étape, qu'après avoir émergé de ganglion en ganglion à travers les conducteurs centripètes qui les transportent, elles sont dardées dans les différentes régions de la périphérie corticale sous une forme nouvelle, et *spiritualisées* en quelque sorte, pour servir de matériaux incitateurs à l'activité des cellules de la substance corticale (14-9-4, fig. 6.)

Ce sont donc les seules et uniques portes ouvertes par lesquelles passent toutes les incitations du dehors destinées à servir de *pabulum vitæ* à ces mêmes cellules corticales, et les seuls moyens de communication par lesquels les régions de l'activité psychique entrent en conflit avec le monde extérieur[1].

1. On comprend, d'après ces connexions intimes qui relient les réseaux de la couche optique à ceux de la couche corticale et qui font que ces

D'un autre côté, l'examen direct des rapports des centres de la couche optique avec les différentes régions de la périphérie corticale nous permet de constater encore les particularités suivantes :

Il suffit de jeter les yeux sur des coupes horizontales du cerveau pour reconnaître que chacun de ces centres est plus particulièrement en connexion avec certaines régions de cette même substance corticale. C'est ainsi, par exemple, que l'on voit manifestement que le centre moyen, à l'aide des fibres blanches qui en émergent, semble faire rayonner les impressions qu'il condense vers les régions antéro-latérales du cerveau [1] et que le centre postérieur se comporte de la même façon pour les régions des cornes postérieures ; tandis que le centre médian, à l'aide des fibrilles divergentes qui viennent s'implanter dans la masse, paraît opérer son irradiation indistinctement dans toutes les directions de la substance corticale. Le centre antérieur, moins nettement relié à la substance corticale, semble néanmoins avoir son aire de distribution spéciale dans la substance grise de l'hippocampe. Cette circonvolution, en effet, dans les espèces animales dont les appareils olfactifs sont très-développés, présente un développement parallèlement considérable.

Ces données anatomiques, que tout le monde peut constater *de visu*, permettent donc de jeter un jour tout nouveau sur cette question si longtemps controversée des localisations cérébrales, et d'admettre ainsi directement, qu'il y a dans les différentes régions de la substance corticale des circonscriptions isolées et affectées d'une façon indépendante, à la réception de telle ou telle catégorie d'impressions sensorielles. On est amené ainsi logiquement à comprendre comment le développement périphérique de tel ou tel appareil sensoriel est destiné à avoir dans les régions centrales un appareil récepteur, en quelque sorte proportionnel, et comment la richesse en éléments nerveux de telle ou telle région de la substance corticale elle-même,

derniers, au point de vue de leur mise en activité, sont complétement tributaires des matériaux qui leur sont transmis, quel rôle prépondérant l'activité morbide des réseaux de la couche optique peut avoir dans l'évolution des divers processus hallucinatoires. (Voyez, comme détails complémentaires sur l'importance des irritations des couches optiques dans le développement des hallucinations, la *Thèse* inaugurale du docteur Ritti. — Paris, 1874.)

1. Voyez mon *Iconographie photographique des centres nerveux*, planches IV, V, VI.

le degré de la sensibilité propre, de l'énergie spécifique de chacun d'eux, pourra, à un moment donné, jouer un rôle prépondérant dans l'ensemble des facultés mentales, et déterminer ainsi le tempérament de l'activité spécifique de telle ou telle organisation.

C'est par cette voie qu'on arrive à reconnaître que le secret de certaines aptitudes, de telle ou telle prédisposition native, dérive naturellement de la prédominance de tel ou tel groupe d'impressions sensorielles qui trouvent dans les régions de l'activité psychique où elles sont particulièrement élaborées, un terrain tout préparé qui les amplifie, les perfectionne suivant la richesse et le degré de vitalité des éléments qui sont mis à leur disposition.

Enfin, les réseaux de la *substance grise centrale*, qui sont pareillement reliés aux différentes régions de la substance corticale, nous montrent que les incitations irradiées de la profondeur de la vie viscérale remontent, avec le réticulum organique qui les supporte (les expériences de Schiff en font foi), jusque dans l'intérieur du cerveau[1], et qu'elles se trouvent aussi importées dans les différentes régions du réseau de la corticale et associées aux phénomènes intimes de l'activité psychique.

C'est donc à ce double point de vue que l'on est amené à considérer les masses de substance grise, décrites ordinairement sous le nom de couches optiques, comme les régions essentiellement centrales, qui sont le nœud de tout l'ensemble du système cérébral.

C'est par leurs réseaux que passent les ébranlements de toutes sortes, aussi bien ceux qui sont irradiés du monde extérieur que ceux qui émergent de la vie végétative. C'est là, au milieu de leurs cellules, dans l'intimité de leur activité propre, que ces ébranlements se diffusent, qu'ils subissent un temps d'arrêt préparatoire ; et c'est de là que, sous une forme nouvelle, plus *animalisés* déjà, et rendus en quelque sorte plus assimilables, ils sont dardés dans toutes les directions, et livrés en pâture à l'activité des réseaux de la substance corticale, qui ne vivent et ne travaillent que sous le coup de leur incitation stimulatrice.

---

1. Les expériences de Schiff le portent à admettre que les nerfs vasculaires du foie et de l'estomac parcourent le bulbe pour se terminer plus haut. « Une partie d'entre eux, dit-il, paraît se rendre dans la couche optique. » (*Compte rendu de l'Académie des sciences*, 15 septembre 1862.)

CHAPITRE V

LE CORPS STRIÉ [1].

L'amas de substance grise, désigné sous le nom de corps strié, constitue avec la couche optique la portion complémentaire de ces deux noyaux gris qui occupent la région centrale de chaque hémisphère et qui sont, ainsi que nous l'avons déjà plusieurs fois signalé, les pôles naturels autour desquels gravite l'ensemble de tous les éléments nerveux.

Tandis que les couches optiques représentent, en quelque sorte, des amas de substance grise, groupés sur le prolongement des faisceaux postérieurs de l'axe spinal dont elles constituent, au point de vue général, le couronnement, — les corps striés, au contraire, sont situés sur le prolongement des faisceaux antéro-latéraux. Ils occupent, par conséquent, une situation d'antériorité très-apparente, par rapport aux couches optiques. Et, à ce sujet, il n'est pas sans intérêt de remarquer que les mêmes rapports qui existent dans la constitution de l'ensemble de la moelle épinière, se retrouvent reproduits ici avec les caractères analogues très-apparents.

Dans la moelle, les régions sensitives ou excito-motrices occupent le plan postérieur, tandis que les régions essentiellement motrices occupent le plan antérieur.

Dans le cerveau, mêmes rapports de voisinage, mêmes dis-

1. Figure 6, page 48, et figure 5, page 26.

positions corrélatives. Tandis, en effet, que les couches optiques représentent, avec leurs différents noyaux, les régions de
passage des impressions sensorielles, la substance grise des
corps striés avec ses éléments multiples, représente le lieu d'étape et de renforcement des incitations motrices irradiées de
l'écorce corticale.

On peut donc dire que dans le cerveau, en vertu des mêmes
répétitions anatomiques, les régions où s'opèrent les phénomènes de la sensibilité et celles où s'élaborent les incitations
de la motricité, sont réciproquement dans les mêmes rapports
topographiques qu'elles affectent dans les différents départements de la moelle épinière proprement dite.

Au point de vue de la configuration extérieure, la masse du
corps strié se présente sous forme d'un amas gris rougeâtre de
consistance mollasse [1] situé en avant des couches optiques et
s'étendant, en s'amincissant d'avant en arrière, jusque vers
leurs régions postérieures.

Il suit de là que la masse des corps striés présente une apparence ovoïde, piriforme, à grosse extrémité dirigée en avant, à
extrémité effilée dirigée en arrière, et que la couche optique,
dans ses régions antéro-latérales, est cerclée d'un réseau de
substance grise ayant son maximum d'épaisseur en avant.

Il découle en outre, comme conséquence de cette disposition
anatomique, que les fibres blanches convergentes qui vont
se pelotonner sur la couche optique rencontrent toutes, avant
d'arriver à destination, une épaisseur plus ou moins considérable du corps strié qu'elles traversent de part en part
sous des incidences et des directions variées (fig. 5). Les convergentes antérieures, en particulier, qui vont vers les régions correspondantes de chaque couche optique, plongent
d'avant en arrière dans la masse même du corps strié et la
divisent en deux segments, un segment extra et un segment
intra-ventriculaire [2].

---

1. Cette consistance mollasse de la substance grise des corps striés
d'une part, et d'autre part le développement excessif des capillaires qui
circulent dans sa masse, expliquent la friabilité extrême de ce tissu, et la
facilité avec laquelle il se laisse dilacérer, par le fait des fluxions congestives qui rendent ses vaisseaux turgides. C'est ainsi qu'on peut se rendre
compte de la plus grande fréquence des paralysies unilatérales de la motricité par rapport à celles de la sensibilité.

2. Ce sont ces fibres composées de fascicules isolés et stratifiés régu-

La coloration de la substance grise du corps strié est sensiblement homogène, soit qu'on la considère dans l'un ou l'autre de ses départements : elle est mollasse, rougeâtre et constituée par des éléments anatomiques spéciaux ; elle est, de plus, parcourue par un nombre infini de filaments blanchâtres, serpentins, qui représentent l'épanouissement terminal des fibres motrices antéro-latérales de la moelle épinière.

Dans les régions interne et inférieure cependant, là où est le confluent de tous les fascicules antéro-latéraux de l'axe spinal qui débouchent dans le corps strié, on rencontre une région bien nettement circonscrite d'une consistance plus ferme, d'une coloration jaunâtre et qui, par sa striation spéciale, se fait aisément reconnaître [1].

Cette circonscription particulière de substance jaunâtre que j'ai plus spécialement désignée sous le nom de *noyau jaune du corps strié*, joue un rôle important comme centre d'irradiation des fibres nerveuses dans ses rapports avec les expansions ultimes des pédoncules cérébelleux.

La structure du corps strié offre à considérer :

1° L'étude de la substance grise envisagée au point de vue histologique et des caractères de ses éléments ;

2° Celle des éléments nerveux de provenances variées qui entrent en relation avec ses éléments propres.

1° La substance grise du corps strié est constituée histologiquement par un nombre infini de grandes cellules nerveuses, polygonales, à prolongements multiples et dont le volume est, en général, à peu près le même que celui des grosses cellules de l'écorce cérébrale. Ces cellules, considérées en elles-mêmes, présentent des caractères communs à toutes les autres cellules ; elles sont pourvues des apparences d'un noyau et d'un nucléole, et présentent des prolongements sous forme de ramescences qui s'effilent rapidement et constituent, avec les cellules du voisinage, un réticulum très-dense et très-délicat.

En outre des grosses cellules que nous venons de signaler,

lièrement les unes au-dessus des autres, et dont la continuité peut être vérifiée nettement à l'aide de la dissection sur des coupes antéro-postérieures du cerveau, qui sont dénommées, si improprement, sous le nom de *capsule interne*. (Voyez *Iconographie photographique*, pl. XLV.)

1. Voyez *Iconographie photographique*, pl. XXVI, XXXII, X, XI, XLIII et XLIV.

on rencontre aussi des éléments de plus petit volume, surtout dans la région des noyaux jaunes où ils sont excessivement abondants; leurs caractères histologiques rappellent d'une façon plus ou moins accentuée les éléments similaires que l'on rencontre dans les zones profondes de la substance grise des circonvolutions du cervelet. Ces petits éléments, dont le noyau est volumineux, dont la coloration jaunâtre permet de les distinguer des corpuscules ambiants de la névroglie, présentent un chevelu radiculaire extrêmement ténu qui se perd dans le réticulum constitué par les grandes cellules du corps strié. Il paraît donc admissible que ces petites cellules qui représentent en quelque sorte histologiquement l'élément cérébelleux, entrent plus ou moins directement en combinaison avec les radiations des grandes cellules qui représentent l'élément cérébral.

En outre de ces deux éléments principaux, on trouve encore à signaler dans la constitution du corps strié les corpuscules de la névroglie, dérivant plus ou moins directement des gaînes capillaires, et un nombre considérable de vaisseaux qui pénètrent directement de bas en haut dans son intérieur sous forme de filaments plus ou moins rectilignes. (Espace perforé de Vicq d'Azyr.)

2° Les éléments divers qui entrent dans la constitution anatomique du corps strié se divisent en deux groupes spéciaux : 1° les uns peuvent être considérés comme un système de fibres afférentes au corps strié, 2° les autres comme un système de fibres efférentes.

1° Le premier groupe comprend : a, d'une part, l'ensemble des fibres cérébrales irradiées des différentes régions de l'écorce et allant se perdre dans sa substance (fibres cortico-striées);

b, d'autre part, les expansions ultimes des pédoncules cérébelleux supérieurs qui viennent se perdre dans sa masse, et qui représentent l'apport spécifique de l'élément cérébelleux dans la constitution des phénomènes de la motricité.

a (figure VI, 6-11-16). Les éléments du premier groupe, qu'en raison de leur origine et de leur terminaison j'ai proposé d'appeler fibres cortico-striées, appartiennent à cet ensemble de fibres convergentes qui, irradiées de tous les points de la périphérie corticale, et probablement des régions psycho-motrices si nettement déterminées dans ces derniers temps, se dirigent en commun vers les noyaux centraux. Seulement, cet ordre de

fibres spéciales, une fois arrivé au pourtour de la couche optique, au lieu d'y pénétrer comme les congénères, ne fait que s'y
accoler. Arrivées sur la frontière des couches optiques et des
corps striés, ces fibres se réfléchissent immédiatement de bas
en haut sous forme de lignes spiroïdes et vont se distribuer
isolément dans les différents territoires de cellules du corps
strié qui leur sont spécialement affectés.

Ces fibres cortico-striées, sorties des profondeurs de la cou-
,he corticale avec les fibres sensitives, cheminent donc pendant
un certain temps dans le cerveau, juxtaposées avec ces dernières, ainsi que cela se voit du reste dans les troncs nerveux
périphériques, lesquels sont à la fois composés de fibres sensitives et de fibres motrices accolées sous une même enveloppe.
Bientôt, arrivées en présence de leurs centres respectifs d'attraction, elles obéissent chacune à leurs affinités natives et
se répartissent les unes dans les centres de la couche optique,
les autres dans les différentes régions de la substance grise du
corps strié.

Ces fibres représentent donc, à proprement parler, les traits
d'union naturels entre les régions de la substance corticale
d'où émergent les différentes incitations volontaires (centres
psycho-moteurs), et les différents territoires de cellules du corps
strié où elles se renforcent. Au point de vue des analogies anatomiques, elles représentent l'ensemble des racines antérieures
dans leurs rapports avec les éléments gris de la moelle épinière.

Leur origine précise dans les différentes régions de la périphérie corticale, pour chacune d'elles en particulier, est encore
un problème à résoudre (6-11-16, fig. VI). Il en est de même
pour leur distribution centrale dans les différents territoires
des cellules du corps strié (2-12 et 17, fig. VI). Aujourd'hui elles
ne sont connues et anatomiquement démontrables que dans une
portion intermédiaire de leur parcours, au moment où elles se
réfléchissent sous forme de fibres serpentines [1], et cependant
leur existence, en tant que conducteurs centrifuges des incitations motrices irradiées des zones excitables de l'écorce cérébrale, est très nettement démontrée. C'est là un des points
les plus intéressants que la physiologie expérimentale a, dans
ces derniers temps, mis en lumière.

---

1. Voyez *Iconographie photographique,* pl. XXXII et XXXIV.

Les recherches récentes de Fristsh et Hitzig qui, les premiers, dès 1870, ont signalé que certaines zones de l'écorce grise étaient excitables par les courants galvaniques [1], ont ouvert la voie dans cette direction [2]. — Ferrier a démontré en effet, après eux, qu'en portant l'excitation électrique dans telle ou telle région de l'écorce grise, on déterminait des réactions motrices sur tel ou tel groupe de muscles isolément, — qu'on pouvait à volonté, suivant que l'on électrisait telle ou telle circonvolution, faire mouvoir les yeux, la langue, le cou, etc., d'un animal, et qu'il y avait, en un mot, dans le réseau de la couche corticale une série de petits centres moteurs indépendants, pouvant être sollicités isolément, et communiquant par des conducteurs indépendants aux différents segments du système musculaire [2]. Bien plus, il a été prouvé que les choses se passaient de la même manière chez l'homme, car un médecin américain, poussant jusqu'aux dernières limites la hardiesse de l'expérimentation, est arrivé chez un malade dont le cerveau avait été mis à nu par une dégénérescence de la boîte crânienne, à produire des effets analogues [3].

Enfin, dans certains cas pathologiques, qui ont été pour moi l'objet de recherches spéciales encore inédites, j'ai pu constater, par exemple, comme preuves de l'existence dans la couche corticale de foyers isolés d'excitation motrice, que chez des amputés d'ancienne date, chez des sujets qui depuis longtemps avaient été privés d'un membre supérieur, par exemple à la suite d'une désarticulation de l'épaule, il y avait dans certaines régions du cerveau, demeurées depuis longtemps silencieuses, des atrophies concomitantes et très-nettement localisées. Nous avons de plus constaté que les régions atrophiées du cerveau ne sont pas les mêmes, lorsqu'il s'agit d'une amputation de la jambe ou d'une amputation des membres supérieurs.

Ces faits nous autorisent donc à admettre, ainsi que nous l'avons déjà exposé dans nos derniers travaux, qui remontent à dix années déjà, qu'il existe un ordre spécial de fibres nerveuses irradiées des différents départements de la substance corticale,

1. Archives et Recherches du Bois-Reymond (1870. Hest 3.)
2. Voyez le *Progrès médical*, n° 28, 1873, et n° 1, 1874 : *Recherches expérimentales sur la physiologie et la pathologie cérébrales*, par Ferrier.
3. Voyez le *Mouvement médical*, 1874, n° 33, pl. 381 : *Recherches expérimentales sur les fonctions du cerveau humain*, par Robert Batholow, professeur au Collége médical d'Ohio.

et allant se distribuer dans des territoires isolés de la substance grise du corps strié, laquelle se trouve ainsi associée d'une façon synergique à tous les ébranlements qui s'opèrent dans les réseaux des cellules cérébrales, et à considérer comme acquis, que ces différents groupes de fibres cortico-striées ont chacun un point d'émergence indépendant.

b. Les éléments afférents du second groupe, ainsi que nous l'avons indiqué déjà, sont représentés par les expansions terminales des pédoncules cérébelleux.

Les pédoncules cérébelleux supérieurs, en effet, après s'être entrecroisés sur la ligne médiane, se pelotonnent et constituent deux amas de substance grise, décrits par Stilling, reconnaissables à leur coloration rougeâtre.

Ces deux noyaux, qui représentent, au point de vue de leur structure et de leurs connexions, comme un véritable foyer d'irradiation de cellules et de fibrilles nerveuses, donnent naissance par toute leur surface antéro-externe à une série de fibrilles entrelacées de mille façons qui vont toutes aboutir, sous forme de filaments jaunâtres, dans la substance grise du corps strié. C'est l'arrivée de ce contingent spécial, émanation indirecte de l'activité cérébelleuse, qui donne à ce département particulier du corps strié cette nuance et cette coloration jaunâtre si caractéristique, que j'ai signalée préalablement sous le nom de noyau jaune du corps strié.

Ces fibrilles d'origine cérébelleuse se disposent sous forme de filaments rayonnés jaunâtres, s'effilent insensiblement, s'accolent aux fibres blanches spinales qui viennent s'épanouir dans les régions correspondantes du corps strié, et vraisemblablement vont se perdre dans le réticulum des grosses cellules, ainsi que nous l'avons indiqué précédemment.

Maintenant comment se terminent-elles? Quelle est l'expression anatomique ultime du mode de combinaison des éléments indirects qui représentent dans le cerveau l'activité du cervelet? Comment la cellule du corps strié entre-t-elle en conflit avec ces éléments cérébelleux d'importation nouvelle?

Jusqu'ici nous ne pouvons faire que des conjectures, et tout en supposant qu'il doit y avoir une sorte de combinaison anatomique entre ces éléments de provenance variée, nous ne pouvons que nous arrêter et attendre les résultats des recherches ultérieures.

Quoi qu'il en soit, on ne peut s'empêcher de considérer au point de vue dynamique, le corps strié comme relié indirectement aux phénomènes de l'activité cérébelleuse et de voir, dans les pédoncules cérébelleux supérieurs, — dans les noyaux rouges de Stilling, — dans les irradiations jaunâtres qui en émergent, comme autant de conducteurs centrifuges, de foyers d'irradiation nerveuse incessamment actifs, qui déversent dans ces réseaux l'influx cérébelleux moteur dont ils sont chargés.

L'innervation cérébelleuse, véritable force surnuméraire, se trouve donc associée intimement aux phénomènes de la vie du corps strié. C'est elle qui, comme une force électrique à courant continu, se déverse incessamment dans ses mille réseaux et charge en quelque sorte ses cellules nerveuses; — c'est elle qui, dans les manifestations de la motricité, s'associe à nos divers actes moteurs, et donne à nos mouvements leur régularité, leur force et leur continuité; — c'est elle enfin qui, sous des modalités infinies, se disperse en silence dans toutes les actions conscientes ou inconscientes de l'organisme, et qui paraît être ainsi la composante indispensable à tout acte de motricité quelconque [1].

2o Les éléments du deuxième groupe, ceux qui constituent l'ensemble des fibres *efférentes* du corps strié, sont représentés par cette série de fibres nerveuses décrites ordinairement sous le nom de pédoncules cérébraux et qui, groupées sous forme de fascicules isolés, disposés d'une façon spiroïde, vont successivement, après avoir traversé la protubérance, se disperser dans les différents segments de l'axe spinal.

Ces fibres, qui représentent des conducteurs interposés entre les divers territoires des cellules du corps strié et les divers noyaux des nerfs moteurs de la moelle épinière, ne sont pas nettement isolables à leur point d'origine dans les réseaux des cellules du corps strié (figure 6, 12-12' 17 et 19).

Tout ce qu'on peut dire d'elles, c'est qu'on les voit insensi-

1. Les expériences de la physiologie expérimentale ainsi que les phénomènes cliniques démontrent d'une façon péremptoire le rôle considérable que joue l'innervation cérébelleuse dans les actes de la motricité. Lorsque le cervelet est intéressé d'une façon quelconque, ce sont toujours des troubles dans la coordination régulière des mouvements que l'on constate, et de plus, les effets moteurs sont affaiblis, phénomène capital qui implique l'extinction des foyers d'innervation motrice qui sont destinés à les produire.

blement apparaître sous forme de linéaments blanchâtres serpentant au milieu de la substance grise des noyaux extra et intra-ventriculaires ; — que bientôt elles augmentent insensiblement d'épaisseur, — qu'elles se rapprochent toutes en convergeant comme les rayons d'un éventail, des noyaux jaunes du corps strié ; — qu'elles entrent insensiblement en conflit avec les fibres jaunes qui constituent leur substance, et qu'au moment où, après s'être condensées, elles sortent du corps strié, elles se présentent sous forme de trois demi-cônes emboîtés l'un dans l'autre (fig. 6, 19) [1].

Ces éléments nerveux, après s'être ainsi constitués et renforcés par l'adjonction des divers dépôts de substance grise appartenant à l'innervation cérébelleuse (substance grise de Sœmmerring, substance grise de la protubérance) (fig. 6, 18-19 19'-19″), suivent un trajet descendant et oblique, qui les fait insensiblement passer (au niveau de la région bulbaire) dans les régions opposées de l'axe spinal. Peu à peu, fascicule par fascicule, ils vont se distribuer dans les différents segments de la moelle épinière et dans les différents groupes de cellules motrices des régions antéro-latérales. Ceux-ci régulièrement stratifiés les uns au-dessus des autres, n'attendent en silence, comme une série d'appareils électriques toujours prêts à partir, que l'arrivée de l'étincelle stimulatrice destinée à les mettre en activité.

C'est ainsi qu'il ressort de tout ce que nous venons d'exposer que le corps strié est, de même que la couche optique, un appareil nerveux à activités multiples.

C'est un terrain commun, dans lequel viennent successivement se confondre et, dirai-je même, s'anastomoser l'activité cérébrale, l'activité cérébelleuse et l'activité spinale. On peut donc dire qu'il représente dans son ensemble une véritable trilogie, et au point de vue dynamique une synthèse d'éléments multiples.

C'est dans l'intimité de ses réseaux, que tout d'abord l'influx de la volition est reçu au moment où il émerge de la profondeur des centres psycho-moteurs de l'écorce cérébrale. C'est là qu'il fait une première halte dans son évolution descendante,

---

1. Sur une coupe horizontale de cette région, ces trois demi-cônes se présentent sous l'apparence de trois lignes semi-circulaires concentriques. (Voy. *Iconographie photographique*, pl. XI et XXXI, fig. 1.)

qu'il entre d'une façon plus intime en relation avec le substratum organique destiné à opérer ses manifestations extrinsèques, qu'il se *matérialise* en un mot (fig. 6, 12 et 17).

A partir de ce moment, il entre intimement en conflit avec l'innervation irradiée du cervelet, et déjà il n'est plus lui-même, il n'est plus le simple stimulus purement psycho-moteur du début; il se trouve associé à cet influx nouveau, qui lui donne la force somatique et la continuité dans ses effets. Il sort donc du cerveau à l'aide des fibres pédonculaires, combiné avec un élément nouveau, et, poursuivant son cours centrifuge, il va s'éteindre çà et là, en mettant en branle les différents groupes de cellules de l'axe spinal dont il éveille ainsi les propriétés dynamiques (fig. 6, 18-19).

Et c'est ainsi que, réparti comme un courant électrique dans les différents départements qu'il anime, il va tantôt produire des mouvements phono-moteurs destinés à exprimer au dehors les émotions de notre personnalité sentante, et tantôt déterminer dans les différents groupes musculaires, des mouvements d'ensemble ou des mouvements partiels de flexion, d'extension, de progression, suivant qu'il est distribué dans tel ou tel groupe de cellules satellites, tributaires habituelles de ses sollicitations excito-motrices.

On voit donc, en résumé, d'après ces simples aperçus physiologiques, combien les deux noyaux centraux opto-striés jouent un rôle prépondérant dans les phénomènes de l'activité cérébrale, et combien chacun d'eux a une manière d'agir complétement différente.

Les éléments des couches optiques épurent, transforment, par leur action métabolique propre, les ébranlements irradiés du dehors, qu'elles lancent, en quelque sorte, sous une forme *spiritualisée,* vers les différentes régions de la substance corticale. — Les éléments du corps strié, au contraire, ont une influence inverse sur les incitations parties de ces mêmes régions de la substance corticale. Ils les absorbent, les condensent, les *matérialisent* par leur intervention propre et, sous une forme nouvelle, après les avoir amplifiées et incorporées de plus en plus avec l'organisme, les projettent vers les différents noyaux moteurs de l'axe spinal, où elles deviennent ainsi une des stimulations multiples destinées à mettre en jeu la fibre musculaire.

CHAPITRE VI

Maintenant, si nous groupons d'une façon synthétique les propositions anatomiques que nous avons essayé d'établir dans le cours de ce travail, — nous voyons que le cerveau, appareil géminé, est constitué par deux hémisphères dont les éléments sont associés strictement l'un à l'autre à l'aide d'une série de fibres commissurantes qui les relient d'une façon intime, et font que leurs molécules sont en quelque sorte aptes à vibrer à l'unisson (fig. 3 et 4).

Chacun des deux lobes ou hémisphères cérébraux est constitué fondamentalement par des amas de substance grise inégalement répartis : la substance grise des noyaux centraux (celles des couches optiques et des corps striés), — et celle de l'écorce cérébrale.

Ces deux régions de l'activité cérébrale sont reliées l'une à l'autre par une série de fibres blanches qui servent de trait d'union entre elles, et de voie de propagation aux courants nerveux qui vont de l'une à l'autre, soit dans une direction centrifuge, soit dans une direction centripète.

Les noyaux opto-striés de chaque lobe peuvent être conçus idéalement comme occupant le centre d'une sphère creuse dont la circonférence serait représentée par les ondulations de l'écorce cérébrale, et les fibres blanches figureraient ainsi les rayons infinis qui relient les régions centrales aux régions périphériques de cette sphère (fig. 5).

L'étude anatomique que nous venons de faire de la substance grise, de la couche optique et de celle du corps strié, nous a permis de constater des différences tranchées, et par suite de préciser les aptitudes dynamiques dissemblables dont chacun de ces deux noyaux est doué.

Nous avons vu ainsi que le rôle de la couche optique en particulier, paraissait être de recevoir, de condenser et de transformer comme un véritable ganglion nerveux, les ébranlements irradiés de la périphérie sensorielle, avant de les lancer dans les différentes régions de la substance corticale, et qu'inversement (fig. 6, 14-9-4) le corps strié, en rapport avec des régions exclusivement motrices, paraissait être un lieu de passage et de renforcement pour les incitations irradiées des différentes zones psycho-motrices de la périphérie corticale.

Ces connexions anatomiques étant admises comme données fondamentales au sujet de la structure et de l'agencement des éléments nerveux, voyons maintenant quel parti nous pouvons en tirer au point de vue de l'interprétation particulière de certains phénomènes de l'activité cérébrale.

Prenons les choses comme elles se passent normalement, suivant les voies naturelles par lesquelles les incitations du monde extérieur pénètrent dans l'organisme. — Qu'il s'agisse par exemple d'un ébranlement d'un nerf sensitif, d'un phénomène vibratoire qui mette en activité les cellules de la rétine ou celles des nerfs acoustiques ; que se passe-t-il alors dans l'intimité des conducteurs nerveux ?

Immédiatement, en suivant la direction de leurs voies naturelles, ces mêmes vibrations appliquées à chaque nerf sensoriel en particulier, mettent en jeu les activités spécifiques des diverses cellules des centres des couches optiques (3 et 13, fig. 6). Celles-ci entrent aussitôt en vibration et, à l'aide des fibres rayonnantes qui les relient aux différentes régions de la périphérie corticale, transmettent aux cellules sensitives partenaires les modalités dynamiques nouvelles dans lesquelles elles viennent d'être incontinent placées par le fait de l'incitation extérieure. (Voir fig. 6, 5 et 15.) Les ébranlements sensoriels extérieurs ne se propagent donc de proche en proche, des réseaux de la périphérie sensorielle vers ceux de la périphérie corticale, qu'après avoir mis en éveil divers territoires de cellules intermédiaires qui leur donnent une forme nouvelle, leur font subir une action métabolique propre, et ne les lancent dans les différents réseaux des zones corticales qu'après les avoir animalisés, et rendus en quelque sorte plus assimilables (4-9-14, fig. 6).

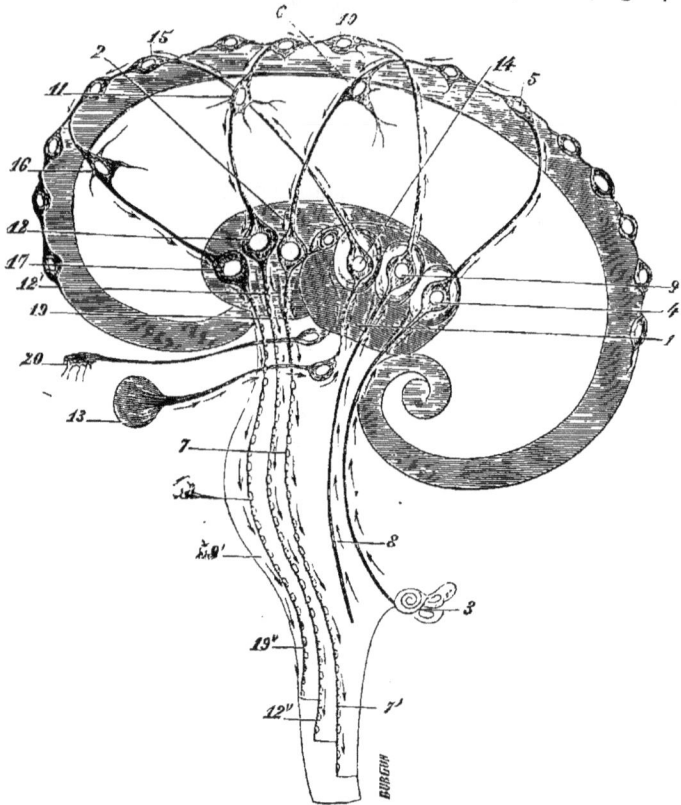

Fig. 6. — Schéma des processus sensitivo-moteurs de l'activité cérébrale. — 1, Couche optique avec ses centres et ses cellules ganglionnaires; — 2, Corps strié; — 3, Processus de la propagation des impressions acoustiques. — Elles arrivent en 4 dans le centre correspondant — sont irradiées vers le sensorium en 5 et réfléchies en 6 et 6' vers les grosses cellules du corps strié et de là en 7 et 7' vers les régions motrices de l'axe spinal; — 8, Processus des impressions sensitives. — Elles sont concentrées en 9 dans le centre correspondant — irradiées de là dans les réseaux du sensorium 10 — réfléchies sur les grosses cellules corticales 11 — et de là propagées aux grosses cellules du corps strié et ultérieurement aux différents segments de l'axe spinal. — 13, Processus des impressions optiques. — Elles sont concentrées en 14 dans leur centre correspondant. — Puis irradiées vers le sensorium en 15. — Elles sont réfléchies vers les grosses cellules du corps strié. — Elles se propagent ensuite aux différents segments de l'axe spinal; 18-19'-19'' Les fibres antéro-latérales à partir de leur point d'émergence dans le corps strié sont investies par les éléments de l'innervation cérébelleuse qui commence à paraître dans les pédoncules, 19 — pour s'épaissir considérablement en 19' au niveau de la région dite de la protubérance, et diminuer insensiblement de masse au niveau de la région bulbaire 19'.20. — Expansion périphérique des nerfs olfactifs

Chaque ordre spécial d'incitation sensorielle est ainsi dispersé et cantonné dans une aire spéciale de la périphérie du cerveau (15 et 5, fig. 6).

L'anatomie montre donc qu'il y a des localisations définies, des régions limitées organiquement destinées à recevoir, à condenser, à transformer telle ou telle catégorie particulière d'impressions sensorielles.

La physiologie expérimentale a prouvé de son côté, que sur des animaux vivants, ainsi que les belles expériences de Flourens l'ont depuis longtemps montré, on pouvait, en enlevant méthodiquement des tranches successives de la substance cérébrale, faire perdre parallèlement à ces mêmes animaux, soit la faculté de percevoir les impressions visuelles, soit la faculté de percevoir les impressions auditives [1].

Bien plus, Schiff, dans des expériences récentes aussi ingénieusement conçues que délicatement exécutées, est arrivé à démontrer d'une façon précise que, sur des animaux en expérience, la substance cérébrale s'échauffait localement suivant qu'elle était ébranlée successivement par telle ou telle catégorie d'impressions sensorielles, et qu'ainsi, — dans le cerveau d'un chien à qui on faisait entendre des bruits inopinés, c'était telle ou telle région de sa substance corticale qui s'échauffait, — et que chez tel autre dont on excitait la sensibilité ou sensitive, ou olfactive, ou gustative, c'étaient pareillement d'autres régions du cerveau qui entraient en éréthisme et s'échauffaient isolément [2].

En suivant le processus de la migration de l'incitation sensorielle des régions périphériques du système vers les régions centrales, nous voyons donc :

Que les impressions sensorielles arrivent toutes, au dernier terme de leur parcours, dans les réseaux de la substance corticale, — qu'elles y arrivent transformées par l'action des milieux intermédiaires qu'elles ont rencontrés sur leur parcours, et enfin, — que c'est là qu'elles s'amortissent, qu'elles s'éteignent pour revivre sous une forme nouvelle, en mettant en jeu les régions de l'activité *psychique* où elles sont définitivement reçues.

Une fois que l'incitation sensorielle s'est dispersée au mi-

1. Flourens, *Recherches expérimentales sur le système nerveux*, 2ᵉ édition, 1842.

2. Schiff, *Archives de physiologie*, 1870.

lieu des réseaux de l'écorce cérébrale, que se passe-t-il alors et quels sont les phénomènes nouveaux qui se déroulent ?

Ici, l'analogie seule nous permet de penser que les cellules sensitives cérébrales se comportent comme celles de la moelle, et qu'en présence des incitations physiologiques qui leur sont propres, elles réagissent d'une façon similaire. Il est donc permis de supposer qu'au moment où la cellule cérébrale reçoit l'imprégnation de l'ébranlement extérieur, elle s'*érige* en quelque sorte, développe sa sensibilité propre, et dégage les énergies spécifiques qu'elle renferme.

C'est ainsi que l'ébranlement qui est communiqué et qui se manifeste par un développement de chaleur dans certaines régions de l'écorce (expériences de Schiff), se propage dans les réseaux circonvoisins, et en vertu des lois du mouvement ondulatoire, développe de proche en proche les activités latentes de nouveaux groupes de cellules satellites, devenant à leur tour des foyers nouveaux d'activité pour les cellules de voisinage avec lesquels elles sont si intimement anastomosées.

C'est de cette sorte qu'on peut concevoir — comment, à la suite d'un simple ébranlement sensoriel, toutes les agglomérations d'éléments nerveux dont se compose l'écorce cérébrale peuvent isolément et successivement être intéressées, — comment le mouvement se communique de proche en proche (5-10-15, fig. 6), comment la sensibilité propre des éléments nerveux devient partie prenante du phénomène, — comment ainsi la vie s'éveille dans des régions primitivement silencieuses, et — comment enfin, d'une façon parallèle, l'incitation incidente, après avoir mis en branle différentes zones de la substance corticale, arrive à se transformer en incitation centrifuge, *réfléchie*, et à s'exporter au dehors sous forme de manifestation motrice (6-11-16, fig. 6).

On voit donc, en suivant d'une façon parallèle les phénomènes de l'activité cérébrale que nous venons d'exposer, et en les interprétant en langage usuel, qu'il est permis de dire que les incitations sensorielles irradiées de la périphérie arrivent dans les régions de l'activité psychique, et que là, après être entrées en conflit avec les éléments qui la constituent, elles se transforment en impressions persistantes, en idées appropriées à leur provenance, — qu'elles mettent en jeu la sensibilité, l'émotivité propres de ces mêmes régions, — qu'elles s'associent, s'anastomosent de mille manières les unes avec les autres, grâce au réticulum organique à travers lequel elles évoluent, — qu'elles s'amplifient et se transforment à travers les différentes zones de cellules qui les tamisent, — et qu'enfin elles sont exportées et réfléchies au dehors sous forme de manifestations motrices volontaires, expressions plus ou moins indirectes d'un phénomène primordial de la sensibilité.

Maintenant, en nous appuyant sur la structure anatomique de la substance corticale, comprise comme nous l'avons indiqué précédemment, est-il possible d'en déduire des données qui nous permettent d'apprécier le rôle dynamique des différentes zones de cellules qu'elle renferme ?

Nous avons établi, déjà, que les éléments qui la constituent ont des caractères morphologiques bien tranchés, que les zones des petites cellules occupent les régions sous-méningées, et que les zones des grosses cellules occupent les régions profondes; or dans la constitution intime de la moelle épinière nous trouvons des aspects similaires au point de vue de la répartition des éléments nerveux; nous savons de plus que les régions des petites cellules sont le siége des phénomènes sensitifs, et celles des grosses cellules le point de départ des phénomènes de la motricité. Les lois de l'analogie nous permettent donc de supposer que les mêmes équivalences morphologiques impliquent des équivalences physiologiques, et que dans la succession des activités multiples de la substance corticale, il est vraisemblable d'admettre, — que les régions sous-méningées occupées par les petites cellules, sont plus particulièrement des régions affectées à la réception des impressions sensitives, tandis que les couches profondes, occupées par les grosses cellules, semblent être plus particulièrement des centres d'émission affectés aux phénomènes de la motricité.

Ceci posé, on arrive à cette conclusion : — qu'il se trouve dans les réseaux de la substance corticale, dans les plexus formés par les petites cellules une sphère de dissémination et de réception spéciale pour les impressions sensitives qui viennent toutes s'y amortir et mettre en jeu leur sensibilité propre ; et — que ces zones qui sont anatomiquement démontrables et qui représentent les régions postérieures sensitives de la moelle épinière reçoivent et anastomosent entre elles, dans leur trame intime, toutes les sensibilités partielles de l'organisme. Elles forment ainsi cette région mère, cette région *princeps* de l'écorce cérébrale, qui constitue le véritable *sensorium commune* qui est, par cela même, le réservoir commun dans lequel tous les ébranlements qui ont mis en émoi nos fibres sensitives viennent tour à tour converger et s'éteindre (fig. 1-B et fig. 6, 5-10-15).

C'est donc ainsi qu'est constituée cette région qui reçoit dans ses réseaux sensibles le contingent de toutes les incitations sensitives tant du monde extérieur que de la vie végétative de l'organisme, et qui, mise en émoi, *sensibilisée* à son tour, réagit de mille manières en dispersant dans toutes les directions les incitations vibratoires qui ont développé l'énergie de ses éléments. C'est grâce à elle que les phénomènes de la sensibilité se transforment peu à peu, et que l'incitation sensitive, irradiée de réseaux de cellules en réseaux de cellules, finit, comme une force en évolution qui se transforme sans cesse, par donner insensiblement naissance à un phénomène de motricité.

C'est ainsi qu'on arrive à admettre, qu'au point de vue physiologique, l'acte moteur volontaire qui émane du cerveau, n'est toujours que la répercussion plus ou moins éloignée d'une impression primordiale sensitive (6-11-16, fig. 6).

Ajoutons cependant, que s'il est vrai de dire que l'acte de la motricité volontaire n'est toujours, d'une manière générale, que l'expression indirecte du *sensorium* en émoi, néanmoins, — par cela même qu'il évolue à travers les réseaux de la substance corticale, qu'il met à contribution ses différentes zones, ce n'est pas un phénomène simple, purement réflexe, comme ceux qui se passent dans les réseaux similaires de l'axe spinal, — c'est un phénomène complexe, synthétique, qui résume en lui-même les différents éléments dont l'ensemble constitue la personnalité humaine; — aussi peut-on dire que si l'acte de la volonté n'est qu'un phénomène de sensibilité transformée, c'est néanmoins la sensibilité doublée, multipliée par toutes les activités cérébrales en émoi, la personnalité humaine sentante et vibrante en un mot, qui entre en jeu sous une forme somatique et qui se révèle au dehors par une série de manifestations *réfléchies* et coordonnées.

CHAPITRE VII

Les cellules nerveuses considérées dans leurs propriétés intrinsèques participent individuellement à tous les phénomènes généraux de la vie des cellules. Comme toutes leurs congénères elles ont leur histoire, leur généalogie, leurs périodes de croissance et de décroissance ; elles sont soumises à des phases alternatives de repos et de travail et, comme elles, sont toutes douées d'une sensibilité histologique spécifique qui leur donne des caractères dynamiques tout à fait spéciaux.

C'est le sang seul qui les fait vivre et sentir, c'est lui seul qui, unique agent de leur incessante activité, se répand partout dans la trame du tissu nerveux et apporte avec lui les éléments de toute vie et de tout mouvement.

Cela est si vrai que si l'on vient à suspendre momentanément la circulation dans l'encéphale, immédiatement tout s'arrête dans la machine vivante, tout phénomène d'activité nerveuse est du même coup interrompu.

Les animaux décapités sont par ce fait même privés de tout fonctionenment cérébral, et — chose bien remarquable, vient-on artificiellement à restituer à la trame cérébrale les matériaux nutritifs qui lui faisaient défaut, — vient-on à l'aide d'injections méthodiques de sang défibriné, ainsi que l'a pratiqué Brown-Séquard, à donner aux cellules nerveuses leur stimulation habituelle, les signes de la vie renaissent comme par enchantement, et la tête d'un chien ainsi momentanément ravivé a pu encore donner des manifestations éphémères d'une perception consciente des choses extérieures [1].

Chez l'homme, l'arrêt plus ou moins complet du sang dans le cerveau amène des accidents quelquefois foudroyants, des défaillances, des pertes de connaissance avec stupeur et il est reconnu aujourd'hui, grâce aux travaux de la physiologie moderne, que la plupart de ces accidents apoplectiformes que l'on rattachait autrefois à une surcharge sanguine dans les réseaux du cerveau, devaient être imputés au contraire à un arrêt plus ou moins complet du cours du sang dans le réseau capillaire. C'est ainsi qu'on attribue légitimement à une sorte d'asphyxie de certaines régions de cellules nerveuses (principalement celles du *sensorium*, lorsqu'il s'agit de pertes de connaissance, de vertiges, de défaillances), les accidents observés dans ces circonstances, les éléments nerveux restant instantanément silencieux par suite de la suspension plus ou moins complète de l'arrivée de leurs matériaux nutritifs [2].

La continuité de l'irrigation sanguine est donc la condition *sine qua non* du travail régulier des cellules cérébrales. C'est aux dépens des sucs exhalés des parois des capillaires, qu'elles s'alimentent et réparent continuellement les pertes survenues dans leur constitution intégrale [3].

Plongées au sein de cette atmosphère humide surchargée de phosphates dont les matériaux sont incessamment renouvelés, elles puisent dans ce milieu vivifiant les éléments de leur reconstitution, comme les êtres vivants, plongés dans l'atmosphère terrestre, empruntent à l'air ambiant le *pabulum vitæ* qui les fait vivre et les soutient. C'est ainsi qu'elles font face avec succès aux dépenses de l'élément phosphoré pendant la

---

1. Sur la tête d'un chien familier séparée du tronc, Brown-Séquard fit un jour une injection de sang défibriné et oxygéné, et, au moment où l'injection de ce sang avait ramené les manifestations de la vie, il appela le chien par son nom; les yeux de cette tête séparée du tronc se tournèrent vers lui comme si la voix du maître avait été encore entendue et reconnue. (*Annales médico-physiol.*, 1870, page 350.)

2. Tout le monde sait que, dans les défaillances, les syncopes, le moyen le plus rapide d'arriver à les faire cesser, c'est de placer le malade horizontalement, de façon à favoriser l'afflux mécanique du sang vers le cerveau.

3. Le sang, qui arrive au cerveau rutilant et rouge, en revient par les veines noir et chargé d'acide carbonique. (Gavarret. *Phénomènes physiques de la vie. Annales médico-psychol.*, année 1870, page 347.)

période d'activité diurne, et qu'elles peuvent maintenir en elles-mêmes, l'équilibre de leurs recettes et de leurs dépenses.

Cette vérité a été très-nettement mise en lumière par les ingénieuses recherches de Byasson qui a démontré pertinemment que toute cellule cérébrale qui fonctionne, dépense ses matériaux phosphorés et que ces déchets de l'activité cérébrale, comme les excrétions physiologiques naturelles. se déversent au dehors de l'organisme en passant dans les urines, à l'état de résidus, sous forme de sulfates et de phosphates, lesquels servent à doser ainsi chimiquement l'intensité du travail cérébral accompli dans un temps donné [1].

Ces faits nous montrent donc l'énorme influence qu'exerce le liquide sanguin sur les phénomènes végétatifs de la vie des cellules nerveuses, et combien il tient sous sa dépendance immédiate leur activité dynamique individuelle, et par cela même la vie de tout l'ensemble du système.

C'est lui qui porte partout, avec ses courants non interrompus, la stimulation vivifiante qui les fait sentir, qui les fait s'ériger et s'associer en actions synergiques; — c'est lui qui dans les régions purement sensitives, là où les phénomènes de la personnalité consciente sont sans cesse en évolution, les maintient en perpétuel éveil et soutient ainsi en nous la notion consciente que nous avons du monde extérieur; — c'est lui qui dans les régions motrices permet aux éléments nerveux d'accumuler, comme dans des condensateurs, des réserves d'influx nerveux destinés à passer à l'état dynamique aussitôt qu'un appel leur est adressé; — c'est lui, en un mot, qui, partout présent, partout coulant, fait surgir l'innervation spécifique de chacun des territoires de cellules qu'il anime et arrose, en les mettant à même de révéler leurs énergies latentes.

---

1. Pour arriver à constater ces résultats, Byasson s'est soumis pendant plusieurs jours à un régime spécial au physique et au moral; il a dosé exactement la quantité de phosphates et de sulfates qui entraient dans son alimentation, ainsi que celle des phosphates et sulfates excrétés. Au bout d'un certain temps, ces données fondamentales étant acquises, il s'est mis à faire travailler son cerveau, et, au fur et à mesure que le travail s'opérait, les substances ingérées restant toujours identiques, la quantité de phosphates et de sulfates excrétés par les urines avait augmenté d'une façon notable. (Byasson. *Essai sur la relation qui existe à l'état physiologique entre l'activité cérébrale et la composition des urines. — Journ. d'anatomie de Robin*, 1869, page 560.)

Une fois pourvue d'éléments nécessaires à sa nutrition, la cellule cérébrale devient apte à entrer en action et à jouer le rôle dynamique auquel elle est destinée. Cette phase nouvelle sous laquelle elle se révèle, se caractérise d'une part :

1° Par une accélération des courants sanguins dans les régions en travail.

2° D'autre part, par un développement local de chaleur dans les mêmes régions qui sont en activité.

I. S'il est incontestablement démontré combien la régularité des phénomènes circulatoires a d'importance sur la mise en activité des cellules nerveuses, il est, par contre, bien curieux de noter combien l'activité de ces mêmes cellules peut avoir d'influence en retour sur l'irrigation vasculaire destinée à pourvoir à leur alimentation ainsi qu'à leurs dépenses

Ce n'est pas en effet sans un certain étonnement que l'on constate que : — si d'une part les cellules nerveuses jouent vis-à-vis de la circulation qui les nourrit un rôle passif, si elles lui sont soumises et sont véritablement ses tributaires, par un phénomène inverse — du moment qu'elles passent à l'activité, les rôles changent, et de soumises qu'elles étaient tout d'abord elles deviennent successivement dominatrices. Par cela même qu'elles travaillent, qu'elles développent dans une certaine circonscription isolée, un état d'éréthisme nerveux, du même coup elles déterminent *hic et nunc* une fluxion concomitante ; — elles font appel au sang et dérivent même à leur profit l'irrigation de certaines régions circonvoisines [1].

C'est ainsi que le cerveau, au point de vue des phénomènes circulatoires, est en même temps actif et subordonné ; il est soumis fatalement à leur influence, il ne peut sous peine de cessation de tout travail se priver de leur secours ; — et, cependant, à un moment donné il les régit, — il les sollicite, — leur fait appel et dirige ainsi inconsciemment les actions vaso-motrices destinées à maintenir l'intégrité de son énergie vitale.

---

1. Faut-il attribuer à une dérivation sanguine, accidentellement provoquée dans une circonscription du cerveau en éréthisme, au détriment des régions circonvoisines, certains phénomènes de la vie cérébrale en vertu desquels, sous l'empire d'une forte préoccupation, d'une concentration d'esprit sur un point, nous perdons momentanément la notion du milieu ambiant, et cessons de percevoir ce qui se passe autour de nous ?

C'est ainsi que, de cette double influence des phénomènes circulatoires sur ceux de l'activité cérébrale, et de celle de l'activité cérébrale sur l'accélération du cours du sang, résulte un cercle vicieux physiologique destiné à avoir un retentissement fatal non-seulement sur la série infinie des opérations cérébrales régulières, mais encore sur l'évolution progressive des phénomènes pathologiques qui ne sont la plupart du temps que des exagérations des actes normaux de l'organisme.

Tout le monde sait combien les lésions chroniques des réseaux capillaires sont funestes à la substance délicate des cellules cérébrales; — combien les exsudations plastiques qui sortent des vaisseaux, les dépôts fibrino-albumineux qui s'infiltrent dans la trame, dans les interstices des cellules, deviennent comme autant de substances étrangères impropres à la vie, et qui adultèrent le milieu physiologique où elles puisent les éléments de leur constitution normale.

Tout le monde sait encore combien les causes morales, les suractivités de travail qui dépassent la somme des réserves de force nerveuse, — les veilles prolongées qui ne permettent pas la récupération des matériaux perdus, — les préoccupations sur un seul sujet qui entretiennent un état congestif dans certaines circonscriptions limitées, sont autant d'incitations morbifiques qui maintiennent l'éréthisme local à l'état permanent, et deviennent ainsi indirectement les causes de ces fluxions sanguines répétées qui sont si fatalement suivies d'exsudations de toute sorte et de néoplasies persistantes (lésions de la paralysie générale).

De là cette influence si prépondérante qu'exerce la série des affections morales de toutes sortes sur la genèse des maladies mentales. Soit qu'elles dérivent d'une excitation intellectuelle prolongée au delà des limites physiologiques, soit qu'elles résultent de troubles profonds survenus dans la sphère émotive du *sensorium* par suite de chagrins, de déceptions, de revers de toute sorte. Le mécanisme intime de leur apparition est toujours le même au fond. C'est par la voie physiologique qu'elles s'introduisent dans l'organisme, c'est sous forme d'incitations régulières, d'ébranlements propagés suivant les processus normaux de la vie cérébrale, qu'elles s'implantent, se développent et se perpétuent; et les incurables désordres qu'elles laissent à leur suite ne sont que les effets indirects des troubles nutritifs engendrés dans les réseaux nerveux par ce fait unique, la fluxion sanguine trop itérativement provoquée [1].

Du sommeil. Par un phénomène inverse, si la cellule cérébrale, par cela même qu'elle est en période d'éréthisme, qu'elle travaille, devient l'occasion d'un appel de sang destiné à son activité, il arrive ce fait curieux, — qu'aussitôt que cette activité vient à se ralentir, qu'aussitôt que la fatigue se prononce, que sa sensibilité histologique s'épuise par le fait des ébranlements extérieurs, l'irrigation vasculaire se modifie du même coup. Elle suit pas à pas la phase décroissante de l'activité dynamique des cellules satellites et en même temps que l'énervement arrive, que la somme de l'énergie fonctionnelle diminue, la masse du sang qui afflue au cerveau devient moindre, les capillaires sont moins gorgés de sang, et la trame cérébrale devient insensiblement exsangue.

C'est cet état nouveau d'ischémie cérébrale, opposé à la phase d'activité congestive qui se révèle fatalement, comme un fait d'ordre général alternatif dans le cerveau de tous les êtres vivants, alors que leurs cellules cérébrales, ayant épuisé leurs réserves de forces nerveuses accumulées, se fatiguent de l'exercice, et tombent dans le collapsus physiologique du sommeil [2].

1. C'est ainsi que Calmeil a déjà traduit la même pensée : toutes les influences dites morales, soit qu'elles se traduisent par la persistance de chagrins, de regrets, soit qu'elles prennent les formes de la jalousie, de la haine, de déceptions ambitieuses, peuvent concourir à faire naître une accumulation maladive de sang dans les capillaires encéphaliques. (Calmeil. *Maladies inflammatoires du cerveau*, tome I, page 5.) — Voir encore Forbes Winslow, sur le ramollissement du cerveau provenant de l'anxiété et de l'exercice forcé de l'organe, consistant dans une faiblesse d'esprit. *Annales médico-psychol.*, 1850, tome II, page 711.)

2. L'état d'anémie relative du cerveau pendant le sommeil a été constaté par différents observateurs d'une façon directe : ainsi Caldwell, dans un cas de plaie de tête, avec perte de substance des os du crâne, a constaté que, lorsque le malade était plongé dans le sommeil calme et paisible, le cerveau restait presque immobile dans son enveloppe, que, lorsqu'il rêvait, il augmentait de volume, et qu'il venait faire saillie au-dessus de la perforation lorsque les rêves avaient quelque vivacité. Blummenbach, dans une circonstance analogue, a également remarqué que le cerveau s'affaissait pendant le sommeil, et que le réveil s'accompagnait d'un afflux plus considérable de sang et d'une augmentation de volume. (*Archives générales de médecine*, 1861, tome I, page 637.) — Durham, en outre, a institué des expériences directes destinées à montrer que, pendant le sommeil, le cerveau est anémié. (*Guy's hospitals Reports*, 1860, tome VI, page 149). — Voir les expériences confirmatives de Claude Bernard. *Leçons sur les anesthésiques*, page 117. Paris. J.-B. Baillière, 1875.

Là où le silence se fait dans la vie des éléments nerveux, là aussi se fait le silence dans l'intimité des courants circulatoires et, ces deux phénomènes qui s'appellent l'un l'autre dans les phases ascendantes de l'activité, se suivent pareillement dans les phases descendantes, alors que le mouvement vital se ralentit, que la sensibilité histologique s'émousse et que par cela même l'appel sanguin est moins impérieusement sollicité.

II. Si, au point de vue chimique, les phénomènes de l'activité du cerveau se caractérisent et se dosent d'une façon précise par une perte réelle de sa substance, et le passage d'une certaine quantité de matières phosphorées dans les urines ; — au point de vue physique, ils présentent des caractères qui sont non moins significatifs et non moins importants à connaître.

Les auteurs qui se sont déjà occupés de la question de savoir quelles étaient les modifications physiques appréciables que présentait la substance cérébrale en activité, ont noté d'une façon précise que ce travail intime se révélait en signes sensibles, sous forme d'un dégagement plus accusé de chaleur, et que le cerveau, comme le muscle en action, manifestait sa puissance dynamique par un échauffement local appréciable aux instruments de physique.

Ainsi Lombard (de Boston) qui a le premier institué des expériences dans cette direction est arrivé à constater les résultats suivants[1] à l'aide d'appareils thermo-électriques très-précis :

« Dans l'état de repos cérébral, dit-il, pendant la veille, la température de la tête varie très-rapidement. Les variations sont très-faibles, elles n'atteignent pas 1/100me de degré centigrade et n'en sont pas moins dignes d'attention en ce sens qu'elles sont spéciales à la tête.

Les variations de température paraissent liées aux différents degrés de l'activité cérébrale. Le travail actif du cerveau ne dépasse jamais 1/20me de degré centigrade.

Toute cause attirant l'attention, un bruit, la vue d'un objet ou d'une personne produit une élévation de chaleur.

Une élévation de température a lieu également sous l'influence d'une émotion ou pendant une lecture intéressante à haute voix.

1. Dr J.-S. Lombard. Expériences sur l'influence du travail intellectuel sur la température de la tête. *Archives de physiologie normale et pathologique*, 1869, page 670.

C'est à la région de la protubérance occipitale que l'élévation de température a surtout lieu. »

Ces expériences ne portent, comme on le voit, que sur l'appréciation de la température faite à l'extérieur, sur la peau du crâne; le cerveau directement n'a pas été interrogé.

Schiff a comblé cette lacune, il est entré dans la place et à l'aide d'appareils thermoscopiques d'une extrême sensibilité, il a pu interroger directement la substance cérébrale au moment où elle entrait en conflit avec les incitations extérieures, et déterminer ainsi quels étaient les degrés d'élévation de température que le cerveau était susceptible de dégager dans ses opérations.

Cet ingénieux physiologiste est donc arrivé à délimiter non seulement quelles étaient les régions de l'écorce cérébrale qui étaient isolément sollicitées par tel ou tel ordre d'impression sensorielle, et à démontrer expérimentalement qu'il y avait des circonscriptions isolées, (ainsi que nous l'avons indiqué déjà au nom de l'anatomie,) réservées à telle ou telle catégorie d'impressions sensorielles, — mais encore que l'arrivée de ces mêmes impressions se résolvait en un développement local de chaleur dans l'aire spéciale où elle se disséminait et que — cette chaleur développée était un phénomène dynamique indépendant de l'activité circulatoire, une véritable réaction vitale du *sensorium*, et qu'en un mot. elle était le résultat direct de la participation de l'élément psychique à l'arrivée de l'incitation sensorielle.

« C'est ainsi, dit-il, que l'activité psychique, indépendam-
« ment des impressions sensorielles qui les mettent en jeu, est
« liée à une production de chaleur dans les centres nerveux,
« chaleur quantitativement supérieure à celle qu'engendrent
« les simples impressions sensorielles. Cette conclusion est jus-
« tifiée par la décroissance de l'effet calorifique d'une forte
« impression sensitive toujours identique que l'on fait subir à
« un animal plusieurs fois de suite. Prenons, ajoute-t-il, un
« poulet, dont nous frappons la vue ou l'ouïe par des moyens
« appropriés. La première impresion qui arrivera çhez l'animal
« non préparé suscitera chez lui des actions réflexes psychiques
« plus vives que les excitations suivantes de même nature, puis-
« que l'oiseau s'y habituera insensiblement. C'est ainsi qu'il
« arrive, en éliminant peu à peu par la fatigue le rôle de l'ac-

« tion psychique dans l'absorption sensorielle, à reconnaître
« le calorique provoqué par l'arrivée de l'impression senso-
« rielle nue et celle qui revient à la participation directe de
« l'activité psychique au début de l'expérience [1]. »

On comprend ainsi d'après ces séries d'expériences combien
les travaux, les efforts prolongés de l'esprit, combien les émotions morales de toutes sortes, par cela même qu'elles mettent
en activité le *sensorium*, sont aptes à avoir un retentissement
immédiat sur les phénomènes intimes de la nutrition du cerveau.

Elles nous montrent en effet d'une part, que le travail intellectuel soutenu est accompagné d'une déperdition de substance
phosphorée opérée par la cellule cérébrale en vibration, qu'elle
l'use comme un foyer en ignition qui dépense ses matériaux
essentiels [2] ; — et d'autre part, que toute émotion morale perçue par le *sensorium*, toute participation effective de ce même
sensorium à une incitation du monde extérieur, devient du
même coup l'occasion d'un développement local de chaleur.

Ces données sont destinées à avoir un retentissement direct
sur la connaissance des conditions intimes de l'intégrité des
fonctions cérébrales et à formuler à leur égard des principes
d'hygiène d'une absolue nécessité.

Il va de soi, en effet, que si la cellule cérébrale dépense ses
matériaux en réserve pendant son activité diurne, il faut absolument, pour qu'elle puisse continuer à vivre et à se bien porter,
qu'elle répare ses pertes, qu'elle se repose et sommeille régulièrement. — Le sommeil est au cerveau ce qu'est le repos forcé pour
nos membres fatigués, c'est la condition nécessaire à sa santé.
Qui ne sait en effet combien est grand le nombre d'individus
qui ont pris les germes d'une maladie cérébrale dans une infrac-
tion prolongée à ces simples lois de l'hygiène et qui, dans des
veilles réitérées, dans des dépenses exagérées d'activité — ont

---

1. Schiff. Mémoire cité. *Archives de physiologie*, 1870, p. 451.
2. Louyer-Villermay cite l'exemple d'un jurisconsulte célèbre qui perdit
la mémoire à la suite d'un travail intellectuel trop prolongé. (Moreau de
la Sarthe rapporte un cas semblable survenu chez un savant allemand, à la
suite d'une forte contention d'esprit.)
On connaît encore un grand nombre de musiciens qui par exercice immo-
déré de l'organe de l'ouïe sont devenus sourds. **Journal d'hygiène,** 1875.
— (De la surdité chez les musiciens par Dr Prat.)

ainsi dépassé les limites physiologiques de leurs ressources dis-
disponibles, et fait plus de dépenses que de recettes.

D'un autre côté ce développement de chaleur qui se produit
dans certaines circonscriptions du cerveau alors qu'une émotion,
qu'une impression sensorielle viennent à retentir dans les réseaux
du *sensorium*, nous montre encore avec quelle circonspection
il faut ménager ce genre d'excitation chez les individus dont le
cerveau est endolori soit par le fait d'une congestion active
récente, soit par le fait de congestions anciennes entées les
unes sur les autres.

Tout le monde ne sait-il pas plus ou moins par expérience
personnelle combien, lorsque nous avons la migraine, et que
notre *sensorium* est hypéresthésié, les moindres bruits, les
moindres incidents extérieurs produisent en nous des ébranlements pénibles, et combien l'incapacité du travail est absolue
et douloureusement inefficace.

Tous les médecins savent combien chez les individus excités
par le fait de congestions cérébrales repétées, les paralytiques, les
maniaques, certaines formes de mélancolie même, l'évocation
inopinée d'une émotion ancienne, la vue d'un parent, sont susceptibles d'avoir un retentissement fâcheux sur l'état de leur cerveau. On voit, en effet, leur visage rougir, pâlir et bien souvent
l'effet d'une émotion intempestivement provoquée n'est que le
prélude de retour d'accidents congestifs de plus en plus sérieux.

DEUXIÈME PARTIE

PROPRIÉTÉS GÉNÉRALES DES ÉLÉMENTS NERVEUX

———

Les phénomènes de la vie des centres nerveux, malgré leur complexité apparente, sont néanmoins régis par des lois générales simples, par des principes communs, qui leur donnent à tous un air de famille indiscutable. Et ces principes communs sont eux-mêmes réductibles à des propriétés vitales élémentaires, qui forment la base de chacun d'eux en particulier et constituent, en quelque sorte, les corps simples primordiaux que l'on retrouve incessamment au fond de toute combinaison, quelque compliquée qu'elle soit, de l'activité nerveuse. Ces propriétés fondamentales, qui servent ainsi de matériaux élémentaires à toute action dynamique du système, se résument jusqu'à ce jour sous trois chefs principaux :

1° La *Sensibilité*, en vertu de laquelle la cellule nerveuse sent l'excitation extérieure et réagit à la suite en vertu de la sollicitation de ses affinités intimes ;

2° La *Phosphorescence organique*, par laquelle les éléments nerveux conservent pendant un temps prolongé, comme les corps qui ont reçu les vibrations de la lumière, les traces des incitations qui les ont tout d'abord mis en activité, et emmagasinent ainsi en eux-mêmes, les traces phosphorescentes, les souvenirs des incitations reçues ;

3º L'*Automatisme*, qui exprime les réactions spontanées de la cellule vivante, laquelle se met *motu proprio* en mouvement et traduit d'une façon inconsciente et automatique les états divers de sa sensibilité mise en émoi.

Ce sont ces diverses propriétés générales des éléments nerveux dont nous allons successivement aborder l'histoire dans cette partie physiologique de notre travail. Une fois ces propriétés définies et connues, nous aborderons l'étude des diverses combinaisons auxquelles elles se prêtent en se combinant les unes à côté des autres ; et, allant ainsi du connu à l'inconnu, du simple au composé, nous nous avancerons avec des points d'appui mieux assurés, dans ce domaine si complexe et en même temps si fécond en aperçus intéressants, de l'activité cérébrale proprement dite.

LIVRE PREMIER

DE LA SENSIBILITÉ DES ÉLÉMENTS NERVEUX

CHAPITRE PREMIER

GRADUATION ET GÉNÉALOGIE DES PHÉNOMÈNES DE LA SENSIBILITÉ

La sensibilité est cette propriété fondamentale qui caractérise la vie des cellules; c'est grâce à elle que les cellules vivantes entrent en conflit avec le milieu qui les environne, qu'elles réagissent *motu proprio* en vertu de leurs affinités intimes mises en émoi, et témoignent de l'appétence pour les incitations qui les flattent et de la répulsion pour celles qui les contrarient. L'attraction pour les choses qui sont agréables, la répulsion pour les choses désagréables sont donc les corollaires indispensables de toute organisation apte à vivre, et la manifestation apparente élémentaire de toute sensibilité.

La sensibilité, qui peut-être n'est elle-même, dans le monde organique, que la transformation de ces forces aveugles qui attirent entre elles les molécules cristallines du monde inorganique et qui les groupent suivant leurs affinités propres, — la sensibilité, dis-je, commence à paraître, dans ses formules les plus simples, avec les premières ébauches de la vie.

C'est dans les organismes unicellulaires du règne végétal qu'elle s'incorpore tout d'abord et se révèle telle qu'elle est; et, en cela, elle se montre comme une propriété du tissu, bien nettement confondue avec la masse même du protoplasma amorphe qui en est doué, sous forme de contractilité vague, diffuse, sans qu'un élément spécial lui soit réservé, sans qu'une cellule nerveuse sensitive soit encore existante [1].

Peu à peu, à mesure que les cellules vivantes se groupent et forment des agglomérations plus denses, les phénomènes de la sensibilité deviennent plus accusés, et bientôt on les voit, pourvus d'appareils spéciaux destinés à leur servir de support, à condenser et à perfectionner leurs effets, se révéler dans les animaux supérieurs avec des qualités de plus en plus luxuriantes, pour arriver chez l'homme, au dernier terme de leur longue évolution, à constituer ces manifestations si riches, si variées, si délicates, définies en bloc sous le nom de sensibilité morale.

Nous allons, dans ce chapitre, suivre l'évolution des processus de la sensibilité, depuis les phases les plus élémentaires sous lesquelles ils se montrent au début, jusqu'au moment de leur plus complet épanouissement chez l'homme.

La sensibilité, disons-nous, dans ses révélations les plus simples, dans les organismes unicellulaires, apparaît tout d'abord sous une forme vague et indéterminée ; elle se révèle par cette aptitude fatale qu'ont ces proto-organismes à s'emparer des substances qui flattent leurs affinités intimes et à fuir celles qui les blessent. Elle règle et gouverne la continuité des phénomènes purement trophiques de la vie des cellules [2].

Dans les végétaux, les phénomènes de la sensibilité prennent déjà des formes plus accentuées; leur cycle n'est plus restreint à des opérations locales d'assimilation et de désassimilation sur place.

Les cellules végétales, même lorsqu'elles sont agglomérées en petit groupe, sont déjà sensibles et impressionnables par les agents extérieurs; les vibrations calorifiques et lumi-

1. Les naturalistes nous ont fait connaître des êtres d'une organisation si simple que leur corps entier n'est formé que d'une cellule : tout leur développement, toute leur existence se trouvent renfermés dans des limites aussi étroites; nous citerons en particulier les grégarines. (Frey. *Histologie et histochimie,* page 74.)

2. Les grégarines, qui se rencontrent par troupe vivante, parasite, dans le canal alimentaire d'insectes et d'autres animaux, sont non-seulement dépourvues de bouche mais même de cils vibratiles; ce sont de simples cellules avec nucléole apparent. (Hartmann. Conscience des plantes. *Revue scientifique,* juillet 1873, page 623.)

neuses leur produisent un certain effet, et, — cet effet est-il flat-
teur pour telle ou telle de leurs affinités intimes, qu'on les voit
insensiblement s'incliner dans le sens par lequel leur arrivent
ces incitations ; elles se tournent automatiquement vers le soleil,
s'éveillent avec lui lorsqu'il paraît, sommeillent lorsqu'il vient
à disparaître, et présentent en un mot cette série de mouvements inconscients et gradués, en vertu desquels elles tendent
vers la réalisation de leurs satisfactions latentes [1].

Les botanistes ont décrit déjà ces curieux phénomènes de
sensibilité végétale, en vertu desquels on voit les pétales de certaines fleurs se plisser la nuit et se déplisser le jour ; — les éta-
mines de l'épine-vinette, sous l'action d'un léger attouchement,
s'appliquer sur le pistil ; — les fleurs du nénuphar se cacher au
fond de l'eau en attendant le jour. Bien plus, on reste vraiment
surpris d'étonnement lorsqu'on voit ce qui se passe chez les
sensitives et qu'on est amené à constater comment ce curieux
végétal (mimosa pudica) présente par lui-même toutes les manifestations les plus délicates de l'impressionnabilité des êtres
animés [2].

Comme l'animal, il sent et réagit au contact des plus légers
attouchements ; — comme lui, la lumière le met en liesse et lui
fait développer son activité ; — comme lui, il sent les inégalités
de la température [3] ; — comme lui encore il est influencé et

1. Les plantes qui attrapent les insectes sont sensibles aux attouchements ; les plantes grimpantes discernent des points d'appui. La feuille de
vigne sent la lumière, vers laquelle elle s'efforce de tourner le côté droit,
et chaque fleur sent la lumière, vers laquelle elle tourne la tête. La mimosa
sent et réagit ; il est d'essence de tout mouvement d'être précédé de sensibilité. (Hartmann. *Loc. cit.*, page 625.)

2. Des mouvements marqués s'effectuent chaque soir chez les végétaux
à feuilles composées, comme le cytise ou le robinia faux-acacia ; on voit
ces plantes chaque soir faire leurs nocturnes préparatifs : celles-ci replient
simplement leurs feuilles, d'autres, plus prévoyantes, enveloppent prudem-
ment leurs fleurs. Les grands lotus du Nil, les nénuphars de nos lacs
retirent au fond des eaux leurs corolles soigneusement fermées, et il faut
que le soleil revienne le lendemain illuminer la terre pour que la fleur
endormie et frileuse consente à rouvrir ses pétales.

Le sommeil des plantes se trouve en rapport avec la lumière plus ou
moins intense dont elles sont entourées, et, ce qui est plus concluant, des
plantes fortement éclairées pendant la nuit, tandis qu'elles étaient à l'obscurité pendant le jour, ont changé leurs habitudes au point de dormir le
jour et de veiller la nuit.

(Edmond Grimard. De la sensibilité végétale. *Revue des Deux-Mondes*,
année 1868, page 379.)

3. Grimard. *Loc. cit.*, page 385.

frappé d'anesthésie par les inhalations du chloroforme ; — comme lui, enfin, son unité sensitive forme un tout complet ; ses folioles, aussi bien que ses radicelles, sont reliées dans un consensus tellement intime que, vient-il à subir l'action d'une cause irritative quelconque dans ses radicelles, ses folioles sont atteintes du même coup et sympathisent douloureusement avec leurs cellules sœurs des régions inférieures mises en émoi, — comme nous voyons la sensibilité, développée dans une région quelconque d'un animal, avoir un retentissement généralisé dans tout l'organisme.

Dans le règne animal, la sensibilité se révèle à ses débuts par des phénomènes tout à fait comparables à ceux que nous venons d'esquisser.

Là, sous forme de mouvements amiboïdes des globules blancs et des cellules pourvues de cils vibratiles, de contractilité des cellules protoplasmatiques[1], elle se montre sous l'apparence de sensibilité purement histologique, et non pas encore sous forme de sensibilité appartenant à une individualité vivante et autonome.

Chez les protozoaires, les rhizopodes, certains polypes, elle s'accentue de plus en plus, et, par les opérations assez complexes sous lesquelles elle se manifeste, on constate combien ces proto-organismes du règne animal sont pourvus d'énergie vitale active, et combien la sensibilité générale se trouve inhérente et combinée avec leur substance.

Dans ces formes élémentaires de la vie animale tout d'abord les phénomènes de la sensibilité sont liés à l'existence d'une trame organisée, ils sont segmentés en autant de cellules que renferme l'individu ; ils existent d'une façon diffuse et vague, sans qu'il y ait encore un système spécial d'éléments anatomiques, destiné à leur servir de réceptacle approprié.

Bientôt, quand on s'élève dans la série des êtres, des données nouvelles s'ajoutent aux précédentes, les phénomènes se compliquent en même temps qu'ils se perfectionnent, et l'on voit alors, qu'à mesure que les organismes animaux se développent, que leurs agglomérations de cellules deviennent plus populeuses, il se fait entre elles comme une sélection naturelle du travail physiologique à accomplir ; — les unes,

---

1. Wund, *Physiologie*, p. 83.

douées de telle ou telle aptitude spécifique, retiennent telle ou telle fonction, tandis que d'autres, douées de telle ou telle aptitude différente, se réservent pour telle ou telle autre. Pour être mieux fait, le travail se divise.

Cette division naturelle des forces vives de l'individu vivant, qui se répartissent ainsi en différents départements de sa substance, constitue les premières ébauches du système nerveux.

Il apparaît bientôt comme un appareil de perfectionnement implanté dans l'organisme. C'est lui qui désormais, grand dispensateur de la sensibilité en général, est destiné à colliger, à *draîner* toutes les sensibilités éparses, à régulariser leur cours, à les condenser dans ses réservoirs propres, à les épurer par la participation de sa substance, pour les faire jaillir sous forme d'incitations motrices, ou les transformer, comme des produits perfectionnés de son industrie propre, en matériaux subtils et quintessenciés, destinés à concourir aux phénomènes intimes de la vie psycho-intellectuelle.

Humble à ses débuts, lorsqu'il fait sa première apparition au milieu des tissus vivants, c'est tout d'abord sous forme de trois ou quatre cellules indépendantes les unes des autres, ainsi que F. Leydig l'a signalé, que le système nerveux commence à apparaître [1]. — A un degré plus avancé, ces cellules sont réunies sous une enveloppe commune, un premier ganglion nerveux est ainsi constitué; peu à peu le travail évolutif se complète ; à un ganglion s'ajoute un autre ganglion; ceux-ci se disposent bientôt sous forme de deux rangées latérales, lesquelles émettent à gauche et à droite des radicules plongeant dans les tissus ambiants, et bientôt, ces deux chaînes latérales venant à se rapprocher, se fusionnent l'une dans l'autre, et constituent ainsi une unité centrale, un axe autour duquel viennent pivoter toutes les radiations nerveuses émergeant des régions périphériques. — En même temps un ganglion supérieur destiné à être le cerveau se développe, et en se reliant à l'axe commun, devient en quelque sorte le couronnement de l'édifice qui s'est ainsi successivement perfectionné.

Dès ce moment le système nerveux est constitué en tant que pouvoir central, destiné à condenser dans ses réseaux les inci-

1. Claude Bernard. *Système nerveux*, tome I, page 506.

tations sensitives, pour les transformer, par son action métabolique propre, en réactions motrices coordonnées. — Dès ce
moment les forces vives de l'organisme sont hiérarchisées et
réparties d'une façon méthodique : le travail physiologique est
régulièrement divisé ; tel groupe d'éléments est en rapport avec
la sensibilité, tel centre avec la motricité, et tel autre avec les
fonctions de la vitalité organique.

La sensibilité se trouve dès lors nettement isolée dans les
régions spéciales du système, nettement collectée dans les appareils particuliers, et, par cela même qu'elle est soutirée des
régions périphériques, comme un fluide électrique, à l'aide des
conducteurs nerveux, au profit des régions centrales, — elle
devient ainsi une force *mobile* disponible, — transmissible à
distance comme l'électricité dynamique.

Une fois concentrée dans ces régions centrales du système,
elle représente ainsi, avec tous les éléments divers qui la
constituent, la véritable synthèse de toutes les sensibilités
partielles de l'être vivant, et le véritable élément générateur
de son unité sentante et vivante.

Les phénomènes de la sensibilité chez les animaux supérieurs
ne sont donc pas des phénomènes simples, constitués par la
pure réaction d'un tissu en présence d'incitations extérieures ;
ce sont donc des opérations complexes, hiérarchisées, de l'activité nerveuse qui nécessitent pour arriver à leur entière
évolution la participation d'un grand nombre d'appareils successivement mis en réquisition. C'est sous ces états divers que
nous allons successivement les envisager.

CHAPITRE II

Le système nerveux se trouvant constitué ainsi que nous
venons de l'indiquer par un axe central plongeant par ses
racines latérales dans les tissus ambiants et couronné à sa
partie supérieure par un ganglion le cerveau, doué d'une activité propre, nous allons voir comment — les phénomènes de la
sensibilité, existant par eux-mêmes à l'état de propriétés fondamentales histologiques, se comportent en présence des appareils
que le système nerveux met à leur disposition, — comment ils
s'incorporent avec lui, — comment arrivant sous forme d'incitation centripète, ils se réfractent dans ses réseaux et réapparaissent en réaction centrifuge, par l'action propre des milieux
nouveaux qui ont été mis en contribution, et comment — enfin
dans les régions les plus élevées de leur parcours, ils arrivent
à jouer un rôle de premier ordre dans l'évolution des phénomènes intimes de l'activité psycho-intellectuelle.

A partir des régions périphériques du système nerveux, qui
représentent physiologiquement les frontières de l'organisme,
les impressions sensitives de toute provenance, implantées
dans leurs réseaux sous forme d'ébranlements vibratoires,
suivent leurs voies naturelles vers les régions centrales.

Les unes s'éteignent dans certains amas ganglionnaires

interposés, les autres s'avancent plus loin, s'éparpillent dans les régions grises de la moelle et se transforment, soit instantanément, soit d'une façon plus ou moins prolongée, en réaction excito-motrice : ce sont des phénomènes de sensibilité inconsciente.

Les autres enfin, douées d'une vitalité toute spéciale, poursuivent leur parcours, convergent, s'élèvent jusqu'au *sensorium* et entrent en conflit avec les opérations psycho-intellectuelles dont elles constituent les aliments indispensables : ce sont des phénomènes de la sensibilité consciente auxquels elles donnent naissance.

Nous allons successivement passer en revue le mode de genèse et de distribution de ces deux groupes spéciaux de contingents sensitifs.

Sensibilité inconsciente.

Les incitations sensitives inconscientes dérivent de deux ordres de plexus périphériques :

1° Du plexus de la vie végétative du sympathique ;

2° Du plexus de la sensibilité générale et spéciale.

Ces dernières naissent en commun avec les incitations destinées à remonter au *sensorium*, seulement elles sont amorties en route et sont destinées dans l'intimité des réseaux de la moelle épinière à fournir les actions réflexes, (actions automatiques).

1° Les incitations sensitives irradiées du plexus de la vie végétative, à partir de leur genèse ne se répandent que dans un rayon limité ; elles suivent les filets du sympathique qui se distribuent à l'infini dans l'organisme, et ne manifestent leur présence que par des phénomènes vaso-moteurs, capables de modifier, d'une façon plus ou moins directe, certains réseaux de circulation locale.

Cette catégorie spéciale d'impressions sensitives se condense dans des amas ganglionnaires propres qui représentent des petits centres locaux et les formules primitives des premières apparitions du système nerveux dans les espèces inférieures.

Tantôt elles sont susceptibles de rayonner à distance, de traverser ainsi plusieurs amas ganglionnaires et de retentir jusque dans le réseau gris de la moelle dont elles provoquent ainsi la mise en activité secondaire. — C'est ainsi que la sensibilité de la muqueuse intestinale suscite la sécrétion des sucs destinés à concourir à la digestion, — que la sensibilité de l'utérus, chargé du produit de la conception, amène le développement des mamelles, — que dans les cas morbides, certaines sympathies anormales sont provoquées et que l'on voit par exemple l'irritation de la muqueuse urétrale dans la blennorrhagie, avoir un retentissement sur certaines surfaces articulaires, que l'irritation de certains nerfs périphériques amène l'explosion des phénomènes tétaniques et de certaines convulsions dites réflexes.

Tantôt enfin, lorsque les régions périphériques d'où elles tirent leur origine sont vivement sollicitées et montées à la tonalité de la douleur, les incitations de la sensibilité deviennent aptes à avoir une action plus pénétrante encore, à s'élever jusqu'au *sensorium* où elles sont perçues, et où elles apportent en quelque sorte le cri d'un organe de la vie végétative ébranlé dans la constitution intime.

En général, on peut dire qu'à l'état normal les impressions de la vie végétative sont complétement silencieuses et non perçues par le *sensorium ;* les rouages de la vie intime de la machine humaine se meuvent sans bruit. Tous les hommes ignorent, excepté les médecins, qu'ils ont un cœur pourvu d'oreillettes, de ventricules, se contractant alternativement un grand nombre de fois par minute, — un estomac qui sécrète un suc chargé de dissoudre les aliments azotés, — un pancréas, destiné par son produit à agir sur les éléments gras, — des fibres intestinales qui se contractent alternativement et font progresser le bol alimentaire, etc. — Tous ces phénomènes se passent à notre insu, sans que nous en ayons la moindre notion, et — chose bien étrange, — ces faits qui nous intéressent le plus, sont ceux que nous connaissons le moins !

Mais en est-il véritablement ainsi, et sommes-nous autorisés à penser que les différentes sensibilités qui sont en activité dans l'intimité de nos tissus sont vraiment sans avoir une sorte de rayonnement obscur sur notre *sensorium* analogue en cela à ces rayons sombres du spectre que nos yeux ne voient pas et qui ont pourtant une existence si réelle et si indubitable ?

Cela ne me paraît pas probable, car, si l'on songe avec quelle instantanéité se développe une douleur viscérale, avec quelle netteté cette douleur apparaît, lorsqu'un calcul s'engage dans le canal cholédoque, lorsqu'un corps étranger est introduit dans l'estomac ou dans l'intestin dont il détermine immédiatement la contraction douloureuse, — on ne peut s'empêcher de songer qu'il y a des routes toujours perméables et toujours béantes entre le *sensorium* et les régions de la vie végétative, qu'il y a en quelque sorte une relation incessante entre ces deux pôles de la sensibilité, — et on arrive à reconnaître qu'il y a un afflux continu et inconscient à l'état normal des sensibilités partielles de l'organisme qui s'acheminent vers les centres, et qu'elles s'y amortissent en silence, sans y faire impression en y apportant une notion inconsciente de tout ce qui se passe à la périphérie du système nerveux. Ne voyons-nous pas quotidiennement les substances avec lesquelles nous sommes constamment en contact passer inaperçues par l'habitude, et ne laisser au *sensorium* qu'une impression insaisie, telle que celle produite par l'air atmosphérique sur les voies respiratoires ? l'eau, le pain, qui sont si fréquemment en contact avec notre muqueuse digestive ne nous fournissent que des impressions obtuses, et cependant perçues et conscientes ?

Il est donc probable que si les nerfs sympathiques de la vie végétative à partir des régions périphériques forment un réticulum continu dont les mailles convergentes se rapprochent de plus en plus des régions centrales, la sensibilité histologique qu'ils soutirent des différents territoires des cellules au sein desquelles ils prennent leurs origines, suit les mêmes voies naturelles, et que celle-ci est amenée à retentir jusque dans le *sensorium* d'une façon discrète, obscure, il est vrai, mais néanmoins réelle et permanente.

On ne peut s'empêcher de reconnaître dans cet afflux de toutes les sensibilités éparses de l'organisme venant apporter chacune au *sensorium* sa note sensible, cette série d'éléments générateurs, destinés à s'y implanter et à développer en nous la notion si intime de notre unité vivante, qui fait que nous nous sentons vivre dans toutes nos molécules organiques; elle n'est autre en elle-même, que la notion inconsciente de toutes les sensibilités partielles de l'organisme concentrées dans ce grand réservoir commun.

2° Les impressions inconscientes excito-motrices naissent avec les impressions sœurs conscientes, des expansions terminales de tous les nerfs sensoriels et sensitifs.

Confondues avec leurs congénères, elles gagnent les voies convergentes qui leur sont offertes, et s'avancent ensemble vers les régions centrales de l'axe spinal après toutefois avoir traversé la chaîne des ganglions rachidiens.

Arrivées en présence des réseaux gris de l'axe spinal, elles se diffusent dans ses mailles, suscitent l'activité des régions grises postérieures, (qui représentent pour cet ordre d'irradiations comme un vaste *sensorium* commun de la vie inconsciente,) et, sous forme de réactions motrices coordonnées s'exportent au dehors en courants centrifuges représentant ainsi la dernière phase d'un processus commencé dans les régions purement sensitives.

La sensibilité inconsciente excito-motrice transformée par l'action des cellules propres du *sensorium* automatique acquiert par cela même des propriétés nouvelles.

Elle est emmagasinée, accaparée et condensée sur place au sein des appareils qui la reçoivent; — elle devient ainsi, sous cette forme nouvelle, apte comme un projectile encastré dans une arme de jet, à être transportée au loin, projetée à distance le long des conducteurs centrifuges irradiés de la moelle, véritables réophores destinés à favoriser sa dissémination et sa portée à longue distance, jusque dans les territoires des cellules les plus éloignés et les plus excentriques.

C'est ainsi que sous forme d'incitations optiques inconscientes, elle dirige les différents mouvements de la rotation des globes oculaires, le jeu de la pupille, l'accommodation de la vue à diverses distances; — qu'elle suscite dans la sphère des phénomènes auditifs les mouvements inconscients de la chaîne des osselets pour graduer alternativement le relâchement ou la tension de la membrane tympanique, — qu'elle concourt d'une façon si puissante aux mouvements complexes et si variés de la mastication et de la déglutition, — qu'elle préside à la succession des actes de l'érection et de l'éjaculation; et — qu'en un mot, sous des formes variées, et sans que le *sensorium* intervienne, partout présente, partout active, elle concourt à la perfection du sens auquel elle est accolée, favorise sa mise au point, gouverne le jeu de sa partie mécanique, destinée à obtenir le maximum d'effet sensoriel, et devient ainsi le satellite indispensable des impressions conscientes.

C'est encore la sensibilité excito-motrice inconsciente qui est sous-jacente dans les différents processus des phénomènes respiratoires, et cela pendant toute notre vie, depuis nos premières inspirations jusqu'à notre dernier soupir.

Elle entretient le jeu des noyaux moteurs de la région bulbaire, de ces foyers d'innervation centrale, d'où les muscles inspirateurs, les muscles cardiaques soutirent leur incessant principe d'action ; — c'est elle qui se dépense à tout instant du jour et de la nuit dans l'activité continue de mystérieux laboratoires de la vie organique ; — c'est encore elle qui joue un rôle si prépondérant dans la série si variée de nos mouvements de progression, — dans tous ceux des exercices du corps, — dans les actions motrices, méthodiques, que nous perfectionnons insensiblement par le travail, par l'attention soutenue, tels que ceux de la main pour tracer des dessins ou des caractères graphiques, et qui tout d'abord, conduits avec la participation consciente du *sensorium*, arrivent insensiblement à s'exécuter par le seul entraînement des incitations de la sensibilité inconsciente.

Ainsi donc, les phénomènes de la vie automatique, sous quelque forme qu'ils se présentent s'exercent par eux-mêmes et en vertu de la transformation intra-spinale, d'une incitation incidente de la sensibilité réfléchie en réaction motrice et cela, sans que le *sensorium* soit en jeu, sans que la sensibilité consciente intervienne ; rien que par l'effet en retour de la mise en activité d'un processus de la sensibilité inconsciente.

Mais de ce que les phénomènes se passent ainsi en apparence, de ce qu'ils se déroulent en dehors de la participation effective du *sensorium*, faut-il en conclure qu'une fraction quelconque de ces mêmes incitations ne rayonne pas aussi vers lui et ne s'y éteint pas en quelque sorte à l'état de rayons obscurs ?

Il est très-vraisemblable qu'il se passe pour cet ordre spécial d'incitation, ce que nous avons vu exister pour les impressions de la vie purement végétative et qu'il y a vraisemblablement un rayonnement obscur de ces mêmes impressions qui s'étend jusqu'au *sensorium* et qui lui transmet aussi la notion inconsciente et vague de l'activité de tel ou tel segment de notre système musculaire.

Si le *sensorium*, en effet, n'est pas directement actif dans la série infinie des actes moteurs que nous accomplissons automatiquement, néanmoins il ne reste pas complétement étranger aux opérations qui se déroulent dans l'organisme; — s'il n'intervient pas pour régler le jeu de tel ou tel appareil directement, pour mouvoir par exemple le muscle crico-aryténoïdien d'une façon méthodique de façon à produire tel ou tel son laryngé, pour accomplir tel ou tel acte de motricité digitale quelconque; si la personnalité consciente ne sait discerner quels sont les ouvriers qui sont en jeu, elle a par contre, la notion exacte de l'opération en évolution, elle sait si l'ouvrage se fait, si la dépense musculaire nécessaire est accomplie. — Nous ne sentons pas nos muscles d'une façon nette et précise lorsqu'ils sont à l'état de repos, mais lorsqu'ils sont en activité, cet état nouveau dans lequel ils se trouvent développe dans le *sensorium* une manière d'être nouvelle, de sorte qu'indirectement la sensibilité inconsciente excito-motrice, à l'état dynamique, se répercute sur le *sensorium* et devient ainsi un élément nouveau destiné à se fondre dans ses réseaux.

Sensibilité consciente.

Les incitations sensitives, destinées à devenir conscientes et à entrer en conflit avec les phénomènes de l'activité psycho-intellectuelle, sont colligées avec leurs congénères excito-motrices dans les plexus périphériques qui leur servent à toutes deux de région d'émission; à partir de là, reprises à l'aide des fibres convergentes, elles s'acheminent vers les régions centrales de l'axe, se concentrent dans ces noyaux isolés de la couche optique et sont ensuite irradiées, ainsi que nous l'avons indiqué déjà, dans les différentes régions de la périphérie corticale (figure 6, 9, 4, 14).

Les phénomènes de la sensibilité consciente ont donc pour point d'émergence et pour première étape les régions périphériques du système nerveux. — C'est par les expansions nerveuses terminales épanouies en réseau ouvert, en quelque sorte, à tout ce qui vient les ébranler, que le monde extérieur pénètre et s'incarne en nous. Et pour cela que faut-il tout d'abord comme condition fondamentale et indispensable du phénomène ? — une faculté de réceptivité et d'impressionnabilité propre de la part de l'élément nerveux ébranlé.

Il faut, en un mot, qu'au moment où le réseau sensoriel reçoit l'incitation vibratoire, qu'il entre en participation directe à l'acte qui s'accomplit en lui. Il faut qu'il soit actif, qu'il acquiesce, qu'il s'érige en quelque sorte, et que par une sorte d'assimilation vitale il convertisse l'incitation purement physique en incitation physiologique, la vibration lumineuse par exemple en vibration nerveuse.

C'est là, l'acte fondamental dont nous reparlerons ultérieurement et qui est le premier anneau de la chaîne des phénomènes sensitifs qui va se dérouler à travers le système nerveux [1].

C'est, en effet, une vérité banale qui se révèle d'elle-même à la simple observation. — Tout le monde ne sait-il pas que la simple présence d'une incitation physique sur un appareil sensoriel ne suffit pas pour produire une impression consciente et qu'il faut une participation active de la cellule sensorielle au mouvement vibratoire qui lui est communiqué ? — Entr'ouvrez la paupière d'un homme endormi, c'est en vain que les rayons lumineux viendront s'éteindre sur sa rétine. Tout d'abord, il faudra un certain temps pour que les cellules nerveuses soient mises en éveil et entrent à l'unisson des vibrations lumineuses qui les suscitent. — Pincez la peau d'un homme profondément endormi ; — dans les mêmes conditions criez à ses oreilles. Même apathie, même défaut de réaction ; l'incitation purement physique s'émoussera toujours, s'il n'y a pas à la suite un phénomène purement vital de sensibilité qui

1. C'est ce phénomène qui a été parfaitement indiqué par Mathias Duval. « Lorsque la rétine est excitée, dit-il, la perception n'est pas immédiate, elle retarde d'un temps très-court. Ce retard est dû à ce qu'il faut un certain temps pour que se fasse la transformation du mouvement lumineux en mouvement nerveux ; puis ce dernier mouvement met un intervalle de temps, intervalle excessivement petit, pour se propager jusqu'aux centres cérébraux le long du nerf optique ; enfin les centres de perception eux-mêmes ne s'ébranlent pas immédiatement. Ce retard serait de 1/50 à 1/30 de seconde. » (Mathias Duval. *Thèse d'agrégation,* 1873, page 132.)

se développe et une sorte de préhension active de l'aliment physique qui est offert à la cellule impressionnée [1].

On le voit donc d'après ce qui se passe ici dans cette première phase de l'activité nerveuse, les réseaux sensitifs de tout notre être sont tous soit isolément, soit simultanément, mis en vibration suivant leurs tonalités différentes. Ils deviennent ainsi comme de vastes surfaces vibratoires dont les oscillations, enregistrées au fur et à mesure qu'elles arrivent, sont incessamment transmises à l'autre pôle du système, et ressenties dans le *sensorium* d'une façon concordante. C'est un travail continu, régulier, impératif, qui s'accomplit à tout instant, des régions périphériques vers les régions centrales du système, et cet appel non interrompu, parti incessamment du monde extérieur, est tellement nécessaire, tellement la condition obligatoire de toute activité cérébrale, que celle-ci cesse de s'exercer du même coup, lorsque ses voies d'alimentation au dehors viennent à être interceptées (perte de connaissance, sommeil, léthargie) — comme nous voyons les phénomènes de l'hématose cesser lorsque l'air atmosphérique cesse brusquement d'arriver jusque dans l'intimité des voies respiratoires.

---

1. La participation de l'élément sensoriel à l'ébranlement extérieur n'est elle-même qu'une sorte de phénomène fugitif ayant une durée passagère. Lorsque la durée de l'impression est trop prolongée, qu'elle dépasse les limites physiologiques, elle amène la période de fatigue de l'élément récepteur et cesse de produire des effets. Ainsi la sensibilité de la rétine s'émousse rapidement; lorsqu'on regarde, par exemple, un rond blanc sur une masse noire pendant un temps prolongé, si l'on regarde ensuite une masse blanche, on croit y voir un point noir, la rétine étant devenue insensible au blanc.

CHAPITRE III

Les impressions sensitives poursuivant leur cours sont, ainsi que nous l'avons indiqué déjà, condensées dans les amas de substance grise des couches optiques.

Ces amas de substance grise, représentent donc, au point de vue de l'économie générale du système nerveux, une sorte de point de convergence commun, de carrefour et l'avant-dernière étape où viennent se réunir les impressions du monde extérieur avant d'être irradiées vers les régions périphériques corticales.

Mais au point de vue de ces différents ordres d'éléments sensitifs qui viennent affluer aux noyaux gris des couches optiques, celles-ci, en même temps qu'elles les reçoivent dans leur masse, leur donnent un territoire isolé, — si bien que cette division du travail physiologique dont nous avons vu déjà un échantillon dans l'évolution progressive du système nerveux, se trouve recevoir encore ici une nouvelle confirmation, puisque nous voyons les phénomènes de la sensibilité se diviser, ainsi que la lumière blanche, en faisceaux isolés et chacun de ces faisceaux avoir lui-même un appareil récepteur spécial lui étant exclusivement réservé.

C'est ainsi que les impressions purement sensitives ont un noyau central où elles sont isolément condensées (9 fig. 6), —

qu'il en est de même pour les impressions optiques, olfactives, acoustiques, et qu'enfin les incitations de la vie végétative trouvent aussi un territoire de cellules spécialement appropriées à leur réception ; — de sorte que, à mesure que les processus de la sensibilité se perfectionnent, en pénétrant plus profondément dans l'intimité du système nerveux, nous voyons que, du même coup, ils se segmentent, se divisent en faisceaux élémentaires, doués chacun de propriétés spécifiques dissemblables, et cependant réunis entre eux par des liens communs de leur genèse et de leur évolution.

A partir de leur irradiation à l'aide des fibres blanches cérébrales dans les différents départements de la substance corticale, les mêmes phénomènes de division du travail se reproduisent encore et, on peut le constater directement, les régions où s'opère la dissémination des impressions auditives sont différentes de celles où s'opère la dissémination des impressions olfactives et visuelles, etc., etc. Si bien que chaque région isolée du cerveau est à même de travailler isolément et de développer ainsi ses énergies spécifiques (voir fig. 6, 4, 9, 14, et fig. 5, 7, 8, 10).

Une fois que les incitations sensitives, quelles qu'elles soient, ont été dardées dans l'intimité des réseaux de la couche corticale, elles y trouvent encore des appareils nerveux tout préparés, sensibles, disposés à les recevoir, à les absorber, et à s'associer ainsi aux divers processus en évolution.

Nous avons en effet indiqué déjà cette disposition si remarquable des cellules de la corticale (voir fig. 1), disposées en zones isolées, stratifiées comme les couches de l'écorce terrestre, et constituant ainsi un réticulum continu, dont toutes les molécules solidaires sont aptes à vibrer à l'unisson, et à propager les ondulations nerveuses soit dans le sens de sa profondeur, soit dans le sens de sa latéralité.

D'autre part, ces myriades de cellules nerveuses, agglomérées en un tout continu dans les régions sous-méningées de la corticale, sont elles-mêmes essentiellement sensibles ; — elles sont vivantes, — impressionnables et douées au plus haut degré de cette vitalité qui caractérise les éléments nerveux; aussi — lorsque l'ébranlement du monde extérieur transformé par l'action métabolique des couches optiques, vient à retentir au milieu d'elles, elles s'ébranlent à leur tour et entrent, en quelque sorte, en éréthisme, comme les plexus périphériques l'ont fait lorsqu'ils ont été ébranlés pour la première fois par l'incitation extérieure [1].

C'est ainsi que les incitations sensitives suscitent l'activité propre des éléments de la corticale, que ceux-ci entrent en jeu et que le processus sensitif, comme une force qui se transforme sans cesse, perd peu à peu son caractère primordial, à mesure qu'il avance et qu'il entre dans un territoire nouveau.

On voit donc combien les processus de la sensibilité se transforment insensiblement en s'incorporant de plus en plus à l'organisme et, comment, — débutant à l'état de simples ébranlements physiques, ils finissent par devenir, au dernier terme de leur long parcours, une incitation vivante, de plus en plus animalisée et spiritualisée par l'action propre des milieux divers qu'ils ont mis successivement en action. Et en cela, ils sont tout à fait comparables à ces phénomènes physiques en vertu desquels nous voyons les rayons lumineux, qui passent à travers nos instruments d'optique, subir eux aussi, l'influence modificatrice des milieux qu'ils traversent, — se concentrer, — se réfracter, — se diffuser inégalement en éléments secondaires, pour, en dernier lieu — se présenter à notre sensibilité visuelle, perfectionnés, épurés, diaphragmés, et avec leur maximum d'effet.

Genèse de la notion de la personnalité et de la sensibilité morale.

Les processus de la sensibilité n'ont pas exclusivement pour but la transformation des excitations extérieures; ils contribuent d'une façon bien plus efficace à des opérations d'une grande délicatesse, et qui ont pour but de concourir à la genèse de la notion de notre *personnalité intime*.

C'est en effet aux dépens de la mise en activité de la sensibilité diffuse dans les différentes régions de l'organisme, de la sensibilité végétative aussi bien que de la sensibilité excito-motrice, que cette notion s'engendre, qu'elle se développe

---

1. Voir *Récit des expériences de Schiff*, page 60.

et se maintient toujours active et toujours vivante en nous.

Il suit en effet, comme conséquence naturelle de ce que nous avons indiqué déjà, que — tout ce qu'il y a de sensible en nous, toute fibre qui s'ébranle, — tout plexus sensoriel qui entre en éréthisme, produit un ébranlement qui se concentre dans les réseaux de la corticale et trouve dans leur intimité un vaste réservoir commun, le véritable *sensorium commune* dans lequel toutes les incitations collectées à la périphérie vont isolément s'amortir.

Que résulte-t-il donc, au point de vue des réactions secondaires de ce *sensorium*, de cette concentration générale de toutes les sensibilités diffuses de l'organisme dans ces réseaux ?

Il en résulte ce phénomène bien naturel, que toutes les sensibilités des régions périphériques du système nerveux, soutirées de l'intimité de nos tissus, de nos chairs, de nos muqueuses, de nos viscères, de tout notre être en un mot, et conduites à l'aide des filets nerveux convergents, comme le fluide électrique sur les fils qui le transportent au loin, se trouvent fatalement acheminées vers les régions centrales du système, vers le *sensorium commune*, où elles sont simultanément réparties; et que ces régions mères du *sensorium* représentent à l'autre pôle, en quelque sorte, les foyers conjugués sensitifs des régions périphériques en émoi.

Toutes ces sensibilités, quelle que soit leur provenance, sont donc physiologiquement transportées dans le *sensorium* et y trouvent une région symétrique qui vibre à l'unisson de leur tonalité périphérique; si bien que, fibre à fibre, élément sensible à élément sensible, tout notre être sensitif, toute notre personnalité sentante, en un mot, est conduite, transportée en bloc, comme une série de courants isolés, dans les réseaux du *sensorium commune* [1].

---

1. La conductibilité et la dispersion de la sensibilité dans le sensorium, à l'aide des fibres nerveuses, est tellement réelle que, chez les amputés, alors qu'une irritation vient à envahir le moignon et à intéresser les nerfs sensitifs, elle se réveille immédiatement et développe dans le sensorium d'anciennes impressions posthumes. Ce n'est pas seulement l'état des nerfs sensitifs endoloris que l'amputé ressent, c'est aussi une portion de lui-même qui ressuscite dans le sensorium, grâce à la persistance des conducteurs qui naguère lui servaient de support, et dans laquelle cette portion sensitive de sa personnalité était incarnée. (Voir Muller, *Physiologie,* tome I, page 598, sensations éprouvées par les amputés.)

C'est là que nous sommes représentés en détail, c'est là que tous nos éléments sensitifs se condensent, — se fusionnent — et s'anastomosent — en une inextricable unité, unité qui n'est elle-même que l'expression de la solidarité des réseaux nerveux sous-jacents. — C'est là, en un mot, que se trouve opérée la synthèse de toutes nos sensibilités éparses, réunies sur un espace limité et cependant fidèlement reproduites; — c'est là que notre *personnalité* vit et sent.

Il se passe ici, grâce à la conductibilité des incitations sensitives, grâce à l'intervention du système nerveux, qui représente dans l'acception la plus vraie un véritable appareil de perfectionnement implanté dans l'organisme, quelque chose de tout à fait comparable à ce que nous voyons dans le jeu d'une chambre noire — alors que, sur un écran qui représente une surface plane limitée, nous assistons à la projection des images du monde extérieur. — Les verres grossissants de l'objectif, les milieux interposés ont conduit, dirigé les rayons lumineux de telle sorte que ceux-ci se présentent étalés à nos yeux sur un espace limité, avec toutes leurs gradations de teinte et de coloris, et avec les rapports qu'ils avaient dans la nature.

C'est le monde extérieur qui est projeté à distance, et conduit dans une autre région que celle d'où il dérive, comme les incitations sensitives de l'organisme sont soutirées, condensées et transportées à distance par les appareils nerveux, qui les projettent dans le *sensorium* et leur permettent ainsi de se grouper suivant leurs affinités naturelles.

De la sensibilité morale.

A partir du moment où les impressions périphériques sont dispersées dans les réseaux du *sensorium*, — à partir du moment où la cellule cérébrale est sollicitée, une nouvelle série de phénomènes se développe; ce sont les réactions spontanées des éléments du *sensorium* en émoi qui se mettent à l'unisson, vibrent — et entrent en éréthisme à la suite de l'arrivée de l'impression extérieure.

Il se passe à ce moment un phénomène tout à fait semblable à celui qui a eu lieu dans les régions périphériques. —

alors que les plexus sensoriels ont été inopinément ébranlés.

Ce n'est pas à froid et passivement, que ce conflit se passe et que la transformation de l'impression incidente sensorielle en incitation psychique s'opère. — Ces milliers de cellules cérébrales du *sensorium commune* qui sont inopinément mises en éveil, acquiescent aussi à leur manière ; elles réagissent d'une façon spécifique ; — et, aussi bien que les cellules partenaires situées aux antipodes dans les plexus sensoriels, elles réagissent dans le sens suivant lequel leurs affinités intimes ont été touchées, et, — suivant que l'incitation a flatté ou blessé leurs sympathies profondes, — elles sont agréablement ou désagréablement impressionnées.

Il y a donc à ce moment une phase nouvelle qui apparaît dans le processus de la sensibilité, un élément nouveau qui entre en jeu, qui parle, qui s'émeut, c'est la sensibilité propre des éléments du *sensorium*, l'émotivité qui se dégage de la substance corticale, et cela d'une façon fatale, involontaire, automatique, par la simple mise en éveil des propriétés élémentaires des régions intéressées. — Ne savons-nous pas tous que nous n'acceptons que trop passivement les incitations qui nous ébranlent, et combien nous ne sommes jamais libres de sentir ou de ne pas sentir les impressions du dehors ?

Ce champ de sensibilité, qui s'émeut alors malgré nous, ces réseaux du *sensorium commune*, qui renferment en eux-mêmes toutes les sensibilités diffuses de l'organisme, représentent donc une sphère d'activité nerveuse en éréthisme, toujours vivante, toujours sentante, au sein de laquelle notre personnalité tout entière vibre et se nourrit. — C'est là, dans ce mystérieux réduit, qu'elle entre en perpétuel conflit avec le perpétuel mouvement des opérations de la vie cérébrale ; — c'est là qu'elle rencontre, suivant la nature des incitations, ses satisfactions intimes et ses douleurs profondes, — les élans passionnés qui l'exaltent, les angoisses qui la dépriment ; — c'est là que vibrent les cordes sensibles de l'être humain, qui, alternativement tendues et relâchées, expriment les tonalités diverses des émotions qui l'ébranlent.

1. On lira avec intérêt les pages que Guislain a consacrées à ce sujet, et on verra comment il a pressenti l'évolution physiologique des phénomènes que nous décrivons actuellement (Guislain, t. II, leçons sur les Phrénopathis, page 12).

Les phénomènes de la sensibilité morale, conçus, ainsi que nous venons de le faire, comme une synthèse purement physiologique de toutes les activités nerveuses, se résument donc en une série de processus réguliers de l'organisme qui s'exécutent à ses dépens, et résultent des consensus harmoniques de toutes ses parties.

Ils présentent ces deux particularités très-significatives, qui leur donnent une importance de premier ordre dans l'ensemble des actes de la vie cérébrale :

1º D'une part ils sont entretenus et vivifiés aux dépens des incitations anciennes; — ils vivent de souvenirs accumulés et sans cesse reviviscents;

2º Et d'autre part, ils sont sollicités et tenus en éveil par l'intervention des régions intellectuelles avec lesquelles ils sont en perpétuel conflit.

1º Ainsi, tandis que les réseaux périphériques ne sont doués que d'une force coercitive restreinte pour retenir les vibrations extérieures qui les ont mis en activité, les éléments cérébraux au contraire ont cette puissance portée à un très-haut degré. — Ils peuvent, ainsi que nous le verrons plus loin, emmagasiner les impressions qui les touchent, comme les corps phosphorescents, les plaques de collodion emmagasinent les radiations solaires, et conserver par une sorte de phosphorescence organique, pendant un temps plus ou moins prolongé, la trace des éléments qui les ont plus ou moins sollicités.

Que résulte-t-il de la mise en éveil de cette nouvelle propriété au point de vue du processus de la sensibilité?

C'est qu'une fois qu'une incitation s'est produite dans le *sensorium*, une fois qu'elle s'y est incarnée avec un coefficient spécial de plaisir ou de douleur, — elle s'y maintient comme une lueur phosphorescente, et se survit à elle-même comme un souvenir posthume.

Qu'un objet, qu'une personne ait sollicité en nous un mouvement d'expansion, de joie, dans notre *sensorium*, le souvenir de la joie perçue survivra, et sera sollicité par le souvenir de l'objet ou de la personne qui aura provoqué ce mouvement de satisfaction. — De même, dans un ordre d'idées inverse, le souvenir d'une injure, d'une injustice, d'une douleur morale persiste en nous, et se rattache à la personne ou à l'objet qui en a été la cause, — l'émotion est tellement liée à ce souvenir, qu'il suffit d'y penser pour faire naître en nous un mouvement désagréable.

Nous savons tous qu'en nous reportant volontairement par l'esprit au spectacle des scènes déchirantes auxquelles nous avons assisté, ces souvenirs évoquent en nous des émotions contemporaines de l'époque où elles ont été perçues ; nous savons aussi combien — les jours anniversaires des douleurs privées et de deuil public ont un retentissement profond sur toute notre sensibilité intime.

On peut donc dire que la sensibilité morale s'engendre par le fait de l'arrivée et de la persistance des impressions dans le *sensorium* ; — c'est un phénomène de mémoire, la mémoire du cœur, comme on dit, qui vit, se développe en nous, et ne se soutient qu'aux dépens des émotions anciennes, lesquelles toujours plus ou moins reviviscentes, sont toujours vivantes et toujours aptes à opérer un retentissement sympathique sur les réseaux sensitifs de notre personnalité intime. — La sensibilité morale se trouve donc devenir le résumé de toutes nos joies et de toutes nos souffrances et le lien sympathique qui rattache nos émotions présentes à nos émotions passées.

2° La sensibilité morale trouve encore dans l'intervention de l'activité intellectuelle une puissance nouvelle qui la suscite, l'active et l'entretient dans un perpétuel état d'éréthisme.

C'est, en effet, un phénomène des plus intéressants que de voir le rôle considérable que joue l'intellect dans l'évolution et le maintien à l'état de verdeur de notre sensibilité intime.

Si notre sensibilité dans les réseaux du *sensorium* trouve une existence propre, on peut dire qu'elle n'est éclairée, dirigée, éduquée, que par la participation directe de l'intellect à ses manifestations ; — sans l'intervention de l'intelligence, notre sensibilité avec toutes ses richesses ne serait qu'une force brute, inerte, diffuse et complètement indisciplinée.

Ce sont en effet les forces de l'esprit, toujours actives sous forme de discernement, qui nous font réfléchir sur le choix des choses ou des personnes qui ont plus ou moins touché notre *sensorium*. C'est parce que nous avons l'expérience acquise de certaines personnes, de certaines choses que nous pouvons leur donner notre confiance. Choisir nos relations nos amitiés, et faire ainsi couramment le diagnostic répété des hommes et des choses, est une opératon toute intellectuelle qui éclaire des lueurs de notre raison les élans trop souvent involontaires de notre sensibilité naturelle.

C'est encore en vertu de la même participation intime de l'intelligence aux actes de notre vie sensitive, qu'à propos d'une lecture, d'un mot, d'un son, d'une apparition, toutes les régions émotives de notre être sont subitement ébranlées d'une façon agréable ou désagréable.

Quand je reçois une dépêche télégraphique, une nouvelle subite qui jette en moi le trouble et la consternation, quand une lecture d'un auteur comique développe en moi l'hilarité, c'est encore l'intervention directe de l'esprit et de l'esprit seul qui suscite et développe ces élans de tristesse et de joie de ma sensibilité morale. — C'est parce que je comprends, — parce que mon esprit travaille, — qu'il interprète immédiatement la valeur des caractères écrits, que je me souviens que chaque mot exprime une pensée, détermine un sentiment d'une tonalité quelconque. C'est donc toujours l'esprit actif et présent qui, à propos d'une incitation extérieure subite, se met en éveil et fait surgir dans le *sensorium* des émotions appropriées aux signes extérieurs que ceux-ci symbolisent [1].

Dans la même série de faits, quand en pays étranger, par exemple, je salue avec émotion l'apparition du pavillon national, qui se déploie devant moi comme un symbole de la patrie absente, est-ce que je ne fais que d'y voir un lambeau d'étoffe multicolore ?

Evidemment non. — Il y a à ce moment une série de souvenirs enchaînés qui s'éveillent en moi ; — je songe involontairement à tout un passé de gloire, d'honneur et de dévouement qui se déroule dans ces plis, et à la solidarité patriotique qui me rattache à ceux qui le défendent ; — et, d'idées en idées, de souvenirs en souvenirs, — d'émotion en émotion, — tous les éléments de ma sensibilité morale, mis en éveil à la vue d'une simple impression physique, d'un symbole exté-

---

1. Ces connexions des régions intellectuelles avec les régions de l'émotivité sont tellement intimes que dans les rêves, alors que les régions intellectuelles, livrées à leur activité automatique déchaînée, engendrent les conceptions les plus bizarres, on est quelquefois saisi d'impressions de terreur subite, et bouleversé à la suite de certaines apparitions terrifiantes.

rieur, — s'ébranlent les uns à la suite des autres, parce que
ce symbole extérieur a éveillé dans les régions de l'intelligence
des idées anciennes, des souvenirs nationaux.

C'est ainsi donc, que l'activité des régions intellectuelles
suscite et entretient incessamment en nous la sensibilité morale dans un état d'éveil permanent et que, — à tout instant
du jour, dans ce travail incessant de toutes nos activités mentales, c'est l'esprit présent partout qui veille à tout, qui coor-
donne les souvenirs, règle les élans de la sensibilité, les provoque, et devient ainsi le frein naturel qui la maintient, autant
que faire se peut, dans les limites de la droiture et de la
raison [1], — et cela est si vrai, l'énergie de la sensibilité morale
est tellement liée à l'énergie des facultés intellectuelles que
lorsque celles-ci sont atteintes, — fatalement la sensibilité
morale est en défaillance. Que de fois ne constate-t-on pas, en
effet, combien chez les vieillards en démence, dont les facultés
intellectuelles sont déjà considérablement amoindries, les
élans de la sensibilité morale sont du même coup amortis
et plus ou moins profondément lésés !

---

1. C'est cette participation directe de l'activité intellectuelle aux phénomènes de la sensibilité proprement dite qui fait que les différentes manières de sentir varient chez les individus suivant les différents degrés de
leur culture intellectuelle, leur genre de vie, et les conditions d'organisation héréditaire qu'ils peuvent présenter. — L'homme cultivé sera ému par
des spectacles différents de ceux qui plaisent à des hommes incultes et
grossiers; les raffinés de l'esprit ont des délicatesses de sentiment et des
jouissances à part qui sont inconnues du vulgaire.

CHAPITRE IV

De la douleur physique.

Les processus de la sensibilité, comme tous les phénomènes de l'activité vitale, sont susceptibles de s'abaisser et de s'exalter tour à tour, et de présenter des oscillations maxima et minima, dans l'intervalle desquelles se trouvent comprises leurs périodes moyennes.

Ainsi, lorsque la sensibilité est anéantie sur place, lorsque les tissus histologiques sont frappés d'une sorte de torpeur locale, ce sont des phénomènes d'anesthésie qui se présentent ; — lorsqu'au contraire, ce sont des phénomènes inverses qui ont lieu, lorsque c'est la vitalité histologique qui monte de plusieurs degrés, arrive à l'état d'excitation cellulaire et que les éléments nerveux s'élèvent à une phase d'éréthisme continu, — ce sont alors des manifestations de l'hyperesthésie, de la douleur qui éclatent. — Dans ces deux cas, ce sont toujours des phénomènes de la sensibilité intime des éléments nerveux qui sont en jeu et qui de zéro, en quelque sorte, s'élèvent à cent degrés.

Les processus de l'anesthésie et de la douleur paraissent se développer comme tous ceux de la sensibilité normale, en dehors de l'existence d'un réseau nerveux qui les supporte, par le simple fait de l'existence d'une cellule apte à vivre et à sentir.

Il est certain en effet que chez les sensitives, la sensibilité s'émousse et s'affaiblit sous l'influence de certaines conditions spéciales ; le chloroforme la met dans l'impossibilité de réagir. Certaines substances narcotiques semblent aussi avoir une action stupéfiante sur la sensibilité de certaines plantes. Il est certain encore que la sensibilité des végétaux est pervertie lorsqu'ils sont contrariés dans leur évolution naturelle, et qu'ils ne trouvent pas dans les assolements qui leur sont fournis, les conditions favorables à leur nutrition physiologique; il est certain qu'ils *souffrent* aussi, comme on dit vulgairement, et que leurs tissus sensibles, impressionnables aux agents extérieurs, ont à compter soit avec les traumatismes, soit avec les ennemis de toute sorte du règne animal, ou du règne végétal, qui sous forme de parasites, d'oïdium, de phylloxera, etc., etc., s'implantent sur eux, les attaquent jusque dans leurs racines, jusque dans les sources de la vie, et leur font subir les mêmes calamités que nous voyons sévir chez les individus du règne animal.

La douleur, par cela même qu'elle exprime un acte purement vital, inhérent à toute cellule vivante, aussi bien aux cellules végétales qu'aux cellules animales, est donc la traduction physiologique de la sensibilité propre de cette même cellule aux prises avec le milieu ambiant qui l'impressionne péniblement. Elle existe là où il y a une cellule apte à vivre, apte à sentir, et en dehors de l'existence de tout élément nerveux. — Entre la simple irritabilité histologique d'un élément anatomique quelconque, laquelle est la forme rudimentaire sous laquelle elle se présente tout d'abord, et les expressions les plus exquises que la sensibilité revêt dans les êtres supérieurs, il n'y a que des degrés, en nombre successivement croissant, de vibrations sensitives qui en marquent les différentes modalités.

De même que l'on voit une tige métallique, placée dans une fournaise ardente, s'échauffer peu à peu, et, — à mesure que les ondulations du calorique deviennent de plus en plus fréquentes, passer successivement des nuances du rouge vif au rouge sombre, au rouge blanc, et développer à mesure qu'elle s'échauffe, de la chaleur et de la lumière ; de même les cellules sensitives vivantes, en présence des incitations qui les sollicitent, s'exaltent progressivement au point de vue de leur sensibilité intime, entrent en période d'éréthisme et, à un certain nombre de vibrations, *dégagent* de la douleur comme expression physiologique de cette même sensibilité surchauffée au rouge blanc. — Cela est si vrai, les phénomènes de la douleur sont tellement un acte de réaction vitale, qu'il faut qu'il y ait non-seulement l'éveil de la sensibilité pour qu'elle se produise, mais encore une certaine dose de sensibilité en disponibilité. Là où le réseau nerveux est torpide, anesthésique, la douleur est incapable de se développer. — Ne souffre pas qui veut ; pour souffrir, il faut sentir.

Tous les médecins savent combien la peau des hystériques présente de curieux phénomènes à cet égard ; — vous pouvez la pincer, la piquer, appliquer à sa surface des corps en ignition, les malades ne sentent rien, si ce n'est seulement le simple contact du corps qu'on y applique ; leurs réseaux sensitifs, frappés d'une sorte de torpeur, sont incapables de s'ériger, de s'échauffer et de dégager de la douleur.

Dans la pratique de l'anesthésie locale, n'arrive-t-on pas à produire un état analogue des plexus sensitifs et à enrayer l'évolution de la douleur ?

Là où l'agent anesthésique est appliqué, il agit localement sur la sensibilité propre des nerfs de la région ; — il les refroidit en quelque sorte, les empêche de s'échauffer au point de vue de la production des vibrations dolorifères en excès, et les maintient dans les tonalités basses de la sensibilité générale ; — les régions anesthésiées, en effet, cessent de dégager de la douleur, alors qu'elles sont encore conductrices des impressions sensitives.

La douleur n'étant que l'expression de la sensibilité histologique des éléments nerveux montée à un taux extra-physiologique, on comprend comment, étant toujours identique avec elle-même, au point de vue de sa genèse, elle puisse se révéler d'une façon différente suivant la nature différente du plexus nerveux mis en émoi.

Ainsi la douleur se présente sous des modalités variées suivant qu'elle affecte tel ou tel plexus sensoriel. — Si c'est la rétine qui est en jeu, on sait que lorsqu'une lumière est trop intense sa sensibilité est développée à l'excès et amène un retentissement excessivement pénible pour le *sensorium ;* — il en est de même pour les nerfs acoustiques, alors que des sons violents, stridents, viennent à contusionner leur sensibilité intime. — Les plexus olfactifs, gustatifs, ont aussi leurs souffrances propres et tout le monde sait combien le contact des substances âcres, amères, combien celui des émanations fétides affecte d'une façon douloureuse les réseaux sensoriels qui sont mis en jeu ; enfin quand ce sont nos viscères qui sont intéressés dans leurs éléments sensitifs, nous savons tous qu'ils crient à leur manière vers le *sensorium*, qu'ils révèlent leur souffrance d'une façon propre, et que les manifestations de la douleur varient suivant les tissus intéressés, les régions envahies, qu'en un mot la séméiologie de la douleur, au point de vue de ses caractères et de ses modalités variées, a une physionomie spéciale que tous les médecins savent apprécier.

Si maintenant nous passons à l'examen des processus de la douleur dans les régions centrales du système nerveux, nous allons voir comment ils se développent d'une façon semblable à celle que nous venons d'exposer, et comment les réactions morbides du *sensorium* suivent parallèlement le mode de réaction morbide des régions périphériques.

Les plexus du *sensorium*, au sein desquels se diffusent les impressions sensitives, sont normalement insensibles, comme nos nerfs en activité, qui transmettent et travaillent en silence les impressions sensorielles sans que nous ayons la moindre notion de toutes leurs opérations intimes.

Il n'en est pas toujours ainsi ; et — de même que les plexus périphériques sont susceptibles de s'exalter en présence d'excitations vibratoires trop énergiques ou bien par le fait d'un trouble local survenu dans leur milieu habituel, — de même les réseaux du *sensorium* sont susceptibles de s'échauffer à l'excès [1], de s'exalter lorsqu'une impression périphérique trop vive, une excitation trop prolongée vient à retentir dans leurs réseaux et les fait monter ainsi aux tonalités vibratoires de la douleur.

Nous savons tous que l'absence de repos pour le cerveau, les veilles prolongées, les travaux intellectuels non interrompus, les émotions morales engendrent un échauffement local dans la substance cérébrale, la céphalalgie et l'endolorissement du cerveau. — La mise en activité de la cellule cérébrale, suivant un mode extra-physiologique, développe du même coup sa sen-

1. Voir, page 60, expériences de Schiff.

sibilité histologique au-dessus de l'état normal et amène, comme conséquence nécessaire, l'éréthisme prolongé, la douleur, suivant le mode que nous venons de signaler.

Qui ne sait par expérience combien un travail obligatoire, qui ne sollicite pas l'appétence de l'esprit, est péniblement exécuté; — c'est un effort que le cerveau exécute à contre-cœur; — et combien, au contraire, lorsque la besogne plaît, il y a de l'entrain dans la mise en œuvre et de la rapidité dans l'exécution. La spontanéité naturelle du cerveau fait alors place à l'effort.

Tous ceux qui, en période de migraine, ont eu le cerveau endolori savent — combien la sensibilité est exquise dans toutes les régions du *sensorium*, — combien les moindres bruits du dehors, les moindres ébranlements de la pensée qui les traversent, y produisent un retentissement pénible; ils savent aussi — que le repos, le silence, le sommeil, c'est-à-dire, la cessation de toute cause d'excitation cérébrale, sont les seuls moyens vraiment efficaces d'arriver à conjurer ces crises douloureuses que subit la sensibilité du *sensorium* [1].

Bien plus; l'examen comparatif de la façon dont les régions centrales et les régions périphériques du système nerveux se comportent vis-à-vis des agents anesthésiques, nous montre un nouveau rapport entre la manière dont se développe la sensibilité dans ces deux régions opposées.

Ainsi lorsque l'hyperesthésie apparaît dans le *sensorium*, lorsque la douleur se révèle soit par le fait d'une incitation périphérique trop vive (une blessure, un traumatisme quelconque portant sur un point de la surface du corps), soit par l'effet d'un endolorissement entretenu par une irritation persistante (une émotion morale, un travail intellectuel prolongé), on peut artificiellement, comme s'il s'agissait d'un plexus périphérique en période d'éréthisme douloureux, faire tomber le niveau de la surexcitation douloureuse de plusieurs degrés et assour-

1. De même que nous disions précédemment, à propos des régions périphériques, que la douleur n'était que l'expression de la sensibilité des tissus vivants en exercice, — de même, pour les régions centrales, la douleur n'est possible qu'autant que leur intégrité est complète — la destruction lente du sensorium, par des désorganisations chroniques, amène progressivement la cessation de certaines céphalalgies. — Ainsi on rencontre des paralytiques qui, au début de leur maladie, ayant accusé des douleurs de tête très-vives, finissent dans les derniers temps, par ne plus accuser aucun symptôme douloureux.

dir ainsi dans une certaine mesure la somme des vibrations
doloriferes. — C'est ainsi qu'agissent les stupéfiants et les
anesthésiques introduits en inhalation.

Chez les opérés que l'on soumet à l'action du chloroforme,
cet agent répandu dans les réseaux du *sensorium* glace ses éléments nerveux, qu'il imbibe dans les mêmes conditions où se
trouvent les plexus sensitifs de la peau d'une hystérique [1].

Les incitations doloriferes ont beau être dardées des régions
périphériques sous forme d'ébranlements aigus, incisifs, lorsqu'on sectionne les tissus ; — elles ne rencontrent plus dans
le *sensorium* que des zones de cellules modifiées physique-
ment, frappées d'anesthésie, et incapables de s'ériger, de sentir,
de s'élever aux tonalités de la douleur.

Comme complément de ressemblance, de même que l'on
voit des sujets analgésiques auxquels on pince la peau et dans
les tissus desquels on implante impunément des aiguilles,
assister indifféremment, sans réaction douloureuse, à ce qui
se passe sur leur corps, — de même on rencontre un certain
nombre d'opérés qui, ayant pu analyser leurs sensations au
moment de l'opération, racontent que pendant la période d'a-
nesthésie où ils étaient plongés ils ont senti le froid du cou-
teau pénétrer dans leur chair, — qu'ils ont senti l'instrument
tranchant sectionner leurs tissus, mais que c'était avec surprise
qu'ils s'apercevaient qu'ils ne souffraient pas, et que la douleur obligatoire ne se dégageait pas naturellement comme ils
pouvaient s'y attendre. — Un d'eux me disait qu'il avait
éprouvé un étonnement comparable à celui d'une personne
qui plongerait la main dans un brasier ardent, et qui aurait
tout lieu de s'étonner de ne pas sentir la brûlure.

---

1. Pour comprendre le mécanisme intime de l'anesthésie, il faut savoir que le chloroforme n'agit pas seulement sur les éléments nerveux ; si on place un muscle dans des vapeurs d'éther et de chloroforme,
ou si l'on injecte dans un membre de l'eau légèrement chloroformisée ou
éthérée, on amène la rigidité du muscle, et, en examinant le changement
produit, on constate que le contenu de la fibre musculaire n'est plus trans-
parent et a subi une coagulation. Il est à supposer que quelque chose
d'analogue se passe pour la cellule nerveuse, mais celle-ci est beaucoup
plus délicate, beaucoup plus sensible à l'action du chloroforme ; c'est elle
qui, la première, subit les effets coagulants ; puis, à mesure que le chloroforme est enlevé par le sang, elle revient à son état normal, elle sort de
son anesthésie comme le muscle sort de sa rigidité. (Bernard. *Leçons sur
les anesthésies,* 1875, page 155.)

La douleur morale.

La douleur morale n'est que l'expression de la sensibilité morale portée à son maximum d'intensité, comme la douleur physique n'est de son côté que la forme la plus exquise de la sensibilité physique mise en émoi. — Les conditions d'évolution sont les mêmes de part et d'autre ; seulement, la douleur morale se présente sous des aspects spéciaux d'ampleur et d'intensité qui lui donnent une expression et une persistance tout à fait caractéristiques.

Ainsi, à propos des conditions étiologiques de la sensibilité morale, nous avons montré comment cette sensibilité n'était qu'une longue synthèse, et le résultat de la combinaison de la sensibilité du *sensorium* mise en émoi, avec la reviviscence involontaire des souvenirs, et la participation incessante de l'activité intellectuelle, toujours sous-jacente à ses manifestations.

Les incitations extérieures, avons-nous dit déjà, une fois qu'elles se sont disposées dans le *sensorium*, ne s'éteignent pas sur place ; elles se survivent à elles-mêmes et, comme des lueurs phosphorescentes, laissent dans les réseaux nerveux des traces persistantes de leur passage ; — d'un autre côté les incitations de l'activité intellectuelle sont aussi partie prenante du processus ; elles sont toujours alertes, toujours actives, et en vertu de leur allure propre, de leurs énergies automatiques, elles se révèlent sous forme d'idées associées de souvenirs contemporains, de réflexions connexes, — si bien qu'elles constituent, elles aussi, comme autant de foyers d'activité aptes à attiser incessamment le mouvement dans les réseaux du *sensorium*.

Que résulte-t-il, au point de vue de la généalogie de la douleur morale, de la double participation de ces deux facteurs physiologiques, — la persistance des impressions, — et la participation incessante de l'intellect aux phénomènes de la sensibilité ? — C'est que, lorsque les réseaux de notre *sensorium* ont été ainsi vivement ébranlés dans leur profondeur, l'ébranlement produit ne s'éteint pas immédiatement ; — il devient persistant, — s'alimente de nos souvenirs, et vibre comme un écho douloureux de notre sensibilité anciennement mise en émoi, pour ne s'effacer qu'à mesure que la sensibilité s'émousse, dans la région où il a été primitivement engendré.

Une fois le choc produit, il s'incarne en nous, et s'y perpétue en produisant les phénomènes d'endolorissement moral. — Nous ne sommes pas libres de ne pas le ressentir, de ne pas souffrir, chacun à notre manière, il est vrai, — chacun suivant des tonalités différentes, suivant la délicatesse ou la richesse des éléments nerveux qui constituent notre *sensorium;* et — il ne nous est pas plus possible de nous soustraire à une émotion pénible et douloureuse qui vient faire en quelque sorte une contusion dans notre sensibilité intime, que de ne pas avoir d'ecchymose, lorsqu'un corps contondant est venu s'abattre sur nos téguments.

D'autre part cette participation de l'intellect à tout ce qui nous touche, et à tout ce qui nous émeut, devient aussi par cela même une sorte de sollicitation maladive, incessante de notre éréthisme moral, et de la perpétuité des endolorissements des régions sensitives de notre être. — Les incitations physiologiques qui suscitent et font vivre notre sensibilité morale sont donc aussi celles qui avivent et perpétuent nos douleurs morales.

C'est parce que l'homme juge la perte qu'il vient de faire à la suite de la disparition brusque de ses affections et de ses espérances les plus chères, — c'est parce qu'il suppute les souvenirs heureux qui s'envolent, — les joies passées, les tristesses de l'avenir et la douleur du temps présent, c'est, — parce qu'il trouve dans son for intérieur une multitude d'éléments fournis par l'activité intellectuelle automatiquement en travail, — qu'il souffre moralement dans sa substance sensible, et que les plaies de son cœur, incessamment avivées par une foule de souvenirs qui l'assaillent, comme autant de stimulations morbides surgissant automatiquement, restent toujours ouvertes; — la douleur vit et se nourrit inéluctablement en lui.

Vulnus alit venis et cœco carpitur igni.

Et c'est ainsi qu'il passe, lorsque le chagrin l'envahit, par cette série d'étapes douloureuses qui le mènent au désespoir

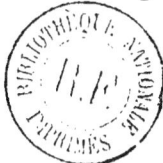

lent, à la phase des abattements profonds, qui sont si fréquemment le chemin direct des maladies mentales.

La vie morale de l'individu, les réserves de sa sensibilité intime, de son émotivité, ne se conservent donc à l'état de verdeur et d'intégrité, que par l'incessante activité de ses souvenirs, de son intelligence, et de la notion consciente des choses du monde extérieur.

Là où la mémoire et l'intelligence commencent à faire défaut, là où l'énergie de l'esprit s'émousse, la décadence de la sensibilité morale suit pas à pas les progrès de la décadence intellectuelle, et chez l'homme intellectuellement dégradé, il n'y a plus à compter que sur une moralité basse. — Et cela est si vrai, que celui dont les forces intellectuelles ont été déjà altérées soit par le fait de congestions diffuses cérébrales, soit par des excès alcooliques, ayant altéré la substance même de son *sensorium*, ne ressent plus la douleur morale suivant les processus réguliers par lesquels elle se développe chez ses semblables. — Que de fois on a vu, dans l'étude des maladies mentales, des individus paraissant raisonner avec une logique inflexible, et avoir conservé une certaine énergie des facultés intellectuelles, cesser d'avoir une notion exacte de ce qui se passe autour d'eux et de pouvoir comprendre comme tout le monde les émotions de la sensibilité morale ! — Vient-on à leur faire part d'une douleur de famille, de la perte d'un être autrefois aimé, cherche-t-on à faire vibrer quelque corde de l'émotivité, rien ne s'ébranle. Ils restent impassibles, et ce défaut de réaction morale indique simultanément, leur inaptitude à comprendre, et le silence de l'activité intellectuelle qui n'a pas interprété d'une façon normale le sens des paroles et la portée de leur signification : — c'est là, dans ce défaut de réaction sensitive, que se trouve en quelque sorte la pierre de touche qui indique à l'observateur les délabrements latents survenus dans la sphère de l'activité mentale.

En résumé, c'est dans ce mode spécial d'évolution de la sensibilité morale, à la fois justiciable de souvenirs anciens et de l'activité intellectuelle, qu'il faut chercher le secret de cette action pénétrante des influences morales sur le développement des maladies du cerveau.

C'est parce que l'homme est sensible, qu'il souffre, — **et**
sensible d'une certaine manière, individuellement, par certains
côtés favoris, — qu'il est plus ou moins intéressé dans ses
œuvres vives, et conscient de ce qui se passe autour de lui,
qu'il souffre moralement. — Le traumatisme moral qui s'établit en lui, une fois produit, ne s'éteint pas sur place, il pro-
longe au loin son action, il s'envenime comme une ulcération
à forme serpigineuse et, sans cesse irrité par des ébranlements
automatiques irradiés de la sphère intellectuelle, il se perpétue
toujours poignant dans le *sensorium*, renaissant sous mille
formes, à propos des moindres incidents. Il devient ainsi, en
raison des conditions spéciales du milieu où il s'est abattu,
une cause de ruine, d'usure progressive des énergies mentales, à moins que des diversions profondes ne soient immédiatement amenées, qu'une médication salutaire n'intervienne
pour arrêter des désordres qui portent fatalement en eux le
caractère de l'incurabilité.

CHAPITRE V

DÉVELOPPEMENT DE LA SENSIBILITÉ.

La sensibilité chez les êtres vivants s'éveille avec la vie. En tant que sensibilité histologique proprement dite, elle est inhérente aux phénomènes primordiaux de l'évolution des cellules embryonnaires : — c'est un legs héréditaire qui s'accroît sans cesse, par l'adjonction de nouveaux éléments, de nouveaux tissus au fur et à mesure que l'organisme se complète et se perfectionne.

C'est en vertu de la sensibilité propre des cellules embryonnaires que celles-ci empruntent au milieu ambiant, à l'atmosphère liquide qui les baigne, les éléments propres à leur nutrition spécifique, — que les tissus se forment chacun isolément, — que les systèmes organiques se groupent et entrent en fonction et — que le système nerveux lui-même se montre comme un appareil de centralisation et de perfectionnement organique.

Dans les premières phases de la vie fœtale, il est bien difficile de préciser à quelle époque la sensibilité, en tant que force mobile, se manifeste d'une façon précise ; néanmoins, dès le quatrième mois on peut reconnaître que le système nerveux commence à réagir et à révéler la vitalité des différents appareils qui le constituent.

On sait en effet, que dès ce moment le fœtus est sensible à l'action du froid, qu'on peut développer ses mouvements spontanés en appliquant la main refroidie sur le ventre de la mère ; — on sait aussi qu'il opère des mouvements spontanés pour se soustraire à des pressions qui le gênent et qui mettent en jeu sa sensibilité.

On peut donc légitimement induire que ce sont là les lueurs premières de la sensibilité qui s'éveille et que dès ce moment, grâce au système nerveux, elle est transmise par ses voies naturelles, et déjà réglée suivant le mode dont plus tard elle se manifestera à travers l'organisme.

A la naissance, c'est la sensibilité cutanée tout entière mise subitement en éveil par l'irruption du jeune être dans une atmosphère froide, qui détermine ses premiers cris de saisissement et ses premières inspirations. — C'est donc des régions périphériques sensitives que sortent les premières étincelles qui vont développer le jeu des rouages organiques et ces excitations du nœud vital qui, une fois mis en mouvement, ne s'arrêtera plus qu'à la fin de la vie.

A partir de ce premier moment, l'enfant prend le sein de la nourrice automatiquement, et en vertu des forces vives héréditaires qui existent déjà à l'état latent dans son système nerveux. Ses appétitions organiques sont flattées par le lait qu'il suce, et il se nourrit organiquement comme une cellule organique qui emprunte au milieu ambiant les matériaux qui lui agréent. Mais, en même temps, — cette satisfaction qu'il éprouve, il l'exprime, il la traduit à sa manière, il sourit en voyant le sein qui lui donne la nourriture et la vie, et dès lors, sa sensibilité intime est mise en émoi, son *sensorium* est ému. — Il se réjouit parce qu'il se souvient, parce qu'il a gardé le souvenir des satisfactions données à ses appétitions physiques.

C'est là, dans ces premières phases de la manifestation de la sensibilité humaine, la formule rudimentaire sans laquelle désormais la sensibilité morale de l'être humain doit évoluer dans le cours de la vie, et déjà telle que nous l'avons trouvée dans l'être complet, c'est-à-dire se résumant en un phénomène purement sensitif multiplié par l'intervention de la mémoire et de l'intelligence.

A partir de ces premiers moments, la sensibilité se développe rapidement.

Les divers foyers sensoriels aux dépens desquels elle prend vie, s'allument, se multiplient et gagnent successivement en perfection. L'enfant, d'une façon successive, voit, entend, sent, odore, goûte, — il se souvient des satisfactions reçues, il reconnaît les personnes de son entourage immédiat qui le comblent de caresses. C'est la vue du sein de sa nourrice tout d'abord, qui excitait ses premiers sourires, et, à mesure que son champ visuel s'agrandit, c'est la personne tout entière de sa nourrice à laquelle ces mêmes sourires s'adressent, puis, par extension, à tous ceux qu'il voit fréquemment et qui lui présentent une physionomie agréable.

Bientôt, par le fait du déroulement progressif de toutes les activités latentes des éléments organiques qui entrent en scène, la vie générale du jeune être se développe avec une luxuriante ampleur.

La sensibilité morale subit le même mouvement de développement; l'intelligence et la mémoire enrichissent à tout instant ces premières manifestations.

C'est, dès ce moment, que les premiers anneaux des affections de famille se nouent dans le cœur du jeune être, et deviennent ainsi l'origine dès premiers sentiments et des premières émotions. — Il aime ceux qui l'approchent pour le bien qu'ils lui ont déjà procuré. Il sait reconnaître ceux qui lui veulent du bien ou du mal, ou qui lui sont simplement indifférents, et c'est ainsi, qu'à chaque être qui entre en contact avec lui, qui touche sa sensibilité d'une façon ou d'une autre, il voue un souvenir approprié et une reconnaissance proportionnelle à l'influence bonne ou mauvaise qu'il en a reçue. — Il aime ses parents tout d'abord parce qu'ils contribuent plus ou moins à son bien-être et à ses plaisirs; parce qu'il prend l'habitude de les voir tous les jours et que ce renouvellement incessant des impressions physiques entretient à l'état de verdeur et de permanence le sentiment de la gratitude dans le *sensorium;* — ceux qui sont toujours présents devant ses yeux sont pareillement présents dans son cœur.

A une autre période de l'existence humaine, le plus violent des sentiments qui soit apte à faire vibrer toutes les cordes sensitives de l'être vivant, l'amour, ne se développe qu'en vertu des mêmes lois physiologiques.

C'est, au début, comme chez le jeune enfant, la satisfaction de la sensibilité physique qui en constitue le prélude nécessaire, la première étape et l'indispensable condition.

C'est parce qu'il a été ébranlé dans tous les éléments de sa sensibilité physique que l'être vivant, au moment des amours, se trouve fatalement entraîné par des impulsions héréditaires invincibles, vers l'être destiné à le compléter et à devenir le réceptacle physiologique de ses joies les plus intimes.

C'est parce qu'il a été charmé à la fois dans tous les éléments sensitifs de sa substance, par la vue des beautés plastiques de l'objet de ses désirs, par les séductions de sa parole, son voluptueux contact, et l'ensemble de ses richesses intellectuelles et morales, qu'il est capté et subjugué ; — c'est parce que toutes ses sensibilités physiques ont été simultanément mises en éveil et qu'une période d'éréthisme généralisée s'est développée dans son *sensorium*, qu'il aime l'objet qui a été pour lui l'origine de tous ses bonheurs, qu'il s'y attache, devient son esclave, et s'y donne tout entier, — comme, étant enfant, il a aimé, suivant la dose d'affectivité dont il était capable, la nourrice qui flattait ses premières appétitions sensitives.

C'est ainsi que l'amour, expression concrète de toutes les sensibilités mises en émoi, se développe chez l'être vivant comme une reconnaissance des voluptés physiques satisfaites, — comme une espérance de leur répétition, et que ce sentiment si simple dans les organismes rudimentaires où la sensibilité est si peu développée, se complique dans la série des êtres à mesure que la somme des éléments sensitifs se multiplie et que les phénomènes de la sensibilité morale entrent plus en jeu.

A mesure, en effet, que l'on poursuit l'étude de ce sentiment à travers la série des êtres vivants, on voit que par une graduation lente, il subit une transformation progressive, et qu'à mesure que les influences morales de la civilisation s'imprègnent en lui, l'amour physique purement bestial des peuplades sauvages dépouille son caractère primitif pour revêtir des formes nouvelles, appropriées au milieu nouveau dans lequel il se développe.

C'est ainsi que la polygamie, qui est l'expression sociale de la satisfaction de toutes les voluptés physiques, fait place insensiblement à la monogamie, expression plus parfaite de l'union de l'homme et de la femme, et garantie plus sérieuse du maintien de la famille. Cette forme régulière de l'amour qui résume en elle seule les délicatesses les plus perfectionnées de la sensibilité humaine, concentre sur une seule tête les souvenirs et les joies du passé, les espérances de l'avenir, et cimente ainsi des liens permanents consacrés par l'habitude de la vie commune. — Elle engendre fatalement à tous les degrés de l'échelle sociale, malgré les nombreuses défaillances dont elle est déshonorée, ces actes si naturels de dévouement, d'abnégation, pour l'œuvre commune de la progéniture, et toute cette série de sentiments respectables dont les mœurs intimes des peuples monogames offrent de si frappants exemples.

A mesure que l'homme s'avance dans la vie, la sensibilité s'atténue peu à peu, les sens s'émoussent, la vue perd de son acuité, la peau de son impressionnabilité aux agents extérieurs [1]. Une sorte de ralentissement général de toutes les fonctions plane sur l'être vivant arrivé ainsi aux phases régressives de son évolution.

Cet état d'amoindrissement de la sensibilité périphérique retentit d'une façon similaire sur la sensibilité des régions centrales ; — l'impressionnabilité morale, l'émotivité perdent de leur énergie à mesure que l'homme se fait vieux. Il s'intéresse de moins en moins aux choses extérieures capables de solliciter son activité mentale. — Il est moins sensible, moins impressionnable, moins curieux de connaître et de sentir, et, en même temps, ses facultés intellectuelles s'altèrent simultanément ; — les souvenirs du passé, comme des lueurs phosphorescentes affaiblies, persistent pendant un certain temps à l'exclusion des souvenirs plus récents, mais ils finissent néanmoins par s'éteindre, de sorte que le cercle des choses anciennes allant en se rétrécissant de plus en plus, l'être vivant n'alimente plus son *sensorium* qu'aux dépens des opérations courantes de la vie. — La vie matérielle avec toutes ses nécessités, le boire, le manger, le dormir sont peu à peu la préoccupation favorite des organisations en période de décadence, et, quant à la sensibilité morale, le vieillard, égoïste sauf de rares exceptions, — réduit à la vie végétative et redevenu enfant, ne s'attache plus qu'à ceux qui le soignent tous les jours. Il oublie ses anciens amis, ses affections de famille les plus légitimes au profit des nouveaux venus, et, succombant plus ou moins aux sollicitations intéressées de sa personnalité, il arrive, au point de vue de la sensibilité morale, à une véritable anesthésie qui reflète l'état d'alanguissement progressif des éléments de son activité nerveuse.

1. Chez les vieillards, la peau s'atrophie très-notablement, et, chez un grand nombre, la peau du derme est tellement amincie que, en faisant un pli sur la région dorsale des mains, j'ai pu fréquemment constater qu'elle devenait tellement amincie, et translucide, que l'on pouvait voir par transparence la circulation s'opérer dans les réseaux capillaires sous-cutanés, comme on la voit sur une patte de grenouille.

LIVRE DEUXIÈME

PHOSPHORESCENCE ORGANIQUE DES ÉLÉMENTS NERVEUX.

CHAPITRE PREMIER

J'ai proposé de désigner sous la dénomination de phosphorescence organique cette curieuse propriété que possèdent les éléments nerveux, de persister pendant un temps plus ou moins long dans l'état vibratoire où ils ont été mis par l'arrivée des incitations extérieures, — comme nous voyons les substances phosphorescentes, illuminées par les rayons solaires, continuer à rester brillantes alors que la source de lumière qui les a éclairées a déjà disparu.

On sait en effet maintenant, grâce aux travaux des physiciens modernes, que les vibrations de l'éther sous forme d'ondulations lumineuses, sont susceptibles, pour les corps phosphorescents, de se prolonger un temps plus ou moins long, et de survivre à la cause qui les a produites.

Niepce de Saint-Victor, dans ses recherches sur les propriétés dynamiques de la lumière, est arrivé à des résultats bien plus précis et bien plus inattendus; — ainsi dans une série de mémoires [1], il a montré que les vibrations lumineuses pouvaient être en quelque sorte emmagasinées sur une feuille de papier et persister à l'état de vibrations silencieuses pendant un temps plus ou moins long, prêtes à paraître à l'appel d'une sub-

---

1. *Comptes-rendus de l'Académie des sciences*, 16 nov. 1857, t. XLV, p. 811, et 1er mars 1858, t. XLVI, p. 448.

stance révélatrice : — c'est ainsi qu'ayant conservé dans l'obscurité des gravures exposées précédemment aux rayons solaires, il a pu, plusieurs mois après l'insolation, à l'aide de réactifs spéciaux, révéler les traces persistantes de l'action photographique du soleil sur leur surface.

D'un autre côté, la pratique journalière de la reproduction photographique par le collodion sec n'est-elle pas une démonstration péremptoire de l'aptitude qu'ont certaines substances, douées d'une sensibilité élective spéciale, à conserver les traces persistantes des vibrations lumineuses qui les ont sollicitées pendant un certain temps ? — Que fait-on en effet quand on expose aux rayons lumineux une plaque de collodion sec et que plusieurs semaines après l'exposition à la lumière on développe l'image latente qu'elle contient ? — On fait surgir des ébranlements persistants, on recueille un *souvenir* de soleil absent; et cela est si vrai, — il s'agit si bien dans ce cas de la persistance d'un mouvement vibratoire qui n'a qu'une durée limitée et qui doit être saisi à temps que, si l'on dépasse les limites voulues, si l'on attend trop longtemps, le mouvement va s'affaiblissant, comme une source de chaleur qui se refroidit, et cesse de pouvoir révéler son existence.

Cette curieuse propriété que possèdent les substances inorganiques, de pouvoir conserver pendant un temps plus ou moins long une sorte de prolongation des ébranlements qui les ont tout d'abord mises en mouvement, se retrouve sous des formes nouvelles, avec des apparences appropriées il est vrai, mais calquées et similaires, dans l'étude des phénomènes dynamiques de la vie des éléments nerveux.

Eux aussi sont doués d'une sorte de phosphorescence organique, eux aussi sont capables de vibrer et d'emmagasiner des impressions extérieures, de persister pendant un certain temps comme dans une sorte de catalepsie passagère, dans l'état vibratoire où ils ont été incidemment placés, et de faire revivre à distance les impressions premières.

Qui ne sait en effet que les cellules de la rétine continuent à être ébranlées lorsque les incitations ont déjà disparu. On a calculé que cette persistance des impressions pouvait être évaluée de 32 à 35 secondes, d'après Platau [1]. C'est grâce à cette

1. La durée des impressions sur la rétine est beaucoup plus longue que celle de l'action de la lumière; d'après Platau, la durée de l'impression

persistance des ébranlements, et à cette force coercitive spéciale que possèdent les éléments nerveux, que deux impressions successives et rapides se confondent, et arrivent à donner une impression continue, — qu'un charbon incandescent qu'on fait tourner au bout d'une corde donne l'impression d'un cercle de feu, — qu'un disque en rotation pourvu des couleurs du spectre ne nous donne que la sensation de la lumière blanche, parce que toutes ses couleurs se confondent et forment pour nous une résultante unique qui est la notion du blanc. — Tous ceux qui s'occupent d'histologie savent qu'après un travail prolongé, les images vues au foyer du microscope sont vivantes au fond de l'œil, et qu'il suffit quelquefois, après plusieurs heures d'étude, de fermer les yeux pour les voir apparaître avec une grande netteté.

Il en est de même pour les impressions auditives. Les nerfs auditifs conservent pendant un temps prolongé la trace des ébranlements qui les ont mis en vibration : après un voyage en chemin de fer, on entend plusieurs heures après l'arrivée, le bruit de la trépidation du wagon ; — un air de musique, certains refrains favoris — résonnent involontairement dans les oreilles et cela, quelquefois, d'une façon très-désagréable.

Après de longues séances de musique, dit le docteur Moos (de Heidelberg), la persistance des sons durait pendant quinze jours chez un sujet, et chez un autre professeur de musique, elle durait encore plusieurs heures après chaque leçon [1].

Les réseaux gustatifs paraissent aptes aussi à conserver la trace des impressions agréables ou désagréables qui les ont ébranlés, et l'intensité de l'impression est quelquefois assez vive pour amener rétrospectivement, soit une excrétion de salive lorsque l'eau vient à la bouche en songeant à une substance aimée, — soit, dans d'autres circonstances, un état nauséeux, lorsque la substance a été péniblement perçue.

Les impressions de la sensibilité générale, de la sensibilité olfactive, etc., paraissent aussi présenter des phénomènes analogues.

Cette espèce de catalepsie histologique qui polarise en quel-

consécutive croît en raison directe de celle de l'impression première ; aussi peut-on conserver très-longtemps dans l'œil l'image consécutive d'un objet très-éclairé. (Muller. *Physiologie*, tome II, page 355.)

1. *Annales médico-psychol.*, tome II, page 121, 1869.

que sorte les cellules nerveuses dans la situation où elles ont été immédiatement placées lors de leur imprégnation première, n'est pas seulement un phénomène unique qui se rencontre dans les régions périphériques du système nerveux ; — on la rencontre aussi avec un développement successivement croissant, dans les régions centrales du système où, alors, elle apparaît avec des caractères tellement accusés, tellement fixes, que l'on peut dire que c'est elle qui, dans la moelle, domine les manifestations de la vie automatique et, dans le cerveau, dirige celles de l'activité psycho-intellectuelle.

Dans les divers segments de la moelle épinière, la persistance des impressions se révèle d'une façon bien évidente dans l'accomplissement de tous ces mouvements coordonnés qui, ne faisant pas partie du patrimoine héréditaire des associations motrices de l'organisme, sont par cela même acquis par l'habitude et le fait direct de l'éducation.

Ne savons-nous pas que le plus grand nombre des mouvements rhythmés que nous exécutons dans la plupart des exercices du corps, la danse, l'escrime, le jeu des instruments de musique sont des mouvements méthodiques que nous n'accomplissons jamais (si ce n'est dans les premiers temps) par l'intervention volontaire ; — qu'ils sont le fait d'un long apprentissage ; — qu'ils ne sont acquis que par l'exercice, la force de l'habitude, et la tendance imitative que nous avons à reproduire les modèles qui nous sont présentés ? — Or, comment nos muscles se meuvent-ils avec un si merveilleux ensemble, suivant des indications données ? — comment nos mouvements se combinent-ils d'une façon harmonique dans le sens des opérations à accomplir, si ce n'est en vertu de cette aptitude latente qu'ont les cellules excito-motrices de la moelle épinière à conserver les traces des ébranlements qui les ont mises tout d'abord en émoi, et à persister pendant un temps plus ou moins long dans l'orientation primordiale qui leur a été tout d'abord donnée ?

C'est donc l'impression première du début qui vibre en nous comme un écho lointain du passé, et qui sert de stimulus aux incitations de la vie automatique ; — c'est elle qui, toujours vivante, toujours fidèle à elle-même, se dégage incessamment, sous forme de *souvenirs inconscients*, de manifestations motrices régulièrement rhythmées, qui répercutent fidèlement les traces de l'incitation primordiale.

Ce sont ces mêmes incitations persistantes, condensées dans la sphère de l'activité automatique, qui, dans certains cas morbides, alors que les régions du *sensorium* et de la perception consciente sont momentanément fermées aux impressions du dehors, suscitent ces mouvements d'ensemble si curieux accomplis par certains somnambules, et qui s'exercent *motu proprio*, par la simple mise en activité des régions automatiques agissant d'elles-mêmes, et traduisant au dehors une série de *souvenirs inconscients*.

Dans cet ordre de faits, Mesnet a rapporté dans ces derniers temps une observation des plus intéressantes relative à un militaire qui, ayant reçu un coup de feu à la tête, fut pris consécutivement d'accidents étranges.

Cet homme était sujet à des espèces de crises somnambuliques, en vertu desquelles son *sensorium* était fermé en grande partie à tous les ébranlements venus du dehors. — Il cessait, d'une façon plus ou moins subite, d'entrer en conflit avec le milieu ambiant, et alors, dans cet état, il marchait, il allait et venait, et si on esayait de diriger ses mouvements dans un sens déterminé, le processus évoluait fatalement en raison des incitations anciennes conservées, à l'état de *souvenirs inconscients*, dans les réseaux de son activité automatique.

C'est ainsi qu'en lui mettant, par exemple, sa canne coudée dans la main, ce contact éveillait en lui le souvenir de son fusil, et alors, il se mettait en position comme s'il allait assister à une scène de combat; — venait-on à mettre à sa portée une plume, on développait en lui les mouvements inconscients et condensés pour tracer des caractères graphiques. — C'était dans la réserve des souvenirs latents, groupés suivant une direction primordiale et constituant en quelque sorte comme des lueurs phosphorescentes du passé, que les incitations motrices coordonnées se développaient automatiquement, comme on voit chez les animaux décapités des mouvements similaires s'exécuter en raison de la conservation de l'activité spinale automatique [1].

Legrand du Saulle a rapporté l'histoire d'un cas qui présente quelque analogie avec le précédent. Il s'agit d'un jeune

---

1. Mesnet. Sur l'automatisme de la mémoire et des souvenirs. (*Union médicale*, 1874, n° 87.)

somnambule, qui était cordier de son état et qui, lorsqu'il était pris de son accès de somnambulisme, au moment où il filait sa corde, continuait l'opération commencée, même endormi [1].

J'ai eu dans mon service une malade jeune encore qui, pendant longtemps, avait été attachée à la Salpétrière comme fille de lingerie pour plier les linges et rouler les bandes. Dans les dernières années de sa vie, cette femme, étant devenue complétement aveugle et paraplégique, présentait les phénomènes suivants : — Etant dans le décubitus dorsal, venait-on à mettre entre ses doigts une bande non roulée, un bout de corde même, immédiatement ce contact éveillait en elle d'anciens souvenirs, elle se mettait à opérer des mouvements de roulement avec ses mains, automatiquement, sans savoir ce qu'elle faisait, comme si c'eût été un appareil d'engrenage mécanique.

On peut donc dire que les réseaux nerveux de la moelle épinière conservent dans leur intimité, — comme les réseaux nerveux périphériques, la rétine entre autres, — les traces des ébranlements qui les ont préalablement suscités, et que ces traces persistantes deviennent, par cela même, comme une série d'incitations autogéniques fixes, destinées à agir à longue portée, à rayonner à distance, et à produire, de cette sorte, une série de réactions tout à fait semblables à celles qu'elles ont tout d'abord dirigées. — Et, ces phénomènes de réaction motrice, qui se passent rien que par la mise en jeu des appareils de la vie automatique, sont aptes à évoluer d'eux-mêmes, à se répéter d'après les mêmes formules et en dehors de toute participation de la personnalité consciente momentanément absente [2].

Maintenant si, pénétrant dans l'étude de l'activité cérébrale proprement dite, nous cherchons à connaître quel rôle cette propriété qu'ont les éléments nerveux de retenir la trace des ébranlements anciens, joue dans les opérations de la vie du cerveau, nous allons voir quelle part énorme doit lui être faite dans la plupart de ses manifestations et combien, toujours iden-

1. *Annales médico-psychol.*, 1863, tome I, page 89. (Legrand du Saulle, *le Somnambulisme naturel.*)

2. Voir le récit des expériences faites, sur le corps d'un supplicié par décollation, au sujet du développement des manifestations de la vie automatique, dans une direction déterminée antérieurement par habitude, et de la persistance de certains mouvements appropriés à certain but. (Ch. Robin. *Journal de physiologie*, Paris, 1869, page 90.)

tique à elle-même, toujours présente, répartie à travers les milieux d'éléments nerveux qui constituent sa trame, la phosphorescence organique multiplie ses effets sous les apparences les plus variées.

Eparpillée en quelque sorte d'une façon diffuse dans toutes les agglomérations de cellules, comme dans autant de foyers de phosphorescence en activité, elle se confond en une résultante unique qui totalise toutes les activités éparses des cellules cérébrales, et devient ainsi sous la dénomination de faculté générale de *mémoire* une véritable synthèse qui représente une des propriétés primordiales des éléments nerveux.

Les éléments de la substance cérébrale, ouvriers inconscients des manifestations de notre vie psycho-intellectuelle, travaillent silencieusement aux opérations qu'ils accomplissent en commun. — Ils s'associent avec leurs propriétés multiples en un synergique effort, correspondent entre eux par les voies mystérieuses de leurs anastomoses et — à notre insu, conservent dans leur intimité organique les prolongations posthumes des ébranlements passés. — Ils concourent donc simultanément à la production des phénomènes de la mémoire et isolément dégagent des souvenirs, comme les corps illuminés dégagent à distance les ondes lumineuses qu'ils ont emmagasinées dans leur substance ; — et, cette aptitude merveilleuse de la cellule cérébrale, incessamment entretenue par les conditions favorables du milieu où elle vit, se maintient incessamment à l'état de verdeur, tant que les conditions physiques de son agrégat matériel sont respectées, tant qu'elle est associée aux phénomènes vitaux de l'organisme.

Les phénomènes de la mémoire ainsi envisagés comme une conséquence nécessaire d'une propriété fondamentale des éléments nerveux rentrent directement dans les cadres des divers processus réguliers de l'activité cérébrale ; ils doivent être par conséquent successivement envisagés au point de vue de leur genèse, — de leur évolution, — de leur mécanisme, — des phases diverses qu'ils parcourent pendant la vie de l'individu, et des perturbations fonctionnelles qu'ils sont susceptibles de présenter.

CHAPITRE II

Pour que les processus de l'activité cérébrale, qui constituent la mémoire, évoluent suivant leurs lois naturelles, il faut d'une part, — que les régions périphériques du système qui colligent et transportent les ébranlements sensoriels, et d'autre part que les régions centrales qui les transforment et les absorbent, soient réciproquement dans des conditions convenables de conductibilité et de réceptibilité physiologiques.

1° C'est en effet dans les régions périphériques, au milieu des dernières expansions nerveuses, que l'activité des régions centrales trouve son alimentation régulière. C'est de là qu'émergent toutes les stimulations destinées à les mettre en mouvement.

Lorsqu'une incitation extérieure vient à retentir dans un point quelconque de leur intimité, — qu'il s'agisse d'une onde sonore, ébranlant les expansions acoustiques, — d'une onde lumineuse s'éteignant dans les régions de la rétine, — d'un ébranlement direct mettant en vibration les nerfs sensitifs de la peau et des muqueuses; incontinent, cette incitation purement physique est transformée sur place par l'action propre du plexus nerveux en éréthisme; il l'absorbe, la transforme en vibrations nerveuses et en quelque sorte l'animalise en l'incarnant dans l'organisme.

Or, les cellules nerveuses périphériques, avons-nous dit,

retenant en elles-mêmes, comme des lueurs phosphorescentes, la trace de ces ébranlements qui les ont tout d'abord mises en vibration, il en résulte que ces impressions persistantes deviennent, à notre insu, comme une réserve de souvenirs *périphériques* latents, qui entretiennent les cellules des régions centrales partenaires dans une sorte de sympathie vibratoire persistante. Elles fertilisent à leur tour l'action de la mémoire centrale, et deviennent en quelque sorte un moyen de renforcement physiologique destiné à aviver, à entretenir son activité.

Cette solidarité des régions périphériques, avec les régions centrales du système, est tellement réelle que lorsque les premières viennent à faire défaut, le fonctionnement des régions centrales partenaires est du même coup interrompu.

Lorsque les régions sensitives périphériques sont anesthésiées, la perception centrale cesse de s'effectuer ; il n'y a pas de souvenir persistant dans le *sensorium*, parce que la trace de l'ébranlement persistant périphérique n'a pu être enregistré. — Touchez, pincez, excitez d'une façon quelconque la peau d'une hystérique en lui fermant les yeux, elle ne gardera aucun souvenir des excitations cutanées, parce que ses réseaux nerveux périphériques engourdis n'auront pu rien transmettre au *sensorium* de ce qui s'est passé dans leur intimité. — J'ai vu souvent des paralytiques généraux, atteints d'anesthésie passagère des nerfs gustatifs et pharyngés, se plaindre amèrement à moi qu'on ne leur avait pas servi un plat à leur repas, alors que j'avais assisté à l'ingestion des mets qu'ils disaient n'avoir pas pris. — Là encore, l'absence de la sensibilité dans la région périphérique fait que l'impression sensorielle n'est est pas absorbée sur place ni transmise directement aux régions centrales par ses voies habituelles.

Pour que l'impression sensorielle produise les effets désirables dans les réseaux du *sensorium*, pour qu'elle soit nettement perçue, il faut que les réseaux périphériques qui sont ses véritables portes d'entrée dans l'organisme, soient donc dans des conditions de receptibilité et d'éréthisme propre, que leur sensibilité intime ait été directement mise en éveil, et qu'il y ait de leur part une participation active et prolongée à l'arrivée de la stimulation du dehors.

Tout le monde sait en effet qu'une impression fugitive et légère ne laisse que des traces insignifiantes de son passage, qu'il faut une répétition incessante des mêmes impressions pour les retenir d'une façon stable, et que ce n'est qu'à force d'oublier que nous arrivons à avoir présents à l'esprit certains détails qui nous échappent et qu'il a fallu itérativement réapprendre. La répétition des mêmes impressions périphériques, la vue répétée des mêmes objets, l'audition des mêmes sons, deviennent donc les conditions fondamentales indispensables de la conservation des souvenirs, et, à ce point de vue, les souvenirs émanés des plexus sensoriels, la *mémoire des sens*, comme on dit, en pédagogie, sont les stimulations les plus énergiques de la mémoire mentale [1].

D'un autre côté, pour que l'ébranlement persistant dans les réseaux périphériques du système détermine dans les régions centrales une impression durable, les conditions précédentes de la transmission centripète ne sont pas seules nécessaires, — il faut qu'il y ait, de la part de ces mêmes réseaux centraux du *sensorium*, quelque chose de plus; il faut qu'il y ait une participation effective, une association intime de leur sensibilité aux incitations périphériques qui viennent ainsi les mettre en émoi.

Au moment en effet où l'impression extérieure vient faire vibrer les cellules sensorielles périphériques, celles-ci alors sont touchées, suivant les différents modes de leur sensibilité intime; elles sont, suivant que l'incitation leur est agréable ou pénible, *sensibilisées* d'un façon différente. — Dans le premier cas c'est une notion de plaisir qui accompagne l'impression extérieure, dans le second cas c'est une notion de déplaisir; si bien que l'élément nerveux se mettant en jeu avec son activité latente, il transporte au *sensorium* non-seulement la notation de l'arrivée de l'incitation extérieure, mais en même temps, la notation spéciale de plaisir et de douleur afférente à chaque incitation.

Chaque ébranlement ancien, chaque souvenir qui sommeille en nous-mêmes, du moment qu'il a été perçu, y reste donc emmagasiné avec un coefficient spécifique qui nous rap-

---

1. Tous ceux qui ont pratiqué l'étude de l'anatomie savent combien il est nécessaire de revoir souvent certaines régions du corps humain pour bien les connaître, et que ce n'est qu'après avoir vu, touché, disséqué, que nous arrivons à fixer dans notre mémoire les différents détails que nous avons étudiés.

pelle la joie, la douleur ou même l'indifférence de ces mêmes réseaux périphériques au moment où il s'est incorporé avec eux et où il a commencé à vivre de leur vie propre.

Ne savons-nous pas tous combien le souvenir de la douleur physique, des châtiments corporels, si vivant chez les animaux que l'on soumet au dressage, est pour l'homme le guide le plus sûr de sa conduite, et l'avertissement le plus fidèle qui le porte à éviter les infractions destinées à provoquer leur retour ?

Nous savons réciproquement combien le souvenir des impressions agréables, de celles qui nous ont procuré le plus de joie sont aussi celles qui ont en nous les racines les plus profondes, et qu'en un mot ce sont les états divers de l'émotivité, associés à l'arrivée dans le *sensorium* de tel ou tel groupe d'impressions extérieures, qui se perpétuent avec le plus de ténacité et deviennent ainsi, au point de vue des désirs qu'ils suscitent ou des aversions qu'ils engendrent, les pivots naturels autour desquels gravitent toutes les activités humaines.

2° Nous venons de voir le mode de genèse et de transmission des incitations sensorielles persistantes, au moment où elles sont engendrées dans les régions périphériques du système, — voyons maintenant comment elles sont reçues dans les réseaux du *sensorium* et quelles sont les réactions qu'elles provoquent à leur suite.

Les connexions entre les plexus périphériques et les plexus du *sensorium* sont tellement intimes qu'aussitôt qu'un ébranlement a été produit dans les premières, les régions partenaires centrales se mettent du même coup immédiatement à l'unisson. Il y a un état nerveux de même tonalité qui s'harmonise de part et d'autre, et pour peu que l'ébranlement primordial ait été suffisamment intense, suffisamment prolongé, pour peu qu'il y ait eu une participation effective des réseaux nerveux périphériques mis à contribution, les réseaux partenaires du *sensorium* s'associent sympathiquement à leurs incitations et entrent dans une période d'éréthisme concordant. — L'incitation incidente arrive donc dans les réseaux de la corticale épurée, animalisée par l'action métabolique propre des réseaux nerveux au sein desquels elle s'est incarnée et alors, se transformant en incitation psychique, elle développe les énergies latentes propres des cellules cérébrales, s'y imprime et s'y perpétue sous forme de vibrations persistantes comme une lueur phosphorescente du monde extérieur.

C'est ainsi que cette mystérieuse propriété qu'ont les éléments nerveux de persister dans l'état vibratoire où ils ont été placés se retrouve fidèle à elle-même à travers les différentes étapes parcourues par les incitations sensorielles, depuis les régions périphériques où elle se révèle d'une façon si indubitable (persistance des impressions sur la rétine) jusque dans les régions centrales, où elle acquiert alors des caractères tout à fait en rapport avec la multitude des éléments qui lui servent de support.

C'est ainsi donc, que les impressions extérieures de toutes sortes, que les émotions diverses que nous avons ressenties, s'atténuent en fin de compte dans les réseaux du *sensorium* et deviennent, sous forme d'ébranlements vibratoires persistants, les expressions posthumes d'impressions, d'émotions passées qui demeurent vivantes en nous, alors que les incitations primordiales ont déjà depuis longtemps disparu.

Les incitations sensorielles pour la plupart, à mesure qu'elles sont diffusées dans les réseaux du *sensorium* et qu'elles s'y fixent d'une façon persistante, n'y restent pas à l'état d'ébranlements vagues, incertains. — Elles vont plus loin, pénètrent plus profondément dans l'intimité de la vie cérébrale et, lorsqu'elles sont suffisamment vives et répétées, elles pénètrent jusque dans les régions intimes où s'élabore la notion de la *personnalité consciente*, et deviennent ainsi les souvenirs conscients des anciennes émotions qui ont retenti en nous.

C'est ainsi que notre personnalité intime se trouve saisie à propos des phénomènes de la mémoire suivant les mêmes procédés dont elle a été pareillement saisie à l'arrivée des impressions sensorielles; — seulement ces impressions qui la mettent en activité, prolongent leur action, s'implantent dans l'organisme et deviennent comme un écho vibratoire du passé. C'est donc de cette sorte, que le souvenir des incitations antérieures se perpétue dans le *sensorium* avec les coefficients propres de joie, de douleur qui ont procédé à leur genèse dans les régions périphériques et qu'ainsi, — une série d'émotions concordantes à propos de chacune d'elles, se développe et se perpétue dans les mêmes régions sensitives de notre être.

C'est ainsi également que les phénomènes de l'activité psychique, de l'activité morale, conçus comme nous l'avons indiqué précédemment, se perpétuent, se développent incessamment, par le simple fait de la mise en activité des deux propriétés fondamentales des cellules nerveuses — la sensibilité et — cette force coercitive spéciale, la phosphorescence organique en vertu de laquelle elles prolongent les incitations vibratoires qui les ont tout d'abord mises en mouvement.

— Dans le domaine de l'activité intellectuelle, c'est encore la même force qui est sous-jacente à la plupart des opérations dynamiques auxquelles cette activité donne naissance.

C'est en effet parce qu'il se souvient, parce que sa sensibilité a été impressionnée d'une façon spéciale, et que cette impression est persistante en lui, que le jeune enfant, dès les premiers instants de sa vie, exprime ses sentiments intimes; — c'est parce qu'il se souvient, qu'il reconnaît les objets extérieurs et qu'il les dénomme par un vocable approprié qu'il a retenu dans sa mémoire pour l'avoir entendu. — C'est donc en vertu de la persistance des impressions acoustiques conservées à l'état de souvenirs sonores, qu'il parle, et que ses expressions phonétiques sont appliquées à chaque objet ambiant.

C'est encore en vertu des mêmes circonstances qu'il arrive à tracer des caractères graphiques, qu'il reconnaît comme expression symbolique d'objets absents, — et qu'il lit à haute voix, en transformant chaque caractère graphique en expressions sonores concordantes qu'il sait leur être équivalent.

Ce sont toujours, au fond de ces différentes opérations de l'intelligence, les impressions sensorielles persistantes qui dirigent les processus en évolution et qui vibrent comme un écho fidèle de l'impression première. — Il en est de même pour cette admirable faculté que possède l'être humain d'exprimer au dehors ses émotions intimes, de traduire en expression verbale ses émotions et les pensées qui le traversent. — C'est parce que l'homme a appris que chaque mot exprime un objet extérieur, une pensée, un sentiment, et que cette notion acquise, entretenue par l'usage journalier, est maintenue chez lui à l'état de verdeur permanente, — qu'il parle, qu'il s'adresse à ses semblables et est compris par eux ; — c'est la mémoire, ce sont les souvenirs accumulés et sans cesse présents à l'esprit, qui forment le fonds commun de son langage, et deviennent ainsi les réserves inépuisables dans lesquelles il trouve les moyens d'exprimer ce qu'il sent et ce qu'il pense.

CHAPITRE III

LA MÉMOIRE EN EXERCICE.

A côté de ces phénomènes de mémoire dans lesquels la personnalité humaine est plus ou moins partie prenante, il existe toute une série d'actes similaires qui représentent des processus de mémoire en quelque sorte incomplétement développés.

Ce sont ces phénomènes en vertu desquels les incitations sensorielles, n'ayant pas porté leur action jusqu'aux réseaux de la *personnalité consciente*, restent à l'état de matériaux stériles, non perçus par le *sensorium*. — Comparables aux rayons sombres ultra-violets du spectre qui, quoique non perceptibles pour nos yeux, n'en ont pas moins une existence réelle, ils demeurent silencieusement accumulés dans les réseaux de l'écorce cérébrale et n'attendent pour surgir que la présence d'une cause incitatrice capable de les faire sortir de leur obscurité.

Ainsi, nous savons tous qu'il y a pendant l'activité diurne de nos journées, toute une série d'impressions variées qui nous assaillent de toutes parts, qui frappent même à coups redoublés sur nos réseaux sensitifs, et auxquels nous ne prêtons pas attention. — Les bruits multiples des voitures roulant pendant tout le jour autour de nous, finissent par l'habitude par devenir inaperçus et indifférents. — Nous savons pareillement que lorsque nous nous livrons à un travail intellectuel absorbant, le timbre de la pendule placée à côté de nous frappe en vain nos oreilles, et cependant, nos nerfs acoustiques ont été itérativement ébranlés sans que nous en ayons eu la notion.

Onimus, dans cet ordre d'idées, a rapporté une observation très-curieuse dans laquelle il s'agit d'un homme qui en marchant s'était mis automatiquement à fredonner un air, tout étonné que cet air lui vînt à l'esprit; et ce n'est qu'incidemment qu'il s'aperçut que cet air lui avait été suggéré par un musicien ambulant qui le jouait sur son instrument à son passage, et qu'il n'avait pas perçu[1]. — Cet homme, en fredonnant cet air, répercutait une incitation auditive, une réminiscence inconsciente.

Nous savons tous qu'en examinant un tableau, un paysage, une préparation histologique, nous en voyons tout d'abord passivement l'ensemble, et que certains détails, quand nous n'en sommes pas prévenus, nous échappent tout d'abord et — si une personne, après que nous nous sommes éloignés des objets que nous avons examinés, nous cite rétrospectivement certains détails, certaines particularités de l'objet, nous sommes tout étonnés de les avoir remarqués, et de reconnaître en nous-mêmes l'existence de certaines impressions demeurées silencieuses.

C'est aux dépens des impressions inconscientes, persistantes dans le cerveau, que s'alimente l'activité de notre esprit dans ce travail automatique qui s'opère dans l'acte de la réflexion et de la méditation.

C'est alors que les côtés inexplorés de certaines questions en suspens sont mis en lumière par l'adjonction d'impressions anciennes qui se dégagent; il se fait sur place une sorte d'appel automatique pour les impressions connexes reviviscentes, qui viennent comme des facteurs nouveaux, éclairer nos jugements d'un contingent d'idées neuves.

L'étude symptomatique des maladies mentales présente à ce sujet des phénomènes souvent bien curieux. — On rencontre quelquefois des personnes ayant reçu une excellente éducation, des dames, des jeunes filles, vivant dans un milieu distingué, à l'abri de toute souillure, et qui, quand elles sont prises d'accès d'excitation cérébrale, se mettent à proférer des paroles grossières complétement étrangères à leur vocabulaire habituel.

1. Onimus. *Journal d'anatomie et de physiologie de Robin*, page 551, 1873.

Evidemment dans ces cas, le phénomène ne peut s'expliquer que par ce fait : — c'est qu'en se promenant dans les rues, dans les endroits publics, ces paroles grossières les ont inconsciemment impressionnées et sont restées à l'état de souvenirs latents enfouis dans la trame cérébrale, et c'est par le fait de la suractivité morbide des régions où elles sont en dépôt, qu'elles se sont mises à découvert et ont fait saillie au dehors.

Des mémoires locales. — Il résulte des dispositions anatomiques sur lesquelles nous avons déjà plusieurs fois insisté, que les divers groupes d'impressions sensorielles ont tous dans les régions différentes du *sensorium* un territoire spécial de distribution, et par conséquent qu'il y a dans les cerveaux humains des inégalités très-nettement déterminées au sujet de la part afférente à chaque ordre d'impressions sensorielles en particulier (fig. 5 et 6).

Il suit donc de cette inégalité du développement des régions similaires chez les individus différents, qu'il existe des aptitudes spéciales pour la réception des différentes catégories d'impressions sensorielles. — C'est ainsi que tel, dont les régions cérébrales optiques sont abondamment pourvues de cellules nerveuses bien douées, bien vivantes, sera apte à apercevoir nettement le monde extérieur, les objets ambiants avec leur coloration, leurs rapports ; — que tel autre (fig. 6-14 et 15), dont les régions acoustiques cérébrales auront un grand développement, sera prédisposé à apprécier toutes les nuances et les délicatesses de l'harmonie musicale ; — que tel autre aura telle ou telle aptitude suivant la prépondérance de telle ou telle région de son cerveau ; et qu'ainsi — les impressions sensorielles spéciales trouvant dans telle ou telle circonscription des conditions de terroir plus favorables, des agglomérations de cellules plus denses, plus vivantes, — ces impressions y laisseront des traces plus profondes, des souvenirs plus éclatants, et par cela même, des réserves plus riches de matériaux destinés à féconder l'activité psycho-intellectuelle dans telle ou telle direction.

On est donc ainsi amené à dire qu'il y a dans l'ensemble des phénomènes de la mémoire certaines particularités en vertu desquelles cette mémoire est plus ou moins vive chez tel ou tel individu, pour telle ou telle opération cérébrale et qu'ainsi — il est un certain nombre de mémoires locales

bien nettement déterminées, et ayant en quelque sorte une
autonomie aussi indépendante que les impressions sensorielles
génératrices auxquelles elles sont solidairement associées.

De l'enchaînement des souvenirs. — L'étude du cerveau
vient de nous montrer qu'il y avait des régions isolées destinées à recevoir, et à élaborer d'une façon indépendante les
groupes isolés d'impressions sensorielles ; — l'étude de l'écorce
cérébrale, d'un autre côté, nous montre que s'il y a une certaine autonomie fonctionnelle, au point de vue de la dispersion
des impressions, cette autonomie n'est ni complète ni définitive, attendu qu'il résulte de l'examen du reticulum nerveux
de la corticale que ce reticulum forme un tout continu dans toute
son étendue, une unité complète comme la surface cutanée, si
bien que, — les incitations perçues à un moment donné, dans
une certaine région du *sensorium*, sont néanmoins aptes à se
disséminer au loin et à associer à leur ébranlement les régions
diverses du réticulum cérébral (fig. 1 et 6).

Ainsi, par exemple, quand en présence d'un paysage, d'un
tableau, d'un objet quelconque qui vient frapper nos yeux, les
régions spéciales de notre cerveau qui élaborent les impressions optiques se mettent en activité, ce ne sont que des impressions optiques, homogènes, et rien que des impressions
optiques, qui se trouvent en activité dans une région déterminée de l'écorce.

Quand, d'autre part, ma vue s'étend sur un paysage, sur un
parterre embaumé d'émanations odorantes ; — quand j'assiste
à une représentation théâtrale, dans laquelle les splendeurs de
la mise en scène égalent les magnificences de l'harmonie mu-
sical, mon cerveau n'est plus sollicité par une incitation homogène, il est assailli à la fois par une série d'impressions simultanées qui se font cortége et s'impriment en bloc dans le
sensorium.

Ces impressions simultanées, optiques, olfactives, acoustiques, reçues au même moment, et dans différentes circonscriptions à la fois, constituent une série de souvenirs contemporains qui se créent et s'implantent en moi ; et désormais
ces ébranlements qui sont nés ensemble, qui ont été simultanément conçus, vont représenter dans la série générale
de mes souvenirs un groupe défini, dont les éléments réunis
par les liens d'une fédération mystérieuse vont vivre tous de

la même vie, s'anastomoser les uns avec les autres, pour s'appeler aussitôt qu'un des chaînons sera sollicité.

C'est ainsi que la vue d'un coin même du paysage que j'ai vu tout d'abord, et du parterre qui a flatté mon odorat, me rappellera l'odeur des plantes que j'ai agréablement senties et même les émotions dans lesquelles je me trouvais à ce moment précis ; et — inversement, ces parfums perçus plus tard accidentellement, évoqueront en moi d'une façon automatique le souvenir des lieux, du parterre, où ils auront été simultanément perçus, — c'est ainsi encore que la vue de tel ou tel décor de la représentation théâtrale me fera me souvenir du morceau de musique entendu en sa présence, et que du même coup, si dans un autre milieu j'entends les refrains qui m'ont frappé, je sentirai s'éveiller en moi les souvenirs afférents qui me représenteront les décors et le spectacle des yeux dans lequel j'ai pour la première fois entendu les sons musicaux.

En prenant des exemples de plus en plus complexes, on arrive à voir que dans les phénomènes quotidiens de l'activité cérébrale ce ne sont plus seulement des groupes binaires, ternaires, quaternaires d'impressions sensorielles qui se juxtaposent et s'impriment dans le *sensorium*, mais bien des agglomérations multiples, qui se créent en nous, et qui découlent de toutes les sensibilités de l'organisme successivement et simultanément mises à contribution.

Ainsi, les plaisirs de la gastronomie qui peuvent si bien s'allier, ainsi que Brillat-Savarin l'a si bien exprimé, à tous les autres plaisirs ; — les séductions de la volupté physique qui sont la synthèse de toutes les sensibilités de l'organisme en émoi, laissent dans le *sensorium* des empreintes d'autant plus profondes, des souvenirs d'autant plus vivaces qu'ils représentent une série d'impressions partielles juxtaposées, successives, qui se multiplient les unes les autres et se prêtent un mutuel concours, si bien qu'elles s'appellent, s'associent sous mille formes et deviennent, ainsi implantées par leurs innombrables racines dans le *sensorium*, comme une série de foyers conjugués, destinés à le mettre en éréthisme.

Cette curieuse propriété qu'ont les ébranlements sensoriels conçus à la même époque, et constituant en quelque sorte comme des familles naturelles, est d'une grande ressource pour l'éducation de l'esprit et la culture méthodique de ses facultés ;

elle permet, lorsqu'une série de souvenirs, une série d'idées, de faits expérimentaux, de principes scientifiques, ont été imprimés en lui d'une façon contemporaine, de pouvoir les évoquer artificiellement, en se contentant de faire appel au premier des souvenirs de la série qui en est en quelque sorte la tête de ligne.

Grâce à cette solidarité de nos souvenirs, l'intelligence acquiert incessamment des richesses nouvelles et peut, à un moment donné, en vertu de son activité automatique, saisir ces richesses et les mettre en valeur.

Ainsi, quand par un fait d'observation clinique, par exemple, nous avons été instruits qu'étant donné un cas de rhumatisme articulaire aigu, cet état fluxionnaire des jointures s'accompagne d'une manifestation similaire du côté du cœur, ces deux impressions forment désormais dans l'esprit deux souvenirs accouplés, si bien, — qu'étant donnée la première, immédiatement la seconde surgit, et réciproquement. — En présence d'un malade atteint de rhumatisme on pense à l'existence d'une affection cardiaque, et réciproquement, en présence d'une ancienne affection du cœur, on interroge le malade au sujet de ses antécédents rhumatismaux.

Quand j'ai appris par expérience des maîtres, que les lésions des racines et des cordons postérieurs de la moelle s'accompagnaient d'une incoordination de mouvements, de troubles oculaires, de douleurs fulgurantes dans les membres, de crises gastriques, etc., j'ai anastomosé dans mon esprit par l'étude, une série de souvenirs associés les uns aux autres et formant une sorte de fédération, de telle sorte que, — lorsque l'un d'eux vient à être isolément évoqué, lorsque je vois, par exemple, un malade avoir des troubles oculaires spéciaux, je pense automatiquement à l'incoordination de ses mouvements, à l'existence de douleurs fulgurantes, etc.

Ce qui se passe ici dans un ordre de faits nettement déterminés, pour une série de phénomènes méthodiquement réglés, se renouvelle incessamment en nous, d'une façon régulière, pendant la période de l'activité diurne.

Alors que notre cerveau est en éréthisme dans toutes ses parties, ne savons-nous pas tous combien les souvenirs s'appellent les uns les autres, toujours suivant leur même mode d'apparition en séries, et sans que nous puissions les commander. — Il suffit de voir un objet, une personne, d'entendre prononcer un nom, d'aspirer fortuitement une odeur pour immédiatement voir surgir en nous-mêmes une série d'idées contemporaines du moment où l'ébranlement a été primitivement conçu en nous. — Qui ne sait combien dans la conversation courante un mot, une simple assonance font la plupart du temps dévier la direction primitive des idées; — que de gens ainsi perdent de vue le point de départ, entraînés incidemment par un souvenir intercurrent qui commande l'arrivée de pensées divergentes, et insensiblement les fait devier des idées du début.

Ne savons-nous pas tous que quand nous voulons à un moment précis évoquer un souvenir donné, et que nous craignons que les distractions de la vie courante nous le fassent oublier, nous rattachons mentalement l'objet à un signal quelconque qui devient ainsi pour nous le fil conducteur qui nous le ramène à l'esprit. — Chacun à ce sujet possède ses moyens mnémotechniques propres, et nous savons tous que c'est tantôt par un nœud fait à un objet qui doit nécessairement passer par nos mains, à un mouchoir, à un ruban fixé sur nos vêtements, à une marque voyante destinée à frapper machinalement nos yeux, que nous avons toujours recours, pour faire jaillir, suivant la marche des choses naturelles de la vie, le souvenir que nous voulons provoquer [1].

1. Dans la pratique des moyens mnémotechniques, on sait que l'on a pour but d'associer une série de souvenirs difficiles à retenir à l'aide de combinaisons bizarres des mots, et ces mots faciles à retenir en raison de leur bizarrerie, renferment en eux-mêmes la solution analytique des points difficiles que l'on cherche à fixer dans la mémoire.

CHAPITRE IV

DÉVELOPPEMENT DES PHENOMÈNES DE LA MÉMOIRE.

La faculté générale de la mémoire, la phosphorescence organique des éléments nerveux, est susceptible de présenter de grandes modifications suivant qu'on la considère aux différentes périodes du développement de l'être humain. Elle parcourt des phases successives qui ne sont que des reflets plus ou moins directs des propriétés histologiques des cellules, aux dépens desquelles elle se révèle.

Chez les jeunes enfants les cellules cérébrales sont douées de caractères histologiques tout spéciaux ; elles sont mollasses, grisâtres, flexibles en quelque sorte ; elles sont de plus, au point de vue dynanique, vierges de tout ébranlement antérieur, aussi peut-on dire que l'excitation sensorielle qui arrive en elles à cet âge, s'y imprime d'autant plus facilement, qu'elle les trouve à l'état de viduité et que leurs forces coercitives n'ont pas encore été mises à l'épreuve.

D'autre part, dans les premières années de la vie, la substance cérébrale est en perpétuel travail de développement organique. — Des éléments nouveaux s'ajoutent incessamment aux éléments anciens, et comme les nouveaux venus, suivant toute vraisemblance, dérivent de leurs prédécesseurs, on est amené à dire que les cellules filles qui apparaissent, empruntent aux cellules mères qui leur ont donné naissance un lien de parenté fatal, une sorte de transmission héréditaire des états divers des cellules mères d'où elles dérivent. — Il est donc vraisemblable que les cellules primordiales, aux dépens desquelles naissent toutes les lignées de cellules filles qui apparaissent dans le cours du développement cérébral, transmettent à leur descendance les modalités sensitives spéciales, — les tonalités phosphorescentes spécifiques dont elles étaient animées au moment de leur genèse, et que — c'est dans ces rapports intimes de cellule à cellule, dans ces liens mystérieux de parenté, qu'il faut chercher le secret de la pérennité de certains souvenirs. — C'est ainsi que certaines impressions perçues au temps de notre première enfance, se trouvent devenir le patrimoine commun de certaines familles de cellules, lesquelles les maintiennent à l'état de verdeur, les avivent incessamment par une sorte de synergie permanente.

Chez le jeune enfant, l'impressionnabilité de la substance cérébrale est telle, qu'elle retient, *motu proprio*, toutes les impressions qui viennent l'assaillir, aussi passivement qu'une plaque photographique sensibilisée qu'on expose à la lumière retient toutes les images qui viennent se réfléchir à sa surface.

Ce sont tout d'abord les impressions visuelles qui, avec des impressions sensitives, sont les premières inscrites dans le *sensorium*.

L'enfant voit dans un cercle restreint les objets, les personnes qui l'intéressent. Ces premières impressions le captivent et il en garde un souvenir ; il reconnaît individuellement chaque objet, chaque personne. — Peu à peu les impressions auditives se mettent de la partie, il entend des sons vagues d'abord, sans les comprendre ni les interpréter, et, insensiblement, par l'effet de l'activité du cerveau, il arrive à les reconnaître, grâce à la persistance des impressions et à la notion qu'il acquiert, que ces sons déterminés répondent à des objets précis, toujours les mêmes, et intéressant d'une façon quelconque sa personnalité.

Peu à peu, ce travail de culture cérébrale se poursuivant sans relâche, des acquisitions nouvelles sont incessamment enregistrées dans le *sensorium*. Les divers modes de la sensibilité mis en éveil apportent avec eux des idées, des souvenirs nouveaux et suscitent en même temps des réactions appropriées. Les régions de l'activité intellectuelle deviennent de plus en plus parties prenantes des incitations ambiantes qui viennent les mettre en éréthisme.

A cet âge heureux, l'enfant retient sans peine ce qu'il voit, ce qu'il entend, ce qu'il goûte ; — les mots les plus bizarres, les locutions toutes faites qu'il ne comprend pas, les substantifs propres abstraits, les morceaux de poésie, les opérations du calcul mental, laissent en lui des impressions persistantes qui se perpétuent et se maintiennent enregistrés d'une façon stable. — C'est la période spéciale d'absorption à outrance qu'on pourrait appeler l'*âge des substantifs* et qui représente dans l'histoire du développement de l'être humain les premières ébauches de l'activité intellectuelle, comme dans l'histoire du développement de l'humanité en général, la période de l'âge de pierre représente les premiers linéaments du travail humain [1].

Chez l'adulte, les éléments de l'activité cérébrale à l'état de développement complet sont doués de toutes les énergies qu'ils sont susceptibles de revêtir. Ils ne se comportent déjà plus, au point de vue de la conservation et de l'emmagasinement des incitations extérieures, comme chez le jeune enfant au moment de son évolution.

La période de saturation commence pour la cellule cérébrale. Les forces coercitives, pour conserver les incitations extérieures, sont déjà sur les limites de la défaillance ; les acquisitions nouvelles d'éléments hétérogènes qui ne font pas partie du cercle de connaissances contemporaines des premières années, deviennent très-pénibles à effectuer, pour ne pas dire impossibles. — On sait en effet combien ce travail, si facile pour le jeune enfant, qui consiste à apprendre les mots des langues étrangères, devient pénible et difficile pour l'adulte, — combien la mémoire est rebelle à l'enregistrement des mots nouveaux et — avec quelle dépense de forces intellectuelles nous retenons le vocabulaire des langues avec lesquelles nous ne nous sommes

1. Les substantifs jouent un rôle capital dans l'évolution de la pensée et du discours ; ce sont les points de repère primordiaux autour desquels se groupent les attributs et le verbe ; — ils sont les véritables corps simples qui se trouvent dans toutes les combinaisons de la pensée humaine. La facilité avec laquelle ils disparaissent de la mémoire, dans certains cas de désorganisation cérébrale, fait penser qu'ils sont véritablement reçus et emmagasinés, dès les premières périodes du développement intellectuel, dans des territoires isolés de cellules nerveuses qui leur servent de substratum sous forme d'impressions sensorielles persistantes.

pas familiarisés dès l'enfance ; — on sait encore combien, même dans le domaine des choses usuelles, nos forces coercitives de la mémoire, et par conséquent nos forces d'application en général, sont émoussées s'il s'agit d'apprendre des choses inconnues auxquelles nous sommes tout à fait étrangers, et combien par exemple, on considère avec raison comme impraticable, de se refaire une éducation technique spéciale, et de recommencer une nouvelle carrière après quarante ans.

A cette époque de la vie, les impressions premières persistent encore avec fidélité dans la mémoire, mais néanmoins, elles ont une tendance à diminuer d'intensité, et il est nécessaire de les vivifier par un incessant travail, de les rajeunir par des sollicitations nouvelles, en mettant les régions cérébrales où elles ont été déposées, dans des conditions identiques, par des ébranlements similaires de même tonalité, de façon à les empêcher de s'éteindre comme un foyer, que l'on avive sans cesse par l'apport de nouveaux aliments.

A mesure que l'individu subit dans chaque partie de son être les effets de la sénescence, à une époque très-inégale pour la plupart des hommes, les cellules cérébrales subissent, comme tous les éléments de l'organisme, les effets de l'usure progressive.

Elles vieillissent histologiquement, elles s'infiltrent plus ou moins de substances granulo-graisseuses ; elles cessent d'être transparentes, elles se ratatinent et au point de vue dynamique, elles perdent insensiblement une partie de leur sensibilité et de leur force coercitive propre, si bien, qu'en tant que foyers de phosphorescence organique, on peut dire qu'elles s'éteignent par places dans certaines circonscriptions de l'écorce cérébrale et cessent par conséquent de conserver le tracé des impressions premières. — C'est alors que les phénomènes généraux de l'activité mentale subissent un déchet notable et proportionnel à la somme des éléments cérébraux mis hors de service. Chez le vieillard, tantôt les souvenirs disparaissent d'une façon isolée, tantôt ce sont ceux qui ne sont pas entretenus par un exercice régulier qui s'éteignent, et tantôt, c'est la faculté générale de la mémoire qui faiblit en totalité et entraîne dans sa déchéance l'obtusion progressive des sentiments les plus vifs.

Il se passe à ce moment un phénomène assez étrange dans lequel on constate, contrairement à ce qu'il serait vraisemblable de supposer à *priori*, que chez les vieillards de même que chez les aliénés déments ce sont les souvenirs anciens qui sont les plus frais et les plus étincelants, alors que les faits récents, les impressions qui viennent de les ébranler à l'instant même, sont inaperçus et considérés comme s'ils n'existaient pas. Il est vraisemblable qu'à cette époque de la vie, les cellules du *sensorium*, altérées dans leur constitution intime, sont devenues paresseuses, et incapables de s'ériger en présence des impressions extérieures récentes qui viennent s'éteindre dans leurs réseaux; — et que cet état de torpidité des éléments du *sensorium* pour les incitations nouvelles, laisse le champ libre aux plus anciennes qui continuent à vibrer sans conteste, sans être obscurcies par des impressions plus vives, et à perpétuer ainsi à longue distance les dernières lueurs phosphorescentes d'un passé qui s'éteint [1].

1. C'est ainsi que, chez certains vieillards en démence, par le fait même de la non absorption des impressions récentes dans le sensorium, la notion du temps écoulé est complétement anéantie chez eux.

Par cela même que le travail quotidien d'absorption d'impressions nouvelles a cessé, l'individu reste figé en place, en quelque sorte, dans un état cataleptique, avec des idées et des préoccupations qu'il avait à un moment donné de son existence. C'est ainsi qu'on voit un grand nombre de malades qui, depuis 10 à 12 ans placés dans un asile, conservent encore les idées qu'ils avaient au moment de leur entrée, sans avoir la notion du temps écoulé; — et vient-on à leur demander depuis combien de temps ils y sont, ils accusent deux ou trois années.

CHAPITRE V

Les manifestations de la mémoire envisagées ainsi que nous venons de le faire, ne se présentent donc pas comme un ensemble de phénomènes simples, ni comme le résultat direct de l'impression faite au milieu des réseaux de la substance corticale, par l'incitation extérieure. — Ce sont de véritables processus physiologiques, qui ont une genèse, une évolution régulière à travers le système nerveux. Ils exigent la participation active de la cellule cérébrale et, pour s'effectuer régulièrement, ils doivent obéir à certaines nécessités organiques, et aux conditions fatales d'intégrité et de synergie des appareils à travers lesquels ils opèrent leur entier développement.

C'est ainsi qu'un trouble quelconque étant survenu soit dans la vitalité intime, soit dans la constitution des éléments organiques qu'ils mettent à contribution, les processus de la mémoire sont *ipso facto* dissociés, et cette faculté se trouve ainsi démembrée dans l'une ou l'autre des opérations qui la constituent.

Ainsi, il est une série de circonstances dans laquelle cette propriété qu'ont les éléments nerveux de pouvoir retenir la trace des incitations extérieures qui les ont primitivement ébranlés, arrive à un état d'exaltation extrême et permanente. Cette phase vibratoire de leur existence se perpétue et devient comme une sorte d'éréthisme incoercible.

Tous les auteurs, en effet, ont signalé le rôle immense que jouent dans la production des accès convulsifs une émotion subite, une terreur, la vue d'un accès épileptique [1] ; nous avons aussi signalé combien les impressions violentes étaient capables de rester stéréotypées chez certains malades atteints de paralysie générale, et combien l'ébranlement causé dans le *sensorium* était vivace, et apte à se manifester, pendant plusieurs mois consécutifs, par une sorte d'état cataleptique imprimé sur les traits de la face, et dans les attitudes des corps [2].

Les symptômes présentés par l'automate dont Mesnet a rapporté l'intéressante histoire rentrent dans cet ordre de faits ; — ce sont, dans ces cas, des impressions persistantes, antérieurement accumulées dans le *sensorium* automatique, qui continuent à diriger les processus excito-moteurs, en dehors de la personnalité consciente.

Van Swieten ayant éprouvé des vomissements à la vue du cadavre d'un chien exhalant une odeur putride insupportable, se retrouvait par hasard dans le même lieu quelques années après. Le souvenir de ce qu'il avait éprouvé ramena et le même dégoût et les mêmes effets [3].

Cette catégorie de phénomènes morbides se développe toujours en vertu des mêmes processus physiologiques que ceux qui régissent les manifestations de l'activité normale ; — ce sont des stimulations latentes et silencieuses, qui restent, en raison de certaines conditions qui ont présidé à leur imprégnation dans l'organisme, plus vivantes et plus étincelantes que les autres et qui, devenant en quelque sorte comme des stimulations incessamment actives, opèrent la décharge de la force nerveuse, soit sous forme de courants convulsifs saccadés, soit sous forme de courants moteurs continus (état cataleptique des muscles), soit sous forme de réactions sympathiques du côté de la vie végétative (vomissements, etc.).

Dans d'autres circonstances, il ne s'agit plus d'un phénomène isolé, se révélant par des manifestations déterminées, et reflétant comme précédemment les déviations d'un processus normal et

1. Voir Luys. *Actions réflexes cérébrales*, page 83. Phénomènes morbides résultant d'une impression persistante (Paris, 1854).
2. Luys. *Loc. cit.*, pages 87 et 73.
3. *Annales médico-psychol.* Fait cité par Parchappe, 1851, page 242.

régulièrement accompli. — On note, en effet, des manifestations d'un tout autre ordre qui se révèlent par une sorte d'exaltation des régions psycho-intellectuelles, celles-ci conservent et emmagasinent les impressions extérieures d'une façon très-vivace et, les éléments cérébraux montés au-dessus de leurs tonalités habituelles, manifestent leur manière d'être nouvelle par une suractivité inattendue, tout à fait en désaccord avec les habitudes de la vie cérébrale des individus.

On voit en effet des malades, doués d'une intelligence très-ordinaire, qui à un moment donné, lorsqu'ils sont sous le coup de cette phase d'éréthisme cérébral, peuvent improviser, faire des citations, associer des idées nouvelles avec une extrême rapidité, faire des mots d'esprit, des calembours alors que, dans les conditions normales de la vie, ils sont complétement inhabiles à faire quelque chose de semblable.

Michéa cite le cas d'un jeune boucher qu'il a observé à Bicêtre, et qui, sous l'influence d'un accès de manie, récitait des tirades entières de Phèdre, de Racine; revenu à une période de calme, il dit qu'il n'avait entendu qu'une seule fois la tragédie en question, et qu'il lui était impossible malgré ses efforts d'en réciter un seul vers.

Van Swieten, d'après le même auteur, cite l'exemple d'une jeune ouvrière qui n'ayant jamais songé à faire des vers, pendant un accès de fièvre devint poëte et inspirée. Perfect parle d'une aliénée qui pendant son délire s'exprimait en vers anglais très-harmonieux, quoique n'ayant montré antérieurement aucune disposition pour la poésie. Le Tasse travaillait, dit-on, mieux dans un accès de folie que dans les intervalles lucides [1].

Enfin, dans d'autres circonstances, on note des phénomènes tout à fait inverses. Loin d'être de la surexcitation de la mémoire, ce sont des phénomènes de dislocation et d'obnubilation que l'on constate.

On voit en effet, soit par le fait de la destruction de certaines circonscriptions de la substance corticale [2], soit par le

---

1. Michéa. *Annales médico-psychol.*, 1860, page 302.
2. Voisin a signalé un cas d'amnésie avec ramollissement de la substance cérébrale. Le malade avait perdu la mémoire des objets; il avait oublié les noms et les substantifs. Lui présentait-on une cuiller il ne savait pas en dire le nom et montrait par ses gestes que cela servait à manger la soupe. (*Société anatomique*, 1867, page 342).

fait de la destruction progressive de ses éléments, les individus qui sont ainsi frappés, perdre plus ou moins complétement la faculté de conserver certains souvenirs.

Ainsi il est certains déments qui frappés d'amnésie partielle oublient la date du jour, celle de l'année où ils se trouvent; ils ne connaissent plus leur chemin, se perdent dans les rues et, cependant, ils peuvent encore soutenir une certaine conversation courante. — D'autres, sortant de table, oublient qu'ils ont pris leur repas et demandent qu'on les serve; — d'autres viennent de recevoir la visite de leurs parents, de leurs amis, et, après avoir conversé avec eux, une fois les visites terminées, une heure après, ils n'en conservent plus une impression précise, ou bien ils se trompent, et ayant reçu par exemple la visite de leur fille, ils disent qu'ils ont reçu celle de leur grand-père, etc.

Il en est d'autres encore qui, quoique jouissant d'une certaine partie de leurs facultés et de la possibilité de parler régulièrement, perdent peu à peu la mémoire des noms propres, puis celle des substantifs, puis celle des verbes et font des fautes d'ortographe. Cuvier citait dans ses leçons l'histoire d'un homme qui avait perdu la mémoire des substantifs et qui pouvait faire très-bien les phrases à l'exception des noms qu'il laissait en blanc [1].

Il est curieux de remarquer, ainsi que le fait J. Falret, que dans ce mouvement de déchéance qui s'accomplit, l'esprit humain en se dépouillant de ses richesses, les perd chronologiquement dans l'ordre où il les a accumulés. — Ainsi, ce sont les souvenirs des noms propres qui s'éteignent les premiers, eux qui représentent ainsi que nous l'avons dit précédemment, page 127, les premières périodes du travail de l'intelligence en évolution ascendante; — puis viennent les noms communs, les adjectifs et les verbes, qui représentent un degré plus avancé du perfectionnement des facultés, alors que le jeune être a commencé à exprimer sa volonté à l'aide des verbes appropriés.

C'est ainsi que dans ces périodes de décadence progressive les processus de la mémoire, venant successivement à être privés des matériaux à l'aide desquels ils opèrent leurs manifestations, finissent par cesser d'évoluer régulièrement; l'amnésie

1. *Annales médico-psychol.*, 1852, page 305.

se complète de plus en plus, et l'on voit les individus ainsi frappés, tout à fait incapables d'enregistrer les impressions présentes, ne garder aucun souvenir de ce qui se passe autour d'eux, oublier le passé et devenir de plus en plus incapables d'exprimer leurs sentiments, leurs volontés, par suite de l'usure progressive des appareils organiques qui servent à l'évolution des processus de la mémoire.

LIVRE TROISIÈME

L'ACTIVITÉ AUTOMATIQUE DES ÉLÉMENTS NERVEUX

CHAPITRE PREMIER

L'activité automatique des éléments nerveux n'est, comme leur sensibilité histologique, qu'une des formes spéciales de leur vitalité propre.

Répartie, ainsi qu'elle, dans les organismes les plus élémentaires, sous ses formes les plus simples, l'activité automatique se perfectionne, s'amplifie, à mesure qu'elle se trouve répartie dans des agglomérations de cellules plus abondantes, plus populeuses, et en même temps douées d'une énergie vitale plus accentuée.

Sous ses formules les plus simples, elle se révèle, en tant que propriété histologique, dans les cellules libres, dans les globules blancs du sang, dans cette série de cellules à prolongements mobiles (cils vibratiles, spermatozoïdes) dont l'énergie automatique se caractérise par des mouvements amiboïdes si caractéristiques ; enfin dans les masses isolées de protoplasma.

A mesure que l'on monte dans la série zoologique, on constate que les manifestations de la vie automatique se révèlent, non-seulement par des phénomènes purement locaux, en vertu desquels les éléments histologiques accomplissent *motu proprio* les phases naturelles de leur évolution, mais encore, qu'elles se caractérisent par des propriétés dynamiques nouvelles. — Les éléments histologiques alors sécrètent en quelque sorte aux dépens de leur substance, des incitations autogéniques propres, pour les projeter à distance sous forme de courant continu ou de courant interrompu, et acquièrent ainsi une sorte de rayonnement lointain, et de projection à longue portée des forces vives qu'ils ont engendrées sur place.

C'est ainsi que l'on voit les poissons électriques accumuler dans des tissus spéciaux de leur organisme la force électrique, qu'ils exportent, au point de vue de la défense, sous forme de décharges réglées par une incitation volontaire [1]. — C'est ainsi que l'on voit les animaux supérieurs condenser dans les réseaux nerveux de leur organisme, des réserves d'influx moteur destinées à être distribuées au loin dans les régions périphériques, sous forme de manifestations complexes de la motricité volontaire ou de la motricité de la vie végétative.

Les opérations de l'activité automatique se caractérisent donc d'une façon générale, par une série de processus inverses des processus de la sensibilité. — Tandis en effet que les phénomènes de la sensibilité ont une tendance à se caractériser par des courants centripètes qui, des régions périphériques où ils sont conçus, se dirigent vers les centres, les phénomènes de l'activité automatique au contraire représentent des processus à direction centrifuge; — avec les premiers ils complètent le cycle, et réfléchissent au dehors les incitations qui leur arrivent du monde extérieur par la voie des régions sensitives.

Maintenant si nous envisageons les phénomènes de l'activité automatique, au point de vue de leurs rapports et de leurs connexions avec le système nerveux, nous voyons que pour eux aussi, pour la force organique qui les suscite, le système nerveux joue pareillement un rôle de perfectionnement, qu'il les amplifie, leur donne son énergie propre, met à leur disposition ses filets conducteurs, et leur permet ainsi d'arriver à leur summum de perfectionnement.

Ils suivent en effet pas à pas les étapes de développement progressif des appareils nerveux avec lesquels ils sont en conflit; — ainsi dans les régions périphériques du système, là où les phénomènes de la vie végétative s'exercent en vertu des seules forces automatiques, les éléments nerveux, repré-

---

1. De la substance électrique ou élément anatomique caractéristique du tissu électrogène. Ch. Robin. *Journal de l'anatomie*, 1865, page 510.

sentés par les ganglions sympathiques unicellulaires qui sont dans la trame des tissus, comme autant de petits postes avancés, n'interviennent que d'une façon discrète pour régler les divers rhythmes des circulations locales.

C'est dans ces régions éloignées que règne sans conteste la vie automatique des éléments propres; — c'est l'activité locale qui domine, et une sorte de décentralisation complète qui caractérise la vie de ces régions [1].

Peu à peu, à mesure que l'on se rapproche des centres, un véritable progrès hiérarchique s'effectue dans la répartition des forces vives de l'activité nerveuse; — c'est ainsi que, si des ganglions on arrive à la moelle, on constate que d'une part, les phénomènes sensitifs sont répartis dans certaines régions, et les phénomènes moteurs dans d'autres régions; la sensibilité et l'activité automatique, qui étaient fusionnées d'une façon diffuse dans les amas ganglionnaires périphériques, sont ici nettement séparées, et s'exercent régulièrement à l'aide de territoires de cellules nerveuses spécialement destinées à un but déterminé. — Ce n'est pas tout encore. Dans le cerveau ce principe du perfectionnement progressif, du travail physiologique par la multiplicité des appareils destinés à l'accomplir, s'accentue de plus en plus, — si bien que l'activité automatique se révèle non-seulement dans les phénomènes de la motricité, mais encore dans les manifestations de l'activité psycho-intellectuelle.

Partout en un mot où les phénomènes de la vie nerveuse se développent, ils apparaissent non-seulement avec ces caractères généraux de sensibilité propre, de phosphorescence organique, que nous avons reconnus jusqu'ici comme étant les attributs essentiels de toute cellule nerveuse vivante, mais encore avec un coefficient nouveau, avec cette propriété si caractéristique de l'activité automatique, en vertu de laquelle ils sont aptes à s'ébranler spontanément, par le fait de la mise en émoi de leur sensibilité intime préalablement sollicitée, à rayonner à distance, et à projeter au loin l'expression de cette sensibilité histologique mise en émoi, sous forme de réaction automatique

1. Des ganglions unicellulaires, ou composés de quelques cellules, ont été observés depuis longtemps dans les tuniques intestinales, dans la vessie, dans les parois vasculaires. (Legros. *Thèse d'agrégation sur les nerfs vaso-moteurs*, Paris, 1873, page 14.)

complètement indépendante de l'existence du système nerveux, et plus tard sous forme de décharges nerveuses.

L'activité automatique de toute cellule vivante n'est donc que la réaction spontanée de la sensibilité histologique propre sollicitée d'une façon ou d'une autre.

C'est cette forme spéciale de la vitalité des éléments nerveux que nous allons actuellement envisager. Nous allons voir ainsi — comment ces activités automatiques deviennent avec la sensibilité et la phosphorescence organique, les éléments fondamentaux de l'activité cérébrale, — comment elles s'associent les unes avec les autres de mille manières, se combinent pour produire les opérations les plus complexes de la dynamique cérébrale, et comment elles sont toujours sous-jacentes dans la plupart des opérations de la vie du cerveau.

CHAPITRE II

LES PHÉNOMÈNES SPINAUX

Les phénomènes de la vie nerveuse automatique se révèlent, avons-nous dit, sous leur forme élémentaire la plus simple dans les opérations mystérieuses de la vie végétative, alors que les ganglions sympathiques répandus dans la trame des tissus, reliés aux régions centrales par de minces filets connectifs, gouvernent sur place les phénomènes de la vie locale des différents territoires de cellules, et travaillent comme de petits centres aberrants, qui tiennent sous leur dépendance les phénomènes purement végétatifs.

Dans les centres, dans les régions purement spinales, les manifestations de la vie automatique se révèlent encore d'une façon indépendante, et comme pourvues d'un caractère d'autonomie spéciale à chacune des régions propres de l'axe spinal.

Cette activité automatique est tellement vivace dans l'intimité des réseaux gris de la moelle, qu'elle persiste par elle-même, s'exerce *motu proprio* en dehors de toute participation des régions supérieures de l'encéphale, et chaque segment de la moelle, considéré comme un centre ganglionnaire indépendant, peut encore, même lorsqu'il est nettement isolé, fonctionner d'une façon régulière et donner lieu à des réactions coordonnées.

Coupez en effet la moelle d'animaux vivants en tronçons séparés, ainsi que Landry l'a fait [1], et vous verrez chaque tronçon exécuter isolément une série de manifestations motrices indépendantes, et tant que les courants sanguins continueront à abreuver les cellules, tant que celles-ci pourront emmagasiner des forces nouvelles après chaque décharge, et continuer à vivre comme précédemment de leur vie morphologique, elles continueront à produire de la force nerveuse, et à opérer fatalement des manifestations régulièrement coordonnées, en raison des consensus préalablement institués.

Bien plus, chez l'homme, les expériences de Ch. Robin faites sur le cadavre d'un supplicié par décollation [2], n'ont-elles pas montré d'une façon concordante que les activités automatiques de la moelle étaient aptes pareillement à se perpétuer avec une énergie et une coordination toujours les mêmes, sous forme de mouvement régulièrement associés, suivant un but déterminé (mouvements de défense produits par la main après une excitation cutanée), et cela avec autant de régularité que si le cerveau les avait dirigés.

Ne sont-ce pas là encore des types véritables de réactions automatiques que cette série de processus excito-moteurs qui se succèdent sans discontinuité à travers le bulbe (région du nœud vital), et en vertu desquelles les cellules de la région bulbaire, comme ces ouvriers infatigables de nos grandes usines, travaillent la nuit comme le jour, d'une façon incessante, à l'entretien régulier des foyers de l'innervation, du cœur et des muscles respiratoires, et cela, — sans trêve ni merci, pendant toute la durée de la vie, sans que la personnalité consciente intervienne, et par le seul fait de la permanence des forces automatiques.

Et, chose remarquable! cette puissance automatique des appareils purement spinaux est tellement accentuée, sa participation à tous les actes que nous accomplissons primitivement avec le concours de notre volonté consciente, est tellement efficace et régulière, que peu à peu elle arrive à gagner du terrain dans le domaine de nos opérations dynamiques cons-

1. Landry. *Traité des paralysies*, Paris, 1859, page 48.
2. Ch. Robin. *Journal de l'anatomie;* Paris, 1869, page 90.

cientes, à y prendre, par la suite de l'exercice prolongé, une part de plus en plus grande, et finalement par les régenter plus ou moins.

Ne savons-nous pas tous, que ces mouvements partiels que nous accomplissons dans le tracé des signes graphiques, dans le jeu des instruments de musique, sont tout d'abord exécutés et suivis avec la participation de la volonté consciente, et que peu à peu, — à mesure que l'exercice a en quelque sorte assoupli les rouages anatomiques, ceux-ci, sous la moindre incitation qui les commande, comme des appareils mécaniques bien dressés, entrent en jeu automatiquement et reproduisent avec une netteté, une coordination, et une correction d'autant plus parfaite les mouvements appris, que la personnalité consciente y joue un rôle d'autant moins accusé.

Ne savons-nous pas tous plus ou moins, que l'action d'écrire certaines phrases, et surtout cette opération qui par excellence est l'impression somatique de la personnalité consciente; — celle d'apposer notre signature sur une feuille de papier (qui indique le passage de la volonté consciente à travers la main qui l'exprime), devient insensiblement une opération qui échappe à l'attention et qui, comme certaines locutions vulgaires que nous prononçons à notre insu, s'opère d'elle-même, rien que par l'apposition de la main armée de la plume sur le papier, et en raison de la simple activité excito-motrice entrant en jeu.

On pressent donc ainsi, quelle part énorme les phénomènes de l'automatisme sont appelés à jouer dans les manifestations de la vie nerveuse, puisque déjà nous voyons que, non-seulement ils régentent les opérations intimes de la vie végétative, mais encore, qu'ils jouent un rôle prépondérant dans la mise en activité des grands appareils concourant à l'entretien de la machine humaine, tels que la motricité du cœur, la motricité des appareils respiratoires et, en un mot, les phénomènes de la vie viscérale, — et que, bien plus, ils envahissent les processus de la vie purement psycho-intellectuelle, lesquels ont besoin de leur intervention pour opérer au dehors leurs manifestations extrinsèques et sortir des régions mystérieuses où ils ont été primitivement conçus.

CHAPITRE III

Si maintenant nous pénétrons dans l'étude physiologique
de l'activité cérébrale proprement dite, nous allons voir sous
quelles formes multiples cette curieuse propriété de l'activité
de la cellule nerveuse va se révéler, et à quel nombre infini de
combinaisons elle est susceptible de prendre part.

C'est principalement dans les régions perceptives du *sensorium*, et dans celles qui sont purement le siége de manifestations intellectuelles, que les phénomèmes de la vie automatique se révèlent avec le plus d'intensité.

Que se passe-t-il en effet en nous, lorsqu'une impression
extérieure vient inopinément à nous ébranler, lorsque à la vue
d'une scène touchante, d'un spectacle qui nous a charmés,
à l'audition musicale qui a flatté agréablement nos oreilles,
nous nous trouvons touchés dans la région sensitive de notre
être ? — Immédiatement, en raison des propriétés élémen-

---

1. Ces phénomènes cérébraux de l'activité automatique ont été pour la
première fois décrits et mis en lumière, d'une façon très-explicite, par
Baillarger, soit dans des communications faites à l'Académie de médecine,
soit dans une série d'articles insérés dans les Annales médico-psycholo-
giques, sous la dénomination de : Théorie de l'automatisme et de l'exercice involontaire de la mémoire et de l'imagination.

« Plus j'observe les aliénés, dit-il dans ce très-remarquable travail, plus
j'acquiers la conviction que c'est dans l'exercice involontaire des facultés
qu'il faut chercher le point de départ de tous les délires. » (*Annales médico-
psychol.*, tome VI, page 188. — *Idem*, 1856, page 54.)

raires du *sensorium* qui sont incontinent mises en jeu, la sensibilité s'éveille; elle se développe dans le sens de la satisfaction, et cette impression extérieure, enmagasinée à l'état d'ébranlement, persiste en nous, et devient un souvenir durable. — Mais ce n'est pas tout; ces impressions persistantes, transformées à l'état de souvenirs durables, n'en restent pas là, à l'état de réserves stériles. C'est alors que surgissent les activités automatiques des éléments nerveux mis en jeu.

Il suffit en effet qu'une certaine série de cellules cérébrales, ait subi dans le même temps, ainsi que nous l'avons dit, une suite d'impressions sensorielles pour qu'elles forment entre elles comme une association mystérieuse réunie par les liens d'une imprégnation contemporaine. — Vient-on alors à ressentir une incitation quelconque soit visuelle, soit auditive, soit olfactive, immédiatement et en vertu de ces associations mystérieuses, l'appel de la première de la série fait surgir les autres, les souvenirs anciens apparaissent, et cela s'opère en dehors de toute participation consciente de la volonté; tant ce mouvement communiqué est aveugle et fatal. — Il ne dépend pas de nous de l'inciter ni de le diriger; il suit sa route en vertu de ses affinités propres, de ses anastomoses régulières, aussi automatiquement que les actions sympathiques ou excitomotrices qui se propagent à travers les réseaux de la moelle.

Ces phénomènes d'association de souvenirs anciens, à propos d'une impression récente, se répètent à tous les instants de l'activité cérébrale; il suffit de rencontrer fortuitement un objet extérieur pour penser à un autre, ayant avec lui soit des rapports directs, soit des rapports indirects, artificiellement entretenus.

La lecture n'a pas d'autre raison d'être; c'est le souvenir évoqué incessamment entre un signe graphique et la chose signifiée qui fait que nous adaptons, automatiquement, à chaque signe graphique perçu par l'entendement, des idées dont ils ne sont que l'expression conventionnelle.

Dans la conversation, les idées se suivent et s'appellent d'une façon tout à fait automatique; — on pense sans le vouloir à une chose en dehors du sujet en question, et automatiquement on est entraîné en dehors de la pensée principale.

Dans les assemblées, que de fois ne voit-on pas certains orateurs dévier peu à peu du sujet en litige, et cela en vertu des forces automatiques de leur esprit qui les entraîne toujours du côté où il penche, c'est-à-dire, vers les régions de prédilection où des pensées favorites ont développé une sorte d'éréthisme persistant; — et, ces forces automatiques, qui dirigent la pensée humaine dans une certaine direction, sont tellement fatales, tellement destinées à parcourir une orbite régulière, qu'étant donné la connaissance du caractère et des habitudes oratoires de tel ou tel personnage, on peut induire à l'avance, qu'à un moment donné, il arrivera à exprimer telle ou telle pensée, ou à prononcer telle ou telle phrase.

Dans les cours publics, il est des professeurs qui, tout en parlant d'abondance, répètent annuellement les mêmes phrases, les mêmes paroles aux mêmes époques, et cela sans que ce soit un effet de leur volonté. — Bien plus, il est notoire qu'à certains examens, les examinateurs, sur un sujet donné, répètent itérativement les mêmes questions à leurs élèves, — et cette logique de l'activité cérébrale automatique est tellement réelle, que les intéressés ont institué un questionnaire destiné à tracer par avance la direction automatique que suivra l'esprit de celui qui est destiné à les interroger, et quelles seront les questions qui leur seront posées.

Tout le monde sait enfin qu'il suffit de mettre certaines individualités loquaces sur un sujet qui leur est favori, pour qu'immédiatement, elles déroulent leurs idées sur ce thème, et expriment les mêmes récits, les mêmes aventures, et cela d'une façon aussi monotone qu'automatique. — Sur ce point les anciens militaires, les chasseurs, les voyageurs sont des spécimens accomplis, et chacun de nous, dans le cercle de ses connaissances, peut se rappeler de semblables exemples.

L'activité automatique des éléments cérébraux, lorsqu'elle a été trop fortement surexcitée, peut se révéler dans certaines circonstances sous des modalités plus intenses, avec des colorations plus vives, qui lui donnent une allure propre, sans que ce soit à proprement parler du délire, attendu que la personnalité consciente assiste encore comme spectatrice involontaire à son évolution morbide.

Ainsi, je cite ici quelques fragments d'une lettre écrite par un jeune homme qui, à la suite d'un travail trop prolongé, a rendu naturellement compte de ses impressions et de l'entraînement automatique de son esprit à travailler malgré lui.

Ce jeune homme avait été occupé pendant plusieurs jours de suite à faire des calculs d'intérêts composés qui avaient déterminé chez lui une grande tension d'esprit : un soir, après dîner, il allait se mettre à dormir lorsque, dit-il : « Sans le moindre « encouragement de ma part, dans un état entre le sommeil et « l'éveil, éveil, dis-je bien, car alors mon esprit ayant travaillé « toute la journée plus qu'il ne le pouvait, luttait avec opi- « niâtreté contre la fatigue corporelle qui m'entraînait avec « force au sommeil. A qui demeura la victoire? Ce fut alors à « l'esprit. Car n'y tenant plus, ayant besoin du plus grand « calme et du repos auquel je ne pouvais atteindre, *je me mis,* « *sans la moindre volonté de ma part, à compter, à refaire* « *exactement les mêmes problèmes qu'au bureau.* La ma- « chine cérébrale avait été lancée avec trop de force pour pou- « voir s'arrêter, et *ce travail involontaire durait malgré moi,* « *malgré et contre tous les moyens que j'ai essayé d'em-* « *ployer pour le faire cesser,* c'est-à-dire trois ou cinq quarts « d'heure environ. »

Le sens commun [1].

Ces phénomènes de l'activité automatique, non-seulement se développent chez l'être vivant considéré comme individu, d'une façon tout à fait inconsciente, mais encore, en vertu d'une sorte de généralisation diffuse, ils se répètent chez les mêmes individus d'une façon identique, et, à travers l'espace, à travers le temps, provoquent dans tous les cerveaux humains, les mêmes associations d'idées, les mêmes séries d'actes enchaînés, suivant une règle générale et commune, comme s'ils émergeaient d'une région centrale qui leur donnât une impulsion unique.

Il est, en effet, bien curieux de constater combien il y a entre tous les êtres humains des façons de sentir, de juger les choses et de réagir à la suite, qui sont partout les mêmes, et qui se déroulent fatalement dans l'ordre des phénomènes moraux, d'une façon aussi impérative que s'il s'agissait d'un acte purement physique.

Ainsi, de même que sur toute la surface de la terre et

---

1. Voir les détails complémentaires de question, ch. du jugement (p. 230).

depuis que les hommes existent, ils meuvent leur avant-bras dans le sens des surfaces articulaires, en pronation et en supination, qu'ils fléchissent les articulations du genou, de la jambe, de la tête, dans un ordre fatal et dans un alignement voulu, — de même dans le cercle des idées, dans la gamme des sentiments, dans la façon de réagir du *sensorium* humain, il y a des consonnances universelles, qui se représentent à travers le temps et à travers l'espace avec des caractères d'une éternelle immuabilité.

L'histoire des anciennes littératures ne nous montre-t-elle pas combien en présence des mêmes situations, les êtres humains ont toujours senti et toujours réagi d'une façon identique ? — Et à chaque page ne trouve-t-on pas, soit dans leurs œuvres tragiques, soit dans leurs œuvres comiques, ce fond commun de vérités immortelles, de réflexions judicieuses, qui seront éternellement de mise et applicables à toutes les époques ? — Ne sait-on pas pareillement, si nous considérons l'humanité à travers l'espace, que les peuples civilisés de l'extrême Orient, les Chinois, les Japonais, ont appliqué d'eux-mêmes, *automatiquement*, à leur longue évolution sociale, les mêmes procédés de gouvernement et d'administration mis en œuvre parallèlement depuis des siècles, dans notre vieille Europe.

Donc les cerveaux humains, en présence des incitations extérieures qui viennent ébranler leur *sensorium*, réagissent partout et en tout temps d'une façon identique et commune, — ils représentent tous, plus ou moins, une série infinie des prismes de même composition, exposés suivant les mêmes angles, aux mêmes rayons incitateurs de la lumière qui vient les traverser. — Ils subissent l'action de ces mêmes rayons, ils les reçoivent à travers leur substance, d'une façon identique suivant les procédés communs, les réfractent d'une façon similaire, et les dispersent, en leur ayant fait opérer à tous des phénomènes identiques de décomposition élémentaire.

On arrive ainsi à dire qu'il y a dans l'humanité une sorte d'orientation générale des idées et des sentiments en vertu de laquelle tous les hommes suivent automatiquement, dans des circonstances déterminées, les mêmes directions, et jugent les choses ambiantes d'une façon identique; — et, c'est cette aptitude native, que nous avons tous à un moment donné de pouvoir vibrer à l'unisson d'autrui à propos d'une situation extérieure, à *réfracter* les impressions extérieures d'une façon identique à celles de nos semblables, qui fait que nous avons tous en nous-mêmes, la notion du droit sens, suivant lequel nos jugements, nos actions doivent être inconsciemment dirigés. — Il y a donc un alignement commun, une route régulière qui est en quelque sorte la ligne commune *méridienne* sur laquelle sont dirigés les émotions, les jugements et les actions des êtres humains, et c'est cette notion intime, que nous portons en nous, qui constitue les règles du bon sens et du *sens commun.*

L'homme complet, régulièrement constitué doit donc en présence de situations émotives fixes, déterminées, réagir d'une façon consonnante, faire les mêmes réflexions, éprouver les mêmes ardeurs affectives, les mêmes répulsions que subissent ses semblables; — et c'est là un point de contact heureux qui réunit l'humanité entière dans les mêmes joies et les mêmes douleurs, et l'associe sous quelque latitude, et à quelque époque qu'on la considère, aux mêmes élans, aux mêmes sympathies et aux mêmes aversions.

Qui de nous, dans les représentations théâtrales, ne s'est pas senti ému dans les moments pathétiques et n'a pas associé ses bravos ou ses pleurs à ceux de ses voisins ?

Qui de nous, dans ces solennels moments de la vie nationale, ne s'est pas senti ébranlé du mouvement général, en présence de ces émotions patriotiques si poignantes que les hommes de notre génération ont alternativement subies? — N'avons-nous pas tous, en effet, sur ces boulevards de Paris, participé de tout cœur à l'ivresse générale de la victoire, lorsqu'en 1859 l'armée française défilait, revenant de la campagne d'Italie ? — N'avons-nous pas, sur ces mêmes boulevards, quelques années après, assisté à l'annonce de tous nos désastres, et dans ces foules anxieuses et surexcitées, senti palpiter des cœurs à l'unisson des nôtres, et nos tristesses intimes répandues sur tous les visages ?

Communication à autrui de l'activité automatique.

L'activité automatique s'exerce dans les cerveaux humains suivant des lois tellement fatales et des énergies tellement involontaires, que l'on peut compter sur elle à un moment donné, la considérer comme une force vive à l'état statique en puissance, et la susciter d'une façon tout-à-fait involontaire, comme nous voyons par exemple les corps électrisés d'une certaine façon agir à distance sur les corps voisins, et modifier les conditions dynamiques des forces électriques qu'ils tiennent en réserve.

L'activité automatique cérébrale se développe donc aussi à distance, d'une individualité sur une autre, par l'intermédiaire soit de la parole, soit des écrits, soit des gestes qui viennent ébranler le *sensorium* de l'individu sollicité ; et, le mouvement une fois communiqué, se propage de proche en proche à travers les réseaux de la corticale d'une façon continue, en raison des seules forces automatiques des éléments nerveux qui dégagent leurs énergies latentes.

C'est ainsi que la parole humaine, perçue par celui qui l'écoute, provoque dans le *sensorium*, des réflexions involontaires qui cheminent à travers le cerveau et finissent par mettre en quelque sorte à l'unisson, celui qui écoute et celui qui parle. — L'art de la persuasion n'a d'autre raison d'être physiologique, que de faire vibrer les cordes sensibles des régions émotives du *sensorium* et de neutraliser directement ou indirectement les dispositions arrêtées à l'avance ; — c'est par ces procédés que l'art de savoir faire rire à propos, de détourner l'attention en soulevant des sentiments inopinés, est souvent un moyen de désarmer ses juges.

N'est-ce pas en vertu de la mise en mouvement des forces automatiques latentes dans les cerveaux humains, que les grands orateurs s'emparent d'un auditoire attentif, le subjuguent et suscitent en lui les élans involontaires de l'émotivité et de l'enthousiasme ? — que les grands écrivains développent toute une série d'émotions inconscientes qui nous tiennent attachés à leurs récits émouvants ? — qu'un mot, qu'une phrase, suscitent une série d'idées involontaires, enchaînées les unes à la suite des autres, et mettent ainsi, en saillie, une foule de réflexions et d'émotions appropriées à celles qu'ils ont voulu nous inspirer ? — C'est en raison des mêmes lois générales du mouvement communiqué que les publications périodiques de la presse, par cela même qu'elles s'infiltrent quotidiennement dans l'esprit de leurs lecteurs, finissent par inculquer une direction automatique à leurs idées (en vertu des tendances naturelles de la paresse humaine, qui aime tant les phrases toutes faites) et à donner à ceux qui les goûtent cette orientation fixe qu'ils subissent à leur insu?

N'est-ce pas en vertu des mêmes tendances automatiques qu'a l'esprit humain de provoquer des associations d'idées coordonnées, des pensées, des émotions conjuguées à d'autres pensées, à d'autres émotions par des liens mystérieux d'anastomoses antérieures, que, dans la vie courante, nous voyons ces mots à double sens, ces allusions transparentes qui, à propos d'un mot, font penser à d'autres mots, produire des effets inopinés et des suggestions mentales si imprévues?

Les gens en effet qui, dans leur conversation, manient avec art les sous-entendus, savent très-bien, en soulignant un mot par une inflexion de voix, par un regard, par un geste, qu'ils vont éveiller dans l'esprit de leur auditoire une série d'idées, d'émotions de nature différente à celle qui est indiquée par leurs paroles. — La simple phrase de l'allusion au moment où elle est perçue dans le cerveau, sous forme d'ébranlement phonétique, suit en quelque sorte deux routes parallèles, l'une naturelle, apparente, tracée par la parole elle-même, l'autre détournée, divergente, tracée par l'intonation et le geste à effet. Il résulte ainsi de ces deux processus, bifides, qui se propagent à travers la trame cérébrale, des séries de réactions inconscientes qui, sous forme de souvenirs, d'idées associées, de sentiments divers, sont successivement mis en éveil. — De là des rapports imprévus, vifs et piquants entre certaines idées qui provoquent l'hilarité, et certaines pensées lointaines qui peuvent faire vibrer d'une façon plus ou moins indirecte les fibres de notre émotivité intime.

Quoi de plus simple en apparence que de parler berceau à une jeune fille, et cependant, quoi de plus pénétrant, puisqu'on est sûr de voir sa sensibilité en émoi se trahir par la rougeur de la pudicité?

Un proverbe vulgaire dans le même cercle d'idées dit « qu'il ne faut pas parler de corde dans la maison d'un pendu. »

Les anciens, à la porte des lupanars, avaient inscrit ces mots : « Cave canem, » etc., etc.

C'est à l'aide de ces procédés, plongeant en quelque sorte par des racines multiples dans les réserves fécondes de nos souvenirs et de nos émotions présentes et passées, que la littérature dramatique rencontre ses plus puissants moyens d'action. — Que de scènes pathétiques, et le plus souvent, que de scènes comiques ne sont-elles pas suscitées rien que par le contraste apparent entre la situation visible des personnages en scène et les gestes, les intonations des acteurs qui s'adressent à un tout autre genre d'idées, provoquant ainsi *automatiquement* par cela même, des éclats de rire ou des mouvements d'effroi, — même dans des situations apparentes qui sont loin d'inspirer la gaieté ou la terreur.

C'est toujours l'activité automatique des éléments cérébraux qui est en jeu dans ces états divers provoqués dans le *sensorium* à l'aide de jeux de mots et de certains calembours bien faits.

C'est en effet à la suite de l'association inopinée et inattendue de deux idées disparates, sous le coup imprévu d'un mot provocateur, que le saisissement hilariant se produit en nous [1].

Réflexion de l'activité automatique.

Un des côtés les plus intéressants des phénomènes de l'activité automatique est encore celui-ci : c'est que non-seulement ils s'exercent en vertu de l'apport incessant des incitations du monde extérieur qui viennent s'abattre dans le *sensorium* et solliciter sa participation active, mais encore — qu'ils se révèlent par eux-mêmes, en raison d'anciens ébranlements persistants, d'anciens souvenirs qui constituent en nous comme autant de foyers autogéniques qui s'allument. — Il résulte de ce fait, qu'en vertu de cette prolongation d'anciennes incitations, l'activité automatique se nourrit elle-même, s'entretient sur place, et sous forme de méditation, de réflexion, se développe

---

1. Dans certaines formes morbides de l'activité cérébrale, cette tendance automatique ne se révèle plus (au point de vue d'idées disparates subitement associées) par des mots similaires. Ce sont de simples assonances, qui s'appellent les unes les autres, et se groupent automatiquement ensemble; ainsi une malade citée par Parchappe, d'une grande volubilité d'esprit, faisait très-souvent dans son langage, des associations d'idées, conçues d'après cette formule : « On dit que la vierge est folle, on parle de la lier, ce qui ne fait pas les affaires du département de l'Allier. » On lui prescrit de faire de la charpie, elle répond qu'elle ne sait pas; on insiste. « Je vous dis d'en faire, » ajoute le médecin. — « Il ne fait pas bon dans l'enfer, » répond la malade.

aux dépens des réserves accumulées dans le passé, qui deviennent ainsi les aliments de son activité incessante.

Ne savons-nous pas tous qu'étant donné une détermination à
prendre, nous avons, comme on le dit, besoin de réfléchir, de
la mûrir en nous, c'est-à-dire de la livrer à l'activité automatique de notre esprit qui s'en empare, réagit à la suite et fait
surgir des idées nouvelles, des pensées imprévues, des points
de vue inopinés qui lui donnent plus de poids? — La nuit,
comme on dit, porte conseil, c'est-à-dire que par le fait du
seul repos, les éléments cérébraux ont repris leur vitalité
propre et sont devenus plus aptes à développer leurs énergies
naturelles en présence de la détermination en question. — C'est
ainsi que les forces automatiques du cerveau, concentrées autour d'un cercle d'idées déterminées, se développent automatiquement, sollicitent l'intervention d'éléments nouveaux et
finalement créent des manières toutes nouvelles de voir et
d'envisager les choses. — Et, chose bien digne d'intérêt, toute
cette série de merveilleux phénomènes se développe *motu
proprio*, et en dehors de la personnalité consciente qui assiste
à ce travail intime, et est aussi impuissante à le susciter lorsqu'il se ralentit, qu'à le refréner lorsqu'il se développe à
l'excès !

Automatisme dans la sphère de l'activité psychique proprement dite.

Les énergies automatiques des éléments cérébraux jouent,
ainsi que nous venons de le voir, un rôle capital dans les processus de la perception sensorielle, ainsi que dans ceux de
l'activité intellectuelle proprement dite. Si nous passons maintenant à l'examen des phénomènes de l'activité purement psychique, c'est-à-dire de ceux qui sont caractérisés par la sensibilité morale et l'émotivité, ce n'est pas sans surprise que nous
sommes amenés à voir combien ces mêmes forces vives automatiques se révèlent encore ici avec des caractères nettement
tranchés, et combien, — toujours actives, toujours identiques
avec elles-mêmes, sous les modalités les plus variées, — soit
sous le nom d'entraînement involontaire, d'élans incoercibles, etc., elles trahissent toujours les secrets intimes des
régions émotives du *sensorium* où elles ont pris naissance, et

cela, en présence de la volonté consciente impuissante à régler leurs manifestations [1].

Le travail de la vie n'est-il pas une lutte incessante entre les actes de la volonté consciente et l'entraînement automatique des régions émotives de notre être? — Le langage usuel est riche en métaphores qui expriment, sous des formes appropriées, ce qu'il y a d'incoercible et de fatal dans ce domaine spécial de notre activité mentale. — Ces mots, impulsions, entraînements du cœur, inclinations du sentiment, élans spontanés de tendresse, sont des expressions banales, naïves même, sous lesquelles, en tout temps, on a exprimé les manifestations de notre nature sensible dans ce qu'elle a d'involontaire et d'inéluctable, etc. — Que de gens vers lesquels on se sent involontairement attiré par une captation séductrice de leur personnalité? — Que d'autres au contraire provoquent l'éloignement par une sorte de rayonnement répulsif qu'ils projettent à distance? — Que de fois dans la gamme des sentiments tendres, un seul regard n'a-t-il pas suffi pour commotionner tout un être et mettre en éréthisme toutes ses fibres sensibles? — que de fois, dans les circonstances inverses, un coup d'œil menaçant, impératif n'a-t-il pas suffi pour foudroyer sur place, fixer et immobiliser les individus sur lesquels il était dardé? — Ne savonsnous pas enfin que l'amour comme la haine, par cela même qu'ils expriment des modalités différentes de notre *sensorium* en émoi, sont des sentiments tout à fait automatiques et inconscients? — ils sont inspirés, subis, et non pas commandés par l'intervention de la personnalité humaine.

Et, chose remarquable! de même qu'il y a dans la sphère des phénomènes intellectuels un ordre logique fatal suivant lequel ils se succèdent, de même dans cette série de phénomènes purement moraux de la sensibilité intime, il y a parallèlement une logique des sentiments et des passions qui s'impose et qui, à un moment donné, suit son cours d'une façon régulière dans le cœur de l'homme, comme la série des idées qui s'enchaînent logiquement dans son esprit.

1. La sensibilité émotive se développe si involontairement qu'au théâtre, alors même que nous savons que tout ce qui y est représenté n'est que fiction, la simple vue ou la simple audition de scènes pathétiques suffit à mettre en branle notre sensibilité retenue et, malgré nous, à faire verser nos larmes.

C'est la connaissance plus ou moins approfondie de ces réactions spontanées de la sensibilité humaine, en présence de telle ou telle circonstance donnée, qui fait que les grands écrivains, les auteurs dramatiques, savent à point et avec précision exprimer la nature et mettre dans la bouche de leurs personnages les expressions des passions naturelles qui doivent se développer en eux. — C'est parce qu'il y a un ordre logique dans l'évolution des sentiments et des passions que nous pouvons induire à l'avance des effets produits par une nouvelle bonne et heureuse sur nos semblables, et savoir — en jugeant par nous-mêmes, en nous représentant ce que nous sentirions en pareille circonstance, — quels seront les modes divers suivant lesquels leur sensibilité sera touchée, et quelle sera la nature des émotions qui viendront naturellement les assaillir.

CHAPITRE IV

L'activité automatique des cellules cérébrales se révèle encore d'une façon bien nette pendant la période nocturne sous forme de persistance d'impressions, de rêves. Il va de soi, d'après ce que nous avons exposé précédemment, qu'en réalité les rêves ne sont autre chose que l'ébranlement persistant de certains groupes de cellules en période d'éréthisme, alors que la plus grande partie de leurs congénères est déjà plongée dans la période du collapsus du sommeil.

Cette persistance vibratoire des éléments nerveux peut s'expliquer physiologiquement, soit par le fait d'une surexcitation trop forte survenue à la suite d'un exercice trop prolongé, soit par le fait d'une impressionnabilité spéciale, d'une réceptivité particulière de certains territoires de cellules qui ont ressenti plus vivement les stimulations extérieures que les régions limitrophes; et alors, — il suffit qu'un certain nombre d'entre elles continuent à être en vibration, pour devenir des centres d'appel pour d'autres agglomérations de cellules avec lesquelles elles ont eu soit des affinités plus intimes, soit des moyens anastomotiques plus ou moins faciles : — de là une série de réviviscences d'impressions passées dont nous ne saisissons pas bien le sens, mais qui cependant ont entre elles des connexions secrètes (mémoire inconsciente) ; — de là une série d'idées imprévues et désordonnées qui se succèdent sous les formes les plus bizarres.

Elles se développent en vertu des seules forces automatiques des cellules cérébrales abandonnées à leur initiative propre et affranchies de l'influence directrice des impressions sensorielles (impressions visuelles) qui, dans l'ordre naturel des choses, les tiennent en éveil et règlent leur mode d'activité diurne [1]. De là ces apparitions inopinées qui nous surprennent dans les rêves et qui ne sont autres que le résultat de l'éveil partiel de certaines cellules qui font ainsi surgir dans le *sensorium* une série d'impressions que nous avions depuis longtemps oubliées ; mais, en définitive, ce ne sont toujours que des impressions faisant partie de nos réserves acquises par nous, qui se révèlent dans nos rêves, et qui probablement sous l'influence des conditions locales de circulation, d'ébranlements voisins, réapparaissent vivantes du fonds de notre passé. — Pour rêver d'une chose, il faut l'avoir vue, l'avoir perçue d'une façon ou d'une autre. — Il n'est pas rare, en cherchant bien l'origine de certains rêves, de reconnaître qu'un grand nombre ont une filiation plus ou moins directe avec une impression qui nous a plus ou moins fortement ébranlés pendant l'état de veille, et qu'ils ne sont qu'une sorte d'écho de cette même impression, associée avec des apparitions plus ou moins hétérogènes [2].

De là encore, ces curieux phénomènes en vertu desquels les rêves produisent en nous des émotions subséquentes qui nous bouleversent si profondément.

Les émotions, avons-nous dit, sont fatalement associées aux impressions premières qui leur ont donné naissance. — Elles vivent de la même vie, si bien que l'appel de la première entraîne fatalement l'évocation de sa congénère. Si la vue d'une

---

1. L'influence directrice de l'arrivée des influences sensorielles et visuelles en particulier, sur la régularité du jeu des cellules cérébrales, est telle que, chez un malade dont l'histoire est rapportée par Baillarger, à l'état de veille, il suffisait d'abaisser ses paupières et de supprimer ainsi l'arrivée des impressions optiques dans son cerveau pour faire apparaître immédiatement en lui des apparitions d'objets variés, dont précédemment il n'avait aucune idée ; et cela en vertu des seules forces automatiques du cerveau, qui reprenaient leur cours *motu proprio* par le fait de la rétrocession des impressions extérieures. (*Annales médico-psychol.*, tome VI, page 178.)

2. Une jeune fille citée par Prus crut avoir mérité les peines éternelles pour avoir cédé à un sentiment trop tendre. Cette idée la préoccupait vivement depuis quelque temps, lorsqu'elle crut, une nuit, voir et entendre un messager du ciel qui lui annonçait sa damnation éternelle et celle de sa famille. (*Annales médico-psychol.*, tome III, page 103.)

personne, d'un spectacle, d'une scène quelconque m'a une première fois causé un moment de plaisir ou d'anxiété, le souvenir évoqué des mêmes objets sera suivi des mêmes émotions
de ma sensibilité intime. — Dans le domaine des rêves, les
mêmes phénomènes se déroulent avec le même enchaînement —
qu'une idée, qu'un souvenir agréable surgisse dans la sphère
psychique, par suite d'un état d'éréthisme d'une région spéciale de mon cerveau, incontinent, un état analogue de satisfaction concomitante sera ressenti dans le *sensorium* — qu'une
idée de toute autre nature apparaisse, soit spontanément soit
à propos d'un trouble survenu dans l'innervation viscérale
(anxiétés cardiaques, angoisses gastriques, — irritations des
voies génitales) — que l'esprit enfante par exemple, des conceptions relatives à des précipices, à des scènes de meurtre, etc....
du même coup des états analogues se développent dans les régions émotives de notre être et cette évocation artificielle de la
sensibilité pourra amener un choc assez intense, un effet dynamique assez puissant pour provoquer le réveil des cellules
cérébrales endormies. — Tant il est vrai de dire que ce sont
toujours les forces automatiques des éléments nerveux qui,
seules, régentent et gouvernent le monde de nos pensées et de
nos sentiments, soit pendant la veille soit pendant le sommeil!

Cette persistance incoercible de l'activité des cellules cérébrales se révèle encore d'une façon bien nette dans les circonstances suivantes. De même que les phénomènes de leur activité diurne empiètent sur ceux de leur activé nocturne, de même
inversement on voit souvent ceux de leur activité nocturne se
perpétuer pendant l'état de veille et des rêves, ne pas s'éteindre
au moment du réveil total du cerveau.

Nous savons tous qu'étant éveillés, nous pouvons garder
pendant quelque temps encore, principalement dans les premières heures du matin, le souvenir des rêves qui ont traversé notre cerveau pendant la nuit; nous avons tous rencontré un nombre plus ou moins grand de personnes qui se
préoccupent plus ou moins vivement des rêves qui les ont as-
saillies. Certains caractères faibles en sont même plus ou
moins attristés, et conservent une impression pénible qu'ils
considèrent parfois comme un vrai pressentiment de ce qui
doit leur arriver.

C'est surtout dans certaines formes des maladies mentales

que cette puissance des rêves persistant pendant l'état de veille acquiert un grand degré d'intensité. Ainsi, on voit un certain nombre de malades, des paralytiques, des hallucinés, changer la tournure de leurs conceptions délirantes et prendre des idées nouvelles qui ne sont autres que des rêves persistants, lesquels se sont inopinément développés la nuit dans leur esprit; — c'est ainsi que j'ai vu un certain nombre de malades émettre certaines idées, certaines appréhensions au matin, je suppose, me dire qu'ils avaient eu des impressions terrifiantes d'une nature donnée, et de voir peu à peu cet état émotif persister dans la forme où il s'était implanté, et devenir une idée fixe et permanente, une conception délirante de nouvelle formation. — On est donc appelé à rechercher les origines de la transformation de certains délires, de certaines idées qui, inopinément, changent la direction de l'état mental de certains individus, dans la continuation de la période d'éréthisme de quelques groupes de cellules cérébrales, qui, entrées en action pendant la période du sommeil, ont continué à vibrer, même pendant l'état de veille.

CHAPITRE V

L'activité automatique des éléments nerveux s'éveille à des époques variables qui suivent la précocité du développement morphologique de ces mêmes éléments. Ainsi l'axe spinal étant dans l'évolution régulière du système nerveux, plus hâtivement développé que le cerveau, les manifestations automatiques sont déjà aptes à révéler leur existence, alors qu'elles n'existent qu'à l'état d'imperfection dans la substance grise cérébrale.

Les manifestations de l'activité automatique suivent peu à peu, dans le cerveau, les progrès du développement physique, et cela d'une façon très-rapide. — C'est à l'arrivée des incitations extérieures qui viennent mettre en jeu sa sensibilité dans les foyers divers où elle se concentre, que le jeune être commence à bénéficier du développement automatique de l'activité de son instrument cérébral, et c'est en vertu de ce travail d'absorption d'ébranlements continus qui retentissent incessamment dans toutes les régions de son *sensorium*, que le monde extérieur pénètre en lui, et que les cellules cérébrales déroulant silencieusement les énergies spécifiques dont elles sont pourvues, le développement mental s'accentue avec cette rapidité prodigieuse qui fait notre étonnement.

Qui n'a été témoin et surpris de la mobilité incessante, de l'appétition soutenue de ces jeunes êtres, pour connaître le monde extérieur, l'embrasser avec leurs petites mains, toucher tout ce qui les environne, et prendre connaissance de tout ce qui les entoure? — qui n'a pas été frappé de leurs réflexions intimes dont la portée, la logique et la finesse nous surprennent d'autant plus qu'elles sont exemptes de toute réserve, et qu'elles se font jour au dehors, rien que par le jeu naturel de leur activité cérébrale abandonnée à ses allures naïves?

Et, en même temps que le monde physique pénètre en lui et y laisse ses empreintes, le petit être commence à sentir les émotions, et à voir se développer en lui les éléments primordiaux de la sensibilité commune. — Il sent très-bien par lui-même, et par les seules énergies de la vitalité propre de son *sensorium*, quelles sont les choses et les personnes qui lui sont agréables, quelles sont celles qui lui sont désagréables.

C'est en vertu des mêmes forces vives inconscientes que ses premiers sentiments éclatent, se développent, se perpétuent, et cela, en vertu d'une force originale et aveugle, sans que la personnalité intervienne d'une façon directe.

L'enfance et la jeunesse sont les deux phases de la vie pendant lesquelles l'activité automatique des éléments cérébraux se décèle avec les plus grandes énergies; — c'est le moment où la mémoire a le plus de vigueur, où la sensibilité de la cellule cérébrale est le plus exquise, soit pour sentir les incitations qui l'ébranlent soit pour les retenir; c'est le moment par contre où ses facultés réactionnelles sont les plus accusées.

C'est en effet l'époque où les idées s'associent avec le plus de rapidité, où le rapprochement des idées récentes avec les idées anciennes se fait d'une façon si instantanée, où la spontanéité propre, l'originalité individuelle éclate de la façon la plus accentuée, et où enfin l'homme apparaît avec le tempérament cérébral qui le caractérise d'une façon spécifique.

A mesure que l'âge mûr se caractérise, les énergies automatiques des cellules cérébrales deviennent graduellement moins intenses. — Leur sensibilité est déjà émoussée par suite de la multitude d'impressions qui les ont tour à tour sollicitées; leurs appétitions pour les choses inconnues sont moins vives; c'est la période de saturation qui commence pour elles. La soif de connaître, d'enregistrer des faits nouveaux, se calme peu à peu, et les forces mentales se concentrent alors dans le classement régulier des richesses acquises, dans le groupement méthodique des faits appartenant au passé, et dans la mise en activité des matériaux accumulés de longue date qui servent à l'édification de nos jugements, à la formation de nos pensées, à la maturation de nos réflexions, — si bien que si le cerveau humain a perdu déjà quelque chose au point de vue de la verdeur et de la juvénilité de sa manière de sentir, il a gagné par contre les fruits de l'expérience acquise; — il sait, et il expose automatiquement ce qu'il sait; et ces manières d'être différentes, sous lesquelles la personnalité humaine se révèle au point de vue de ses manifestations extérieures, représentent alors la véritable synthèse de toutes les activités mentales dans leur plein épanouissement [1].

Les effets de la sénilité progressive s'accusent par des nuances insensibles dans les cerveaux humains, par un affaiblissement lent et graduel de l'activité automatique de leurs éléments.

Ce défaut d'appétence et de curiosité pour les choses nouvelles, qui est déjà accusé dans la phase précédente, se caractérise de plus en plus; cet émoussement de la sensibilité qui exprime la saturation complète des éléments du *sensorium* et l'impossibilité où ils sont de se maintenir en éréthisme, prend des formes de plus en plus significatives. Le cerveau humain éprouve le besoin d'un repos prolongé; les ardeurs de la grande lutte pour la vie deviennent pour lui une situation pénible; c'est l'heure de la retraite qui sonne pour un grand nombre de carrières sociales; — et c'est ainsi que cette période d'inactivité qui caractérise fatalement chaque individu au point de vue du rôle social qu'il a rempli, exprime physiologiquement l'usure lente et graduelle des énergies de la vie automatique qui peu à peu ces-

---

1. Il est curieux de constater combien, dans la pratique de la vie courante, le degré des énergies automatiques est variable chez les individus différents, au point de vue de la rapidité de la transmission des incitations nerveuses dans le cerveau et des réactions consécutives. — On sait en effet combien il y a d'individus qui, comme on le dit, ont l'entendement lent, paresseux et difficilement perméable aux stimulations du monde extérieur qui rayonnent vers lui. — Tout le monde sait qu'il existe un grand nombre de gens qui, quoique très-intelligents dans un certain ordre d'idées, sont réfractaires à la possibilité d'associer deux idées disparates. Ils ne comprennent que très-lentement les facéties et les jeux de mots, et, dans certaines conversations, alors que l'effet d'un jeu de mots est produit, que tout le monde a souri, eux seuls restent en arrière et montrent, par un éclat de rire tardif, que chez eux enfin l'effet hilarant s'est produit.

sent de vibrer, et trahissent par leur ralentissement l'obnubilation progressive de la sensibilité de la cellule cérébrale.

A mesure donc que la sensibilité s'alanguit, que la faculté d'éréthisme perd de son énergie dans les éléments du *sensorium*, les manifestations extérieures de la vie du cerveau suivent un mouvement régressif parallèle; c'est le repos et le silence qui les envahissent insensiblement. — Le champ des idées et des sentiments se rétrécit; la spontanéité intellectuelle devient languissante, et la parole, la conversation, tarie dans ses sources, cesse de devenir intéressante et douée de caractère spontané. L'homme qui n'a rien à dire, qui n'a plus que quelques notes de sa personnalité à faire vibrer, ne parle pas, ou parle peu, à moins que l'on ne prenne, pour des conversations originales, ces phrases banales que les hommes se croient obligés d'échanger entre eux, une fois qu'ils sont en présence les uns des autres, et dont l'inanité, *reflexe* en quelque sorte, ne fait que couvrir le vide des idées et des sentiments.

C'est ainsi qu'en raison des connexions fatales qui réunissent entre elles toutes les zones de l'activité cérébrale, peu à peu les manifestations de la sénilité gagnent du terrain dans les sphères psycho-intellectuelles; et par cela même qu'il y a des régions du cerveau qui ont primitivement été frappées de stupeur avec dégénérescence histologique, les mêmes processus régressifs rayonnent à distance, et amènent fatalement, avec des lésions secondaires, les symptômes de la sénilité et de la démence plus ou moins progressive.

CHAPITRE VI

PERTURBATIONS FONCTIONNELLES DE L'ACTIVITÉ AUTOMATIQUE.

C'est principalement dans la série des phénomènes morbides propres aux maladies mentales que les processus de l'activité automatique se présentent avec leurs caractères d'intensité les plus significatifs, et sous les modalités les plus diverses.

C'est en effet l'activité automatique de la cellule cérébrale qui, dans les délires généralisés, dans les délires partiels, dans les impulsions irrésistibles, est toujours plus ou moins en jeu, partout essentiellement active, et partout présente; c'est toujours elle qui se révèle, avec ces caractères d'incoercibilité si nets, et d'affranchissement si francs de l'action volontaire, qui sont le cachet spécial qui lui appartient en propre.

Ainsi les délires généralisés, avec cette exubérance de pensées de toute sorte qui se croisent, qui se heurtent, et s'associent de la façon la plus imprévue dans le cerveau des malades, représentent au plus haut degré, l'expression de l'activité automatique des cellules cérébrales en période d'éréthisme incoercible. — Il suffit d'avoir vu des malades dans cette période de surexcitation extrême pour reconnaître combien la volonté est impuissante à diriger le désordre, combien les éléments qui contribuent à l'édification de la personnalité humaine sont eux-mêmes en désarroi, et combien dans cette agitation, dans ces paroles incohérentes, dans ces explosions sonores, auxquelles tous les éléments cérébraux concourent d'une façon si inconsciente, on ne peut s'empêcher de reconnaître l'expression tumultueuse des forces de l'activité normale déchaînées, et entraînées dans un véritable tourbillon de suractivité morbide.

Dans des proportions moins véhémentes, dans quelques formes de délire partiel, on voit des sujets entraînés malgré eux, délirer sans cesse sur certains points, engendrer les mêmes conceptions délirantes, répéter toujours les mêmes phrases, sans s'apercevoir que leurs idées sont en désaccord complet avec la réalité. — C'est ainsi qu'ils disent qu'ils sont ruinés, dépouillés de tout, qu'on les a empoisonnés; et vient-on à raisonner avec eux, à leur montrer, pièces en main, l'inanité de leurs appréhensions, à les rassurer de mille manières, — les activités automatiques de leur cerveau sont tellement orientées dans une direction fixe, qu'ils y retournent sans cesse, comme un membre contracturé que l'on cherche à détendre et qui reprend sa position première; — et, gémisseurs perpétuels, ils répètent sans cesse les mêmes phrases, les mêmes appréhensions vagues, et reprennent inconsciemment les mêmes routes suivies sans conviction, sans participation de leur personnalité consciente, et rien que par l'entraînement des forces automatiques de leur esprit troublé [1].

Dans d'autres circonstances, l'activité automatique s'exerce d'une façon morbide dans un cercle relativement limité, et n'intéresse que certaines zones de la substance corticale, les autres restant relativement indemnes, comme nous voyons, par exemple, certaines manifestations cutanées se révéler par plaques, par îlots à la surface de la peau, en laissant dans les intervalles des régions saines. — Ainsi dans ces cas auxquels nous faisons allusion, les régions perceptives du *sensorium*, celles où s'élaborent les manifestations de la personnalité consciente, sont parfois respectées et dans un état d'intégrité complet, alors que les régions circonvoisines sont envahies par diverses sortes de processus morbides; et alors on assiste à un phénomène étrange, à une sorte de dédoublement de l'unité mentale. — L'individu, ainsi scindé en une partie de lui-même restée saine, et une autre partie soumise aux phénomènes d'entraînement automatique involontaire, assiste,

1. Voir Billod. *Annales médico-psychol.*, 1861, page 541. Lésions de l'association des idées; associations fixes.

spectateur conscient, à certains actes extravagants qu'il est forcé de commettre, à certaines paroles insensées qu'il profère; il est en quelque sorte réduit à cette contemplation poignante du tétanique, qui, au moment de l'accès, voit ses muscles échapper à l'influence de la volonté, se contracter sous l'influence des cellules de la moelle en période d'activité automatique incoercible, et devenir ainsi des instruments indociles qui cessent de lui appartenir.

Les annales des maladies mentales renferment des exemples nombreux de cet état de dissociation des forces vives de l'activité cérébrale. — Ce sont des malades qui tantôt écrivent et racontent leurs anxiétés, — les angoisses involontaires par lesquelles ils passent, les paroles qu'ils ont prononcées à leur insu ; — et comment ils sont entraînés à parler malgré eux, à dire ce qu'ils ne voudraient pas dire, à faire des gestes ridicules, et à commettre des extravagances qu'ils jugent avoir été incapables de maîtriser.

Une dame, citée par Falret, poussait des cris, commettait toutes sortes d'actes désordonnés et se trouvait d'autant plus à plaindre qu'elle avait, disait-elle, la conscience que c'étaient là des actes de folie, mais qu'elle ne pouvait s'empêcher de les commettre [1]. — Un malade dont l'observation a été rapportée par Moreau (de Tours) a présenté des symptômes analogues :

X..., à la suite de chagrins, eut le caractère aigri, et fut pris d'idées excentriques que sa raison désapprouvait : il lui prend subitement l'idée de défaire son lit, mais il se demande à quoi bon; de jeter à terre son chapeau sans motif. Dans la conversation, si on se permet de le contredire, il lui prend une envie subite de battre son interlocuteur; il se retient, en songeant à l'absurdité qu'il va commettre, et une foule de conceptions délirantes lui traversent incessamment l'esprit sans qu'il soit permis à personne de le soupçonner de folie, tant la durée de son égarement est courte [2].

Ces phénomènes étranges, ces délires généralisés ou systématisés, ces entraînements bizarres, dont on voit des échantillons avortés chez certaines femmes enceintes, constituent, sous

1. Falret. *Annales médico-psycholog.*, 1870, page 117. Des aliénés avec conscience.
2. Impulsions insolites sans désordre de l'intelligence. *Annales médico-psycholog.*, page 84, année 1857.

forme d'impulsions suicides, homicides, les éléments morbides essentiels, et en quelque sorte les facteurs primaires de la
pathologie mentale; ils dérivent donc tous, à des degrés divers,
des propriétés fondamentales de la cellule cérébrale, de son activité automatique, passée à une phase d'éréthisme incoercible.
— C'est toujours la même propriété *mère* qui est au fond de
toutes les manifestations morbides du cerveau et qui, toujours
présente, toujours identique avec elle-même, soit dans des
conditions normales, soit dans des conditions morbides de la
vie du cerveau, devient la source de tous les désordres et de
toutes les anomalies de la vie mentale.

TROISIÈME PARTIE

ÉVOLUTION DES PROCESSUS DE L'ACTIVITÉ CÉRÉBRALE.

———

Après avoir jusqu'ici envisagé les éléments de l'activité cérébrale à l'état d'individualités, et comme des forces simples à l'état statique, nous allons dans cette troisième partie de notre travail, les envisager au point de vue dynamique, comme des forces vives en mouvement, combinées les unes avec les autres, opérant des réactions réciproques et concourant aux divers modes de l'activité mentale.

Un fait général domine l'organisation intime de l'écorce cérébrale (voir page 12). — Ce fait, c'est l'ordre admirable, la hiérarchie régulière qui est établie dans le groupement et la répartition méthodique de tous les éléments de cette substance corticale. — Dans toutes ses régions, les zones de cellules sont stratifiées les unes au-dessous des autres en couches plus ou moins épaisses; elles sont strictement solidarisées les unes avec les autres, soit dans le sens de l'épaisseur, soit dans le sens de l'étendue transversale de cette même substance; et de plus, les régions des petites cellules occupent partout les zones sous-méningées superficielles, tandis que les régions des grosses cellules sont localisées dans les régions profondes et communiquent avec les précédentes par une série de chaînons intermédiaires, de stratifications de cellules qui servent de transition entre ces deux régions isolées. — Cette simple disposition, qui est la formule anatomique sous laquelle se résume l'économie de la constitution de l'écorce cérébrale, si nous la comparons à celle qui règle les rapports réciproques des cellules nerveuses de la moelle épinière, frappe immédiatement l'esprit, au point de vue des caractères analogiques qui s'expriment en quelque sorte d'eux-mêmes; — et l'on ne peut s'empêcher de reconnaître que s'il y a de part et d'autre des équivalences au point de vue anatomique, c'est-à-dire des régions de petites et des régions de grosses cellules indirectement anastomosées les unes avec les autres, il doit y avoir également des équivalences physiologiques au point de vue de la mise en activité de ces éléments similaires.

Or, comme l'expérience prouve que les courants nerveux se dirigent à travers la moelle des petites vers les grosses cellules, et que ces dernières ne se mettent jamais en action spontanément, mais bien par l'effet d'une incitation excito-motrice incidente qu'elles ne font que réfléchir, — on ne peut s'empêcher d'admettre, au nom de l'analogie la plus légitime, que les actions nerveuses doivent évoluer d'une façon similaire à travers les éléments stratifiés des zones de l'écorce cérébrale. — Il est donc permis de penser que les régions des petites cellules de l'écorce représentent dans le cerveau les régions grises postérieures de a moelle, et qu'elles sont comme elles, le terrain de la dissémination des impressions sensitives, apte à les retenir, à les emmagasiner, pour les propager ensuite aux zones sous-jacentes.

On est donc amené à dire, en raison des analogies anatomiques si nettes qui existent entre ces deux sphères de l'activité nerveuse, la moelle et le cerveau, que les différentes zones de la corticale représentent dans tout leur ensemble comme une série d'appareils sensitivo-moteurs conçus sur le même plan que les appareils similaires de l'axe spinal, — que les activités nerveuses se développent à travers sa trame comme à travers celle de la substance grise spinale, et que, de part et d'autre, les processus qui évoluent sont toujours, — sauf les différences du milieu, — sauf les qualités différentes des éléments mis en jeu, — sauf l'ampleur et la complexité des différentes phases dont ils se composent, — des processus similaires, réductibles aux mêmes phénomènes primordiaux ; — c'est toujours un phénomène de sensibilité qui commande le mouvement, qui suscite l'activité de la cellule motrice, et l'acte moteur en lui-même, — qu'il s'agisse de la moelle, qu'il s'agisse du cerveau, n'est toujours au point de vue de la signification dynamique, qu'un phénomène secondaire et subordonné, que l'effet en retour d'un ébranlement sensitif en période de transformation.

Ceci posé, les phénomènes de l'activité cérébrale envisagés au point de vue de leur développement successif, se réduisent donc tous sous une forme abrégée, pour ·le cerveau comme pour la moelle, en une série de processus, d'opérations physiologiques régulièrement enchaînées, dérivant toutes les unes des autres, se compliquant dans leurs phases diverses, mais ayant toujours un fonds commun d'opérations élémentaires.

C'est toujours un phénomène de sensibilité, une impression sensorielle antérieure, actuelle ou passée, qui marque le point de départ et qui devient, sous une forme plus ou moins sensible, la stimulation mère qui commande le mouvement ; — c'est, en un mot, toujours le *sensorium* en émoi, l'émotion de la personnalité qui, dans la série infinie des opérations cérébrales, exprime la période d'éréthisme dans lequel il a été placé.

De là trois phases naturelles sous lesquelles nous allons successivement envisager le mode d'évolution des différents processus de l'activité cérébrale :

1° Une phase d'incidence, qui correspond au moment où les impressions extérieures arrivent dans les réseaux du *sensorium* et y sont perçues (phénomène de l'attention — genèse de la notion de la personnalité — perception consciente).

2° Une phase intermédiaire pendant laquelle les éléments de la corticale intéressés entrent en période de participation active avec l'impression extérieure transformée et devenue incitation psycho-intellectuelle. (Dissémination des impressions sensorielles dans la sphère psycho-intellectuelle — évolution et transformation de ces mêmes impressions — opérations du jugement, etc.)

3° Une phase de réflexion qui correspond au moment où l'incitation primordiale s'étant propagée à travers les réseaux de l'écorce, sort au dehors et exprime, en réactions motrices volontaires, les modes divers du *sensorium* préalablement ébranlé. (Genèse et évolution des manifestations de la motricité volontaire).

LIVRE PREMIER

PHASE D'INCIDENCE DES PROCESSUS DE L'ACTIVITÉ CÉRÉBRALE.

—————

CHAPITRE PREMIER

L'ATTENTION.

La période d'incidence du processus de l'activité cérébrale est caractérisée par le moment où les incitations sensorielles de toutes sortes, dardées des différents centres des couches optiques, vont se répandre, dans les différentes régions du *sensorium*, dont elles déterminent ainsi l'ébranlement consécutif (figure 6, page 48). — Nous avons déjà, à plusieurs reprises, insisté sur les différentes phases d'évolution des phénomènes de la sensibilité et montré comment ce simple ébranlement physique produit par le monde extérieur, se transformait à mesure qu'il était incorporé avec les tissus organiques, en ébranlements *vivants*, en vibrations nerveuses, et comment ces vibrations nerveuses, parcourant des agglomérations successives de cellules, se trouvaient subir l'action des différents milieux qu'elles traversaient pour arriver, transformées, épurées, dans les réseaux de la corticale, lesquels ne s'émouvaient, ne s'ébranlaient et ne vivaient que par elles.

Les régions du *sensorium* qui sont les sources vives auxquelles s'alimentent, comme aux dépens d'un réservoir commun, toutes les activités de la vie cérébrale, sont donc elles-mêmes, avant de réagir, avant de déverser au dehors les forces autogéniques qu'elles créent sur place, tributaires tout d'abord des incitations du monde extérieur qui, ainsi que l'étincelle électrique, dispersée dans leurs réseaux, vient susciter incontinent le développement de leurs énergies latentes. — Il faut donc, comme condition fondamentale de l'évolution des processus intra-cérébraux que les impressions sensorielles, dans leur période d'incidence, soient conduites régulièrement, qu'elles se répartissent suivant les lois physiologiques que nous avons signalées, et que, de plus, elles soient *reçues*, *propagées* et *retenues*. — Il se passe à ce moment précis de l'activité cérébrale un phénomène délicat, précis et rapide qui est connu sous le nom de *phénomène de l'attention*. Il est tout à fait comparable à celui que nous avons précédemment signalé à l'autre pôle du système nerveux, au moment où les impressions sensitives entrent en contact avec les réseaux périphériques, et où l'incitation extérieure s'incorporant avec le tissu nerveux, perd sur place ses qualités d'incitation purement physique pour revêtir celles d'incitation purement nerveuse.

A la périphérie, au moment précis où l'incitation extérieure, représentée soit par une vibration lumineuse, soit par une vibration sonore, soit par un ébranlement matériel, vient à retentir sur les réseaux sensoriels, il se passe un phénomène intime d'imprégnation ou de transformation des forces. — L'élément nerveux est frappé dans sa sensibilité intime, il *s'érige*, il entre en arrêt, il est *attentif*, et, de ce conflit intime avec la vibration extérieure, il résulte en lui une manière d'être nouvelle, un ébranlement spécifique qui du monde extérieur d'où il dérive va se repercuter jusque dans le *sensorium*.

Les réseaux du *sensorium* qui représentent, eux aussi, une vaste surface sensible ouverte aux incitations extérieures, sont le théâtre de phénomènes de même ordre. — Pour eux l'incitation du monde extérieur arrive sous une forme quintessenciée, *spiritualisée* par l'action métabolique des centres de la couche optique. Et, dès ce moment, il ne représente plus que l'écho éloigné, transformé, d'un ébranlement qui était purement physique, alors qu'il a fait sa première apparition dans l'organisme. — Ici aussi, pour que cette impression incidente pénètre dans les réseaux du *sensorium* et s'incorpore avec eux, il faut qu'elle y trouve des conditions de réceptivité propre, il faut que leur sensibilité intime soit mise en émoi, qu'elle soit saisie et qu'il y ait une sorte d'état d'éréthisme parallèle qui se développe. C'est en effet ce qui a lieu, et au moment où l'incitation arrive dans le *sensorium*, cette imprégnation ne se fait pas *à froid* sans une réaction locale, sans une participation active de l'élément nerveux mis en émoi. Il y a une période d'éréthisme physiologique qu'il manifeste alors dans un point donné et variable de l'écorce cérébrale. — Il est en effet reconnu actuellement, qu'au moment où ce phénomène intime se passe, il y a un développement local de chaleur qui se dégage dans la région cérébrale qui entre en activité (expérience de Schiff, voir page 60) et que cette réaction exprime la participation active, l'*état attentif* des éléments du *sensorium* qui reçoivent l'incitation, au moment où ils s'en imprègnent, et transforment l'incitation purement sensorielle en ébranlement psychique.

L'attention, qui marque la première phase de tout processus d'activité cérébrale, est donc un phénomène parallèle à tous ceux qui se développent dans les plexus périphériques du système alors qu'ils sont saisis par les incitations du monde extérieur. — C'est le *sensorium* lui-même, ce sont les plexus sensitifs de notre être, les régions *mères* où repose la notion de notre personnalité, qui sont immédiatement intéressées et deviennent *conscientes* du phénomène intime qui se passe. — C'est pour cela même que les opérations de l'attention sont toujours des opérations *conscientes* par excellence, qui impliquent la participation nécessaire de la personnalité humaine toute entière.

Ainsi donc pour que les processus de l'activité cérébrale, en vertu desquels l'attention s'exerce, évoluent d'une façon régulière, il faut le concours nécessaire des deux conditions indispensables : — d'une part, l'enregistrement de l'impression sensorielle première, régulièrement effectuée au moment de sa genèse dans les réseaux périphériques, — et d'autre part, la participation active, spontanée, originale des éléments du *sensorium* qui doivent vibrer d'une façon concordante, et se mettre à l'unisson des ébranlements irradiés des régions périphériques. Il faut donc qu'entre ces deux pôles du système, il y ait un effort synergique simultanément accompli.

D'autre part, il faut encore, qu'au moment où l'incitation du monde extérieur arrive dans le *sensorium*, elle soit introduite méthodiquement et d'une façon successive, il faut qu'elle marque son passage d'une façon indépendante et, qu'au moment où elle y est déposée, elle vibre seule, et imprime seule les traces de sa présence dans les réseaux du *sensorium*. — En un mot, il faut que, de même que dans les expériences d'optique, lorsque l'on veut étudier les propriétés élémentaires d'un faisceau lumineux, on a soin d'éloigner les rayons de la lumière diffuse, de se couvrir la tête d'un voile noir pour éloigner de l'œil les rayons incidents, — de même pour le parfait accomplissement des phénomènes de l'attention *consciente*, pour qu'ils se produisent dans le cerveau avec leur maximum d'effet, il faut que les impressions simultanées, circonvoisines, ne viennent pas s'adjoindre à l'impression principale et éclipser, par leur présence, son rayonnement intra-cérébral. — Pour être attentif, il faut donc simultanément recevoir les impressions du dehors et ne les admettre que d'une façon graduelle et successive. — En dehors de ces conditions fondamentales, le processus avorte, et la confusion des impressions, le défaut de précision dans les notions acquises est le seul résultat ultime de cette opération manquée.

Il faut donc qu'une seule impression s'imprime à la fois dans le *sensorium*, et, d'autre part, il faut encore que les éléments du *sensorium* soient eux-mêmes dans une sorte de silence et d'accalmie relative.

En effet, lorsque de vives préoccupations, une contention d'esprit prolongée entretiennent dans certaines zones de la substance cérébrale une période d'éréthisme plus ou moins persistante, il en résulte que ce travail local de suractivité, par cela même qu'il est engendré sur place, étouffe, par son intensité, les ébranlements du monde extérieur. C'est la subjectivité qui domine et qui, à elle seule, absorbe l'activité cérébrale; si bien que les impressions extérieures s'émoussent en arrivant, ne pénètrent pas jusqu'aux régions de la personnalité consciente accaparées par les incitations engendrées sur place; elles sont par conséquent comme non avenues. — Il faut donc qu'au moment où l'impression extérieure arrive dans le cerveau, elle trouve les régions sensitives en disponibilité, à l'état sain, et indemnes de toute cause locale d'excitation intérieure.

Pour que le processus soit complétement effectué il faut enfin une autre condition spéciale, une condition similaire de réceptivité que nous avons vue devoir exister dans les régions périphériques du système. — Il faut que la cellule cérébrale impressionnée soit, comme la cellule des plexus sensoriels, douée d'une certaine force coercitive spéciale, d'une certaine énergie à supporter la fatigue; car c'est aux dépens de sa substance qu'elle produit du mouvement, qu'elle vibre, qu'elle entre en éréthisme, et devient attentive [1].

Nous savons tous que les efforts d'attention prolongés au delà de certaines limites sont impossibles, — que nous ne pouvons pas fixer notre attention d'une façon indéterminée pendant un temps prolongé sur un fait minime, qui n'intéresse qu'une impression sensorielle, par exemple; — ce n'est que par des artifices de mnémotechnie que nous arrivons à raviver l'impression qui s'éteint, et à faire que par une série de sollicitations successives, l'acte attentif soit continu [2]. Cette *distraction* a lieu en raison même des forces vives de l'activité cérébrale, car à mesure que certaines régions du cerveau, fatiguées par une attention soutenue, deviennent silencieuses, d'autres territoires de cellules reposées et fraîches entrent en action automatiquement, en vertu de leurs énergies natives, et accaparent à leur profit les forces vives des régions de la personnalité consciente. — Aussi peut-on dire que le défaut d'attention, la distraction facile impliquent la fatigue rapide ou le besoin de repos des cellules cérébrales, de sorte qu'on est appelé à penser comme conclusion, que la vigueur de l'attention mesure en quelque sorte le degré de vigueur des facultés mentales, qu'elle est l'expression extérieure de l'énergie et de la vitalité des éléments cérébraux, comme dans l'appréciation des phénomènes de la motricité, la continuité de l'effort implique la proportion des réserves de forces motrices en disponibilité [3].

---

1. Les phénomènes de la fatigue, de l'épuisement fonctionnel dans les éléments nerveux se révèlent d'une façon manifeste, ainsi que nous l'avons indiqué déjà à propos de la rétine, laquelle se fatigue vite pour certains rayons lumineux qui l'ont trop longtemps sollicitée.

2. On sait dans le même ordre d'idées que la continuité de la contraction musculaire n'est que le résultat d'une série de secousses successives.

3. Les hémiplégiques, dont le cerveau est partiellement désorganisé, se fatiguent très-rapidement au point de vue de l'attention qu'ils prêtent à ceux qui leur parlent; les déments, dont la substance corticale est plus

Perturbations fonctionnelles.

Les processus de l'attention représentent donc, d'après ce que nous venons d'exprimer, une synthèse d'opérations actives du cerveau, dans laquelle viennent se fondre, d'une part, les phénomènes qui se passent à la périphérie du système nerveux dans les régions sensorielles; — et d'une autre part, les phénomènes qui se développent dans les régions centrales du *sensorium* alors qu'elles entrent directement en conflit avec les incitations extérieures. — On comprend donc comment, lorsque ces deux conditions fondamentales viennent à être troublées dans leurs éléments constitutifs, qu'il s'agisse des régions périphériques aussi bien que des régions centrales, les processus de l'attention sont du même coup troublés et arrêtés dans leur évolution régulière.

Ainsi lorsque ce sont les régions périphériques qui cessent d'être dans les conditions normales de réceptivité, lorsque les appareils sensoriels ne sont pas orientés dans une direction voulue, lorsque, par exemple, certains plexus sensoriels sont frappés d'anesthésie, les incitations du monde extérieur, non perçues, non enregistrées, sont, par cela même, non avenues pour le *sensorium*.

C'est ainsi que les médecins savent combien tous les individus anesthésiques sont indifférents aux oscillations de la température atmosphérique, au contact des corps, — combien ils prêtent *peu d'attention* à ce qui les touche directement et ne produit en eux qu'une impression confuse, — combien certains individus, d'une myopie très-accusée, ont le regard vague et fermé pour les choses du champ visuel ambiant qu'ils ne voient pas, et auxquelles par conséquent ils ne prêtent pas attention; — combien les sourds sont facilement distraits et ne suivent qu'avec peine la série des idées sous lesquelles on les place, — combien chez un grand nombre d'individus atteints de maladies mentales, la systématisation de certains délires n'a d'autre raison d'être qu'une irritation sympathique ou des troubles sensitifs irradiés des régions périphériques qui attirent

ou moins profondément dégénérée, sont dans le même cas : ils ne prêtent qu'une attention très-limitée aux paroles qu'on leur adresse et ne peuvent soutenir au delà de quelques minutes une conversation suivie.

seules toute leur attention. (Phénomènes de l'hypocondrie.)
— On sait encore, lorsque ces mêmes régions sont exaltées et
arrivées aux tonalités de la douleur, combien elles maintiennent les facultés de l'attention dans le *sensorium* à un état
d'éréthisme permanent. Tout le monde sait en effet combien,
lorsque nous souffrons dans un point quelconque de notre
territoire sensitif, ce point douloureux a un retentissement
véhément sur le *sensorium*, combien il accapare à lui seul
l'attention, et combien son rayonnement dolorifère ébranle
profondément notre personnalité consciente inéluctablement
attentive à ce qui se passe.

Dans d'autres circonstances, ce sont les régions centrales
qui sont intéressées et qui, par cela même, mettent obstacle à
la perfection régulière des processus attentifs.

Ainsi, chez les idiots et les imbéciles, l'état d'imperfection
du système nerveux, soit des régions périphériques, soit des
régions centrales, les rend inhabiles à percevoir régulièrement
les impressions du dehors ; leurs sens sont émoussés, leur sensibilité est obtuse ; aussi ne sont-ils susceptibles que d'un
degré minime d'attention. Ils voient mal, entendent mal, sentent mal, et leur *sensorium* est, d'une façon concomitante, dans
un état semblable de pauvreté sensitive. Son impressionnabilité pour les choses du monde extérieur est minime, sa sensibilité faible et, par suite, la période d'éréthisme physiologique
nécessaire à l'absorption de l'impression extérieure est difficile
à provoquer.

C'est ainsi que le défaut d'attention est la règle dans ces formes spéciales de la dégradation mentale, et ce n'est pas sans
raison qu'Esquirol a rattaché l'inaptitude des idiots à être édu-
qués à leur défaut d'attention [1].

Dans la série des psychoses proprement dites, la faculté d'attention faiblit peu à peu et présente, suivant l'intensité du

---

1. Les imbéciles, les idiots sont privés de la faculté d'attention, dit Esquirol, ce qui les rend incapables d'éducation ; j'ai souvent répété cette
observation chez eux. Voulant mouler en plâtre un grand nombre d'aliénés,
j'ai pu le faire pour les maniaques, même furieux, et les mélancoliques ;
mais je n'ai pu obtenir des imbéciles qu'ils tinssent les yeux assez longtemps fermés pour couler le plâtre, quelque bonne volonté qu'ils appor-
tassent à cette opération. J'en ai même vu pleurer de ce que le moulage
de leur tête n'avait pas réussi, entreprendre plusieurs fois, mais vaine-
ment, de conserver la pose qu'on leur donnait, et ne pouvoir fermer les
yeux plus d'une minute ou deux. (Esquirol, tome I, page 11.)

travail morbide, des modifications diverses et fatalement progressives.

D'une manière générale, chez les hallucinés, chez les individus atteints de manie aiguë, de manie chronique, etc., etc., les forces d'attention cessent d'être respectées; les phénomènes du monde extérieur ne produisent plus dans le *sensorium* qu'une impression avortée; ce sont les incitations morbides engendrées sur place, dans les régions mêmes de la subjectivité, qui entrent seules en période d'éréthisme et deviennent ainsi comme une barrière infranchissable entre l'individu et le milieu ambiant. — L'homme malade, ainsi fermé au bruit du dehors, étranger à tout ce qui se passe autour de lui, ne prête qu'une oreille *inattentive* aux choses de l'extérieur; il vit, comme on dit, en lui-même, aux dépens des souvenirs du passé, aux dépens de ses conceptions délirantes habituelles. Les jours s'écoulent, le monde passe, les événements se succèdent autour de lui, il n'y prête plus aucune attention et l'indifférence progressive et l'apathie envahissante qui se déclarent en lui, attestent l'usure graduelle des forces vives de son activité mentale [1].

---

1. Il est des circonstances dans lesquelles on voit chez certains aliénés, dont les facultés intellectuelles ne sont pas encore tout à fait éteintes, certaines incitations extérieures, vives et inopinées, venir modifier heureusement leur état mental et provoquer de leur part certaines manifestations attentives. — Ainsi, Vigna a rapporté l'histoire de certains individus paraissant impropres aux raisonnements les plus faciles et qui, une fois en présence d'une personne qui leur en impose, devant des magistrats, se trouvent surexcités par l'influence du milieu nouveau dans lequel ils sont placés et qui alors exposent les éléments d'une défense régulière et parviennent, de cette sorte, à prévenir un jugement d'interdiction. (*Annales médico-psychol.*, 1871, page 17.)

Baillarger a pareillement noté que, chez certains hallucinés, les impressions vives, subites, pouvaient arrêter le travail morbide de leur cerveau et solliciter de leur part une participation attentive. « Au moment de la visite du médecin, dit-il, les hallucinations disparaissent. Ils cessent d'entendre des voix, et à peine les a-t-on quittés qu'ils retombent dans leurs fausses conceptions. » (*Annales médico-psychol.*, 1845, tome VI, page 185.)

CHAPITRE II

A. — Une fois que l'incitation extérieure s'est disséminée
dans les réseaux de la corticale et s'est incorporée dans le *sensorium* en y développant les énergies spécifiques des cellules
cérébrales qui l'ont reçue, alors ce milieu nouveau entre lui-
même en jeu et réagit en raison directe de ses aptitudes
latentes. — C'est la sphère de l'activité psycho-intellectuelle
qui parle alors avec toutes ses richesses naturelles, avec toutes
les réserves de sa sensibilité en éveil et qui, tout à coup mise
en émoi, réagit et développe ainsi les merveilleuses aptitudes
dont elle est fondamentalement douée. Ce milieu nouveau,
qui entre en action, comprend, avons-nous dit, l'ensemble
des phénomènes purement psychiques et des phénomènes
purement intellectuels de l'être vivant. C'est la région *prin-
ceps* par excellence de l'organisme à laquelle tout aboutit, de
laquelle tout part et qui est le résumé des forces vives de l'activité mentale.

Comment cette double sphère d'activité qui, au point de vue
dynamique, présente des caractères si nettement tranchés et
cependant si solidairement confondus, est-elle constituée ? —
Comment peut-elle être conçue idéalement au point de vue de
la structure de l'écorce ?

Ce sont là des questions sur lesquelles il nous est aujourd'hui impossible de donner une réponse catégoriquement satisfaisante. — Nous savons seulement, d'après les données anatomiques que nous avons précédemment exposées, que l'écorce cérébrale est constituée par des séries de cellules superposées par zones indépendantes et cependant solidaires les unes des autres, et que ces réseaux de cellules reçoivent principalement dans une circonscription spéciale, directement les incitations extérieures, pour lesquelles ils forment ainsi une vaste surface de réception, et, dans l'acception stricte du mot, un véritable *sensorium commune*.

Or ces réseaux du *sensorium*, constitués par ces différentes zones sous-méningées des cellules de la corticale, ne sont pas seulement des écrans inertes, des zones nerveuses destinées à recevoir et à enregistrer *passivement* les images du monde extérieur, — ce sont des réseaux vivants sensibles, émotifs, qui s'érigent d'une façon spéciale en présence de l'incitation stimulatrice et qui, comme leurs congénères des régions périphériques, témoignent à son contact les mêmes manières diverses dont ils peuvent être impressionnés. — Ils vivent, ils sentent, et de plus ils se souviennent ; car c'est alors que cette nouvelle propriété de conserver les traces des impressions passées, apparaissant avec toute son énergie, donne à toutes les incitations qui arrivent au milieu d'eux un caractère spécial de permanence et leur permet de se survivre à elles-mêmes, de se prolonger à l'état de souvenirs, et d'être annotées dans ce calendrier de nos impressions sensitives avec un coefficient spécial de plaisir ou de douleur.

C'est ainsi qu'en vertu de ces deux conditions fondamentales, l'arrivée de l'incitation extérieure, — la réaction appropriée du milieu cérébral où elle est reçue, — des forces nouvelles se créent dans le cerveau, une sphère spéciale d'activité nerveuse se développe, dans laquelle la sensibilité intime de notre être, notre personnalité consciente, représentée avec tous ses éléments (V. p. 83) dans la trame du *sensorium*, prend vie, s'amplifie, se perfectionne, par la mise en jeu de la sensibilité intime des éléments qui la constituent. C'est ainsi, comme conséquence, que les ébranlements anciens sont fatalement associés aux incitations récentes, que le passé des émotions diverses, le souvenir des jours de joie ou de tristesse se trouvent incessamment en conflit avec ces régions mères de l'activité mentale, et qu'en somme si la sphère de l'activité purement psychique peut être considérée, au point de vue dynamique, comme la résultante de tous les ébranlements de notre sensibilité récente et passée, associés aux événements de la vie courante, — au point de vue anatomique, elle peut être conçue comme localisée dans toute cette série d'éléments nerveux qui constituent les plexus du *sensorium*.

B. — D'autre part, si jusqu'à un certain point nous pouvons avoir quelques données précises qui nous permettent de supposer que certaines régions de l'écorce (les régions des petites cellules) jouent le rôle de réservoir commun par rapport aux impressions extérieures qui viennent s'y distribuer, et par conséquent, deviennent le territoire spécial des manifestations de la sensibilité mentale, — il est jusqu'ici presque complétement impossible d'avoir des données précises sur la constitution réelle et la situation topographique du champ de l'activité intellectuelle proprement dite. — Ce n'est que par artifice et par voie détournée que nous pouvons arriver à grouper quelques faits en rapport avec ce sujet.

L'étude des maladies mentales nous montre en effet d'une façon précise que, dans un grand nombre de cas, les régions de l'activité intellectuelle peuvent être respectées alors que les régions purement émotives, les régions du *sensorium* sont profondément troublées. — On voit un grand nombre d'aliénés, atteints de lypémanie, gémir sur leur sort, sur les persécutions dont ils sont l'objet, s'émouvoir d'une façon incessante à propos de minuscules incidents, et cependant pouvoir se rendre compte de ce qui se passe autour d'eux et, au milieu des désordres de leur sensibilité en émoi, discerner parfaitement ce qui leur arrive, et faire quelquefois des réflexions très-judicieuses.

Cette dissociation des régions purement émotives et des régions purement intellectuelles pouvant être inégalement touchées, prouve donc, d'une façon péremptoire, l'indépendance fonctionnelle complète de la sphère intellectuelle proprement dite, celle de l'émotivité et de la sensibilité mentales.

Maintenant, cette sphère de l'activité intellectuelle qui a un domaine propre, une autonomie particulière au milieu des opérations cérébrales, où siége-t-elle, et dans quelles connexions se trouve-t-elle avec les différents groupes des cellules de l'écorce ?

Jusqu'ici encore nous n'avons que des conjectures et des probabilités à exposer.

En tenant compte cependant de l'ordre et de la marche des processus de l'activité cérébrale qui, des régions superficielles sous-méningées, se répartissent par voie de propagation vers les régions profondes de l'écorce, on ne peut s'empêcher d'admettre que la sphère de l'activité intellectuelle ne doit être mise en jeu que secondairement et consécutivement à l'ébranlement des réseaux du *sensorium*. — Les réseaux du *sensorium* reçoivent d'emblée et tamisent en quelque sorte les incitations extérieures avant de les propager aux zones sous-jacentes : ce sont les frontières naturelles par lesquelles doivent passer fatalement toutes les incitations du monde extérieur. Or, cette frontière naturelle occupe topographiquement les régions superficielles de l'écorce ; on peut donc provisoirement admettre que les zones de cellules sous-jacentes aux réseaux du *sensorium* avec lesquelles elles sont continues sont précisément celles qui peuvent être considérées, sans qu'il soit possible de limiter leur épaisseur, comme le champ d'action des opérations de l'intellect proprement dit.

Cette manière de voir, qui cadre avec les faits d'observation journalière, lesquels nous montrent à chaque instant combien l'activité de l'esprit est solidaire de l'activité sensorielle, — combien l'esprit, pour s'exercer, ne peut le faire qu'après avoir reçu sa stimulation du monde extérieur, nous montre en même temps — combien les phénomènes de l'activité intellectuelle, par cela même qu'ils s'exercent dans un territoire isolé de la corticale, sont aptes à se montrer d'une façon autonomique, avec une allure propre, comme sphère d'activité complétement indépendante.

Quoi qu'il en soit, la sphère intellectuelle, considérée en elle-même, participe aux mêmes manifestations dynamiques que celles que nous avons reconnues à sa congénère de la sphère psychique.

Comme elle, elle se met en activité sous l'influence des incitations du monde extérieur qui lui apportent le mouvement et la vie ; comme elle aussi, elle s'érige à la suite et développe ses énergies intimes. Mais ici, ce n'est plus la sensibilité, l'émotivité qui jouent le premier rôle, comme lorsque ce sont les réseaux du *sensorium* proprement dit qui sont en émoi, ce sont les activités purement automatiques des cellules qui se développent alors avec une énergie spécifique tout à fait significative. Si la sensibilité est la note dominante des activités psychiques, l'automatisme est la caractéristique de ce champ spécial de la vie du cerveau.

Tout en effet s'y révèle d'une façon automatique et en dehors de la volonté ; c'est à notre insu que certaines idées se présentent, que certaines associations s'opèrent entre elles, que certains souvenirs sont évoqués. — Tout, dans ce domaine spécial, se fait d'une façon irrésistible, fatale, inconsciente, au nom de l'activité automatique qui règne en souveraine et devient par cela même la seule force qui régente et commande la série des opérations de l'intellect ; — c'est elle, en effet, qui crée des rapports nouveaux, qui tient en réserve nos souvenirs quotidiens et les enchaîne aux événements récents, et qui, — toujours présente, toujours active, par un phénomène étrange, dont nous sommes incessamment les dupes, se fait jour sous forme de *spontanéité* dans nos idées, nos paroles, nos actes, et devient ainsi, comme nous l'avons indiqué déjà, l'expression la plus vivante de la verdeur et de la vitalité des régions cérébrales qui lui ont donné naissance.

Ainsi la sphère de l'activité psychique et la sphère de l'activité intellectuelle représentent donc isolément, chacune au point de vue de son action dynamique, le résumé le plus complet des propriétés fondamentales de la substance nerveuse. — Dans la première, ce sont les phénomènes de la sensibilité avec ce qu'ils ont de plus exquis, de plus perfectionné qui dominent. Dans la seconde ce sont les phénomènes de la vie automatique. Ces deux régions de l'activité cérébrale, réunies et combinées dans un synergique effort, se prêtent incessamment un mutuel concours. Elles s'intriquent l'une dans l'autre, à propos de toutes les manifestations quotidiennes de la vie cérébrale, l'une empruntant à la sphère satellite les éléments qui lui manquent, si bien que, de ce *consensus* intime, de ce concours de toutes les forces vives d'éléments nerveux mis en totalité à contribution, émerge une notion nouvelle dont jusqu'ici nous avons ébauché la genèse, une notion d'ensemble qui est en quelque sorte la synthèse de toutes nos activités mentales, c'est-à-dire la notion de notre propre *personnalité*. C'est le sujet que nous allons maintenant aborder.

CHAPITRE III

GENÈSE DE LA NOTION DE LA PERSONNALITÉ.

La notion de notre personnalité intime, cette notion *prin-ceps* autour de laquelle pivotent toutes les manifestations de notre activité mentale, se dégage, ainsi que nous l'avons déjà fait pressentir, du conflit intime de la sphère de l'activité psychique et de la sphère intellectuelle. C'est un phénomène complexe qui se déroule, un véritable processus physiologique qui a aussi — ses phases d'évolution, — une genèse propre, — un ensemble de conditions qui le font vivre et durer, et — ses moments passagers de trouble pendant lesquels il peut s'éclipser et disparaître momentanément.

Ce sont les éléments de la sensibilité végétative et sensitive de l'être vivant [1] qui entrent comme facteurs premiers dans la genèse de la notion de notre personnalité, et c'est la participation effective des éléments du *sensorium* qui la complète et l'achève.

Nous avons déjà montré en effet comment les éléments de la sensibilité étaient susceptibles, à l'aide du système nerveux, d'être dirigés, drainés, loin des régions où ils ont pris naissance, pour être transportés à distance dans les réseaux du *sensorium* qui sont finalement le réservoir commun de toutes les sensibilités partielles de l'organisme. Nous avons montré

1. Voir page 83 et suivantes.

aussi, comment toutes les régions sensitives de l'être humain trouvaient dans ce *sensorium* un point symétrique vibrant à l'unisson, et comment, — par cela même, toute notre individualité en bloc, fibre sensible par fibre sensible, était transportée et étalée dans les réseaux du *sensorium*.

Que résulte-t-il de cette disposition? c'est que ces mêmes réseaux renferment dans leur intimité notre personnalité vivante et sentante tout entière, avec les éléments sensitifs qui la constituent, anastomosés entre eux en une inextricable unité; ils servent de support à ses manifestations, ils la couvent en eux-mêmes, la vivifient incessamment de leur énergie propre et lui permettent ainsi, en la maintenant toujours à l'état de verdeur et d'éréthisme, d'être en perpétuel conflit avec les incitations du monde extérieur qui affluent à tout instant.

C'est grâce à ce mécanisme intime, que la notion de notre personnalité prend vie en nous et dérive nécessairement d'une série de phénomènes réguliers de la vie du système nerveux. C'est, comme on le voit, toutes les sensibilités diffuses de l'organisme qui se trouvent réunies dans les réseaux du *sensorium* avec leurs tonalités diverses, et qui deviennent ainsi la matière première de son édification.

Comme conséquence naturelle de cette évolution physiologique, il résulte que, par cela même que ce sont les régions perceptives du *sensorium* qui sont les régions mères au sein desquelles elle a pris naissance, elle se trouve en conflit direct avec les impressions extérieures et fatalement associée à tous les ébranlements que celles-ci développent à leur suite. — Elle en est incessamment avertie, elle est incessamment *consciente* de tout ce qui se passe, des caractères divers et des degrés d'intensité de ces mêmes incitations; — elle s'ébranle, elle s'émeut, elle s'attriste et se réjouit suivant les tonalités variées dont les éléments du *sensorium*, qui sont ses supports naturels, sont eux-mêmes ébranlés par les stimulations incidentes.

C'est ainsi que les phénomènes de la *perception consciente*, envisagés au point de vue physiologique, rentrent dans le cadre naturel des fonctions nerveuses régulièrement accomplies. C'est une opération vitale, un processus normal qui ne naît et ne se développe que par le fait du concours synergique de toutes les forces vives du système nerveux mises simultanément à contribution. — Comme toutes les grandes fonctions de l'économie, le processus de la notion de la personnalité consciente ne vit et ne se soutient que par le concours incessant de tous les appareils nerveux qui sont parties prenantes ; et cette notion en elle-même ne devient permanente et stable que par le fait de la continuité du jeu des rouages organiques aux dépens desquels elle se développe.

Supposez une interruption dans l'arrivée des impressions extérieures sensitives dans le *sensorium*, des troubles spéciaux apparaîtront et se révèleront d'une façon toute caractéristique. Ainsi, on rencontre certains malades qui, frappés d'anesthésie des membres inférieurs (certaines formes d'ataxie locomotrice), disent qu'étant couchés dans leurs lits ils ne sentent plus leurs membres, qu'ils ne savent plus où sont leurs jambes ; ils n'ont plus conscience de cette portion de leur personnalité qui est constituée par leurs extrémités inférieures.

Supposez la suspension des courants sanguins qui vont porter la vie dans les cellules du *sensorium*, un autre ordre de phénomènes très-significatifs se développe alors. Il y a un arrêt subit du jeu de la machine vivante. — Tout s'arrête à l'instant ; tout reste immédiatement en suspens. Les régions perceptives du *sensorium* frappées, en quelque sorte, d'asphyxie, sont tout à coup privées de la propriété de sentir les incitations ambiantes ; elles demeurent torpides, inertes, et la personnalité humaine cesse du même coup d'être *consciente* des choses du monde extérieur dont elle perd ainsi la connaissance (syncope, défaillance, vertige épileptique).

Supposez encore que les réseaux de cellules de la corticale, isolés les uns des autres, dans une certaine mesure, au point de vue de l'arrivée du sang dans leur trame, comme ils le sont au point de vue de l'activité dynamique, reçoivent à un moment donné plus de sang que d'habitude et entrent ainsi dans une phase d'éréthisme morbide ; — les régions de la personnalité consciente restant relativement indemnes, il en résulte un phénomène étrange en vertu duquel l'individu, sans avoir perdu la connaissance des choses extérieures, assiste, en quelque sorte passivement, à l'entraînement automatique de certaines régions de son cerveau qui le poussent à proférer des paroles, à commettre des actes extravagants, et cela d'une façon incoercible et tout à fait en dehors de sa volonté.

Ces détails nous amènent donc à dire que les phénomènes

de la *perception consciente*, comme de véritables processus physiologiques, sont décomposables par l'analyse en phases successives — et qu'ils ne se développent et ne se perfectionnent qu'en raison des conditions d'intégrité des divers milieux qui les engendrent.

A ce point de vue, ils sont tout à fait comparables aux phénomènes de l'hématose qui n'ont lieu d'une façon incessante et continue que par l'effet de la coopération effective d'une série d'appareils de la vie organique qui coopèrent à ce but commun. — L'hématose est, dans son essence, une opération fondamentale aussi importante dans la sphère des phénomènes de la vie organique que la perception consciente dans la sphère des phénomènes de l'activité psychique. — Dans le premier cas, c'est l'arrivée de l'oxygène qui vient animer le globule sanguin et rendre rutilant le sang veineux au moment de son passage dans la trame pulmonaire ; — dans le second cas, c'est l'arrivée incessante et non interrompue de la stimulation du monde extérieur qui vient animer la cellule cérébrale et susciter ses énergies latentes ; — de part et d'autre, c'est la non-interruption de l'arrivée de l'élément extérieur qui est la cause de l'entretien et de la perpétuité de la fonction qui s'exécute à la suite ; — si bien donc que la notion de la *personnalité consciente* est dans son essence un phénomène d'ordre vital qui ne persiste toujours actif, toujours présent, que par le fait de la continuité et du synergique effort des appareils nerveux mis en réquisition.

CHAPITRE IV

DÉVELOPPEMENT DE LA NOTION DE LA PERSONNALITÉ.

Comme toutes les opérations de l'organisme en action, la notion de notre personnalité consciente n'arrive pas d'emblée à ce degré de perfectionnement complet sous lequel elle se présente chez l'adulte; elle passe par des phases de développement successif; elle est rudimentaire tout d'abord chez l'individu qui vient de naître et elle suit peu à peu dans son développement naturel les progrès successifs d'évolution des appareils nerveux qui lui servent de support.

Dans les premiers temps de la vie chez le jeune être, elle est vague, indécise et aussi confuse que les rouages organiques au sein desquels elle apparaît. Les réseaux du *sensorium* sont à peine constitués, le développement biologique cérébral retarde sur celui de l'axe spinal, si bien que c'est alors la vie automatique qui seule domine.

Ce n'est que peu à peu, par l'effet du développement des appareils sensoriels et de ceux de l'activité cérébrale, que le jeune être arrive à distinguer ses sensations, à voir, à entendre, et à garder un souvenir *conscient* des impressions perçues. — En même temps, il se voit, il se sent marchant, se mouvant, il a la notion consciente de son activité propre, et de plus, il sent les choses qui ont flatté ou contrarié les régions sensitives de son être et qui ont sollicité d'une façon quelconque l'intervention de sa personnalité.

D'autre part il touche, il voit les objets ambiants, il sent que tout ce qui l'environne n'est pas lui, que tout cela est extérieur à lui et à sa sensibilité intime ; — dès lors un travail incessant se crée inconsciemment dans son esprit ; une sélection naturelle s'opère dans l'ensemble des acquisitions faites, et tandis que toutes les impressions irradiées des régions sensitives de son organisme se fusionnent dans le *sensorium* en une notion homogène, la notion intime de ce qui est lui, celle de sa propre personnalité, — les impressions du monde extérieur, perçues aussi dans le *sensorium*, sont et demeurent isolées, formant toute une réserve à part, hétérogène, désormais classée comme contingent d'origine extérieure, indépendante des premières.

A ce moment le jeune enfant, dont le *sensorium* a accompli par ses seules forces vives cette première sélection des incitations naturelles qui l'ont ébranlé, se trouve dans la même situation qu'une personne qui (pour nous servir d'une comparaison que nous avons employée précédemment), placée dans une chambre noire, verrait sur un écran représenter sa propre image avec celle des objets extérieurs et qui ne saurait tout d'abord reconnaître ses traits, ni l'abstraire des objets qu'elle voit se peindre sur cet écran. Dès lors, dans l'esprit du jeune enfant qui se développe, les phénomènes de la subjectivité et de l'objectivité ont une existence isolée.

Mais ce n'est là qu'un premier pas ; d'autres opérations d'une aussi grande importance vont bientôt apparaître : sa sensibilité va se révéler à l'extérieur, la parole va apparaître.

Ce travail de sélection naturelle entre les impressions intérieures et les impressions extérieures s'exerce inconsciemment, d'une façon silencieuse dans le cerveau du jeune enfant ; son activité cérébrale n'est pas encore mise en jeu avec toutes ses richesses ; il ne transmet au dehors que peu des choses qui se passent en lui. Ce n'est que par degrés qu'il s'avance dans la direction du progrès mental : son oreille lui apprend tout d'abord à répéter les sons qui la frappent, et cela automatiquement au début, comme un écho ; puis son esprit se met de la partie, et sa mémoire fidèle lui apprend que des sons modulés d'une façon spéciale expriment tel ou tel objet extérieur, et qu'ensuite — les différents états d'émotion de son *sensorium*, ses joies, ses peines, peuvent se traduire au dehors par des consonnances vocales significatives. Et ainsi, d'effort en effort, de progrès en progrès, il arrive à faire une série d'abstractions, à comprendre que si des sons articulés peuvent être les signes représentatifs d'objets ambiants, du même coup, sa personnalité tout entière, son *moi sensitif* et impressionnable peut être, par une abstraction parallèle, représenté en un vocable unique par un son spécifique qui le résume, par un nom propre.

C'est ainsi que dès les premières phases de la vie le nom propre de chaque individu, inféodé dans l'esprit au moment des premières opérations qu'il accomplit, s'incorpore avec sa substance, et devient pour l'individu et pour ses semblables la caractéristique sociale à l'aide de laquelle il traverse la vie ; — cette caractéristique, il la lègue à ses successeurs comme un patrimoine héréditaire, — et ceux-ci, à leur tour, la transmettent à leurs descendants avec les attributs propres de la généalogie.

Une fois ces premières acquisitions faites, le jeune être, par cela même qu'il sait, qu'il peut traduire au dehors ses émotions, ses désirs, qu'il a un nom propre exprimant sa personnalité, ne parvient cependant que par tâtonnements aux degrés divers de son perfectionnement ultérieur. — Tout d'abord il balbutie ses premiers désirs à l'aide d'expressions incorrectes, ébauche rudimentaire des vocables usuels ; — il reconnaît les appels qui lui sont faits ; il sait quand ces appels sont adressés à sa personnalité. — Dans une incitation objective venue du dehors, il reconnaît que c'est son nom qui est prononcé et que c'est à lui que l'on s'adresse. Mais en même temps, un fait bien remarquable se présente alors à l'observation et montre d'une façon simple les phases par lesquelles passe successivement la notion de la personnalité avant d'arriver à sa période de *solidification* complète dans l'esprit. En suivant ces phrases pas à pas en effet on reconnaît que le jeune être, dans ses moyens d'expressions extrinsèques, ne se dépouille que peu à peu des caractères primordiaux d'objectivité qui marquent les premières périodes de son développement.

Ainsi les jeunes enfants, vers la deuxième et troisième année, alors qu'ils suivent un développement régulier, parlent comme ils sentent. — Ils se sont accoutumés à se voir comme un corps qui a une forme extérieure et qui occupe une place déterminée dans l'espace. Leur nom lui-même n'est pas encore assimilé complétement et incarné en eux, comme expression concrète de tout leur être. Ils conservent encore une certaine nuance d'objectivité ; dans les formes primitives de leur langage, ils parlent d'eux-mêmes à la troisième personne, comme s'il s'agissait d'une personne étrangère à eux, et manifestent leurs émotions ou leurs désirs suivant cette formule simple : Paul veut telle chose, Paul a mal à tel endroit.

Peu à peu, par le fait naturel du développement qui se poursuit, l'enfant, vivant dans un milieu attentif et entraîné automatiquement par les conversations courantes, fait un pas de plus dans la voie de son perfectionnement intellectuel.

Il sait déjà que sa personnalité a une qualification propre, il sait la reconnaître quand on la désigne, et tourne la tête et les yeux quand on prononce son nom, et de plus, son langage s'opère, ainsi que nous venons de le dire, d'une façon rudimentaire, sous la formule impersonnelle. — Ce n'est que peu à peu, et en quelque sorte par l'effet des efforts incessants d'une trituration continue qu'on arrive à lui apprendre que l'ensemble de sa personnalité, constituée à l'état d'unité, peut revêtir une autre façon abstraite que celle d'un nom propre, et que sa formule équivalente est représentée par les mots je, moi. — Par un nouvel effort d'abstraction, le jeune être qui reçoit dans son esprit avide tout ce qu'on y dépose, accepte inconsciemment cette donnée conventionnelle qu'on lui fournit toute préparée, et — comme elle est commode, expéditive, usuellement employée, il se l'approprie, la met en usage, et peu à peu s'en sert dans la conversation courante. Il finit par substituer les mots je, moi, à son nom propre dans la construction des phrases qu'il édifie suivant les règles de la grammaire.

A partir de cette phase du développement mental qui ne se complète que d'une façon insensible, par l'effet d'un apprentissage journalier de tous les instants, la personnalité du jeune être se trouve saisie des moyens réguliers pour s'exprimer au dehors, et cela d'une façon méthodique, régulière et compréhensible pour le milieu ambiant. Elle est revêtue extérieurement d'une dénomination spécifique, qui la caractérise comme individualité sociale, par le nom propre de la famille d'où elle émerge ; elle s'affirme, se conjugue dans le discours, s'incarne dans le verbe sous une formule précise, acceptée de tous ; le je, le moi, deviennent ainsi la manifestation grammaticale extrinsèque de tous ses désirs et de toutes ses émotions.

CHAPITRE V

Il résulte des explications que nous venons de présenter que la notion de notre *moi* sentant, de notre personnalité intime, loin d'être un phénomène simple et un, n'est que le résultat d'une série d'opérations organiques se combinant, se prêtant un mutuel appui et pouvant, par cela même, être isolément intéressées; — nous avons montré ainsi comment cette notion de notre personnalité, liée à la vie des appareils qui la soutiennent, ne pouvait se maintenir en nous toujours vive et toujours brillante, comme un foyer en ignition, qu'à la condition expresse d'être incessamment avivée par les forces vives des éléments qui concourent à sa genèse ainsi qu'à son entretien. Soumise aux oscillations du substratum qui la supporte, elle est susceptible de s'allanguir, de s'exalter et de tomber avec lui. C'est le tableau de ces différentes vicissitudes que nous allons essayer d'esquisser.

Ainsi, tantôt ce sont les régions périphériques du système nerveux qui sont d'abord troublées dans leur fonctionnement et qui amènent par cela même un retentissement morbide dans l'évolution des processus des régions centrales.

Tantôt au contraire ce sont les régions centrales, qui sont intéressées soit par des congestions, soit par des arrêts subits du cours du sang dans leurs réseaux, phénomènes alternatifs qui amènent soit des exagérations de la personnalité, soit des obnubilations passagères, des pertes de connaissance du milieu ambiant, etc.

Dans la première série de faits, on rencontre des sujets (prédisposés d'ailleurs) atteints d'anesthésie de la peau, chez lesquels les incitations sensitives, au lieu de développer dans le *sensorium* les réactions habituelles résultant du contact avec le monde extérieur, cessent d'y retentir; et alors — on les voit engendrer une série de conceptions délirantes d'une nature spéciale : le processus de la personnalité, privé de ses matériaux élémentaires, subit par cela même un arrêt de développement. — Ainsi, ils croient qu'ils ont perdu leur personnalité, qu'ils sont changés en animaux, qu'ils sont devenus des choses inertes, une masse de boue, de verre, de beurre, qu'ils ne sont plus vivants. — Un malade anesthésique, cité par Michéa, disait qu'on avait changé son corps et qu'on l'avait transformé en machine : « Vous voyez bien, disait-il, que je n'ai plus de corps. » Un autre répétait qu'il était mort de la tête aux pieds [1]. Foville père a cité l'observation d'un ancien militaire anesthésique qui se disait mort depuis longtemps. Lorsqu'on lui demandait des nouvelles de sa santé : « Comment va le père Lambert? demandez-vous ? Il n'y est plus, il a été emporté par un boulet, ce que vous voyez n'est plus lui, c'est une machine qu'ils ont faite à sa ressemblance. » En parlant de lui il ne disait jamais moi, mais cela.

Une dame atteinte d'excitation émotive, que j'ai eu l'occasion d'observer, et qui était pareillement anesthésique, me disait qu'elle ne sentait plus rien autour d'elle, qu'elle était dans le vide, que son corps n'avait plus de poids et qu'elle était sur le point de s'envoler.

Le chirurgien Baudelocque, dans les derniers temps de sa vie, avait perdu la conscience de l'existence de son corps; lui demandait-on : « Comment va la tête ? — La tête! je n'ai plus de tête, disait-il. — Si on lui demandait son bras pour lui tâter le pouls, il disait qu'il ne savait où il était. Il voulut un jour se tâter le pouls lui-même; on lui mit la main droite sur le

[1]. Michéa. *Annales médico-psychol.*, 1856, page 249.

poignet gauche ; il demanda alors si c'était bien sa main qu'il sentait [1]. »

Quand ce sont les régions centrales du système nerveux qui sont intéressées dans leur constitution intime, les troubles les plus intéressants peuvent se produire au sujet du processus de la notion de la personnalité, et ces troubles sont différents — suivant que les conditions organiques du substratum présentent des états divers, au point de vue de l'éréthisme ou du collapsus des cellules cérébrales et — au point de vue soit de l'accélération, soit du ralentissement du courant sanguin qui circule dans leurs réseaux.

Ainsi dans la période congestive de la paralysie générale, alors que les éléments du *sensorium*, en proie à une suractivité circulatoire des plus vives, reçoivent des matériaux nutritifs en excès, ils sont par cela même entraînés, comme tous les autres éléments histologiques de l'économie, à développer d'une façon exagérée leur vitalité propre. — Ils s'exaltent alors, et arrivent bientôt à une sorte d'éréthisme continu, en vertu duquel la fonction physiologique qu'ils accomplissent subit par cela même une amplification proportionnelle. C'est ainsi que dans cette période congestive, le processus normal de l'évolution de la personnalité s'élève à ce degré d'ampleur si caractéristique. A cette époque en effet, la personnalité de l'individu monte de plusieurs degrés au-dessus de sa tonalité normale, elle s'étale, elle s'allonge [2], elle se gonfle avec les éléments morphologiques aux dépens desquels elle vit, et le malade entraîné dans ce cycle fatal, se sent plus riche, plus grand, plus fort qu'il n'était. Il parle de lui, de sa santé physique qui est splendide, des richesses qu'il a accumulées, de son rôle social qui est immense ; il est devenu roi, empereur, pape, etc.

Dans les conditions inverses, alors que les réseaux du *sensorium* ne reçoivent plus qu'une quantité de sang insuffisante, au point de vue de ses propriétés assimilatives, des phénomènes inverses se produisent.

Les éléments du *sensorium* sont frappés d'une sorte de

---

1. Citation de Michéa. *Loco citato* et *Bibliothèque médicale*, 1809, t. XVII.
2. J'ai observé un malade qui, dans la phase congestive d'une paralysie générale, me disait chaque matin, qu'il grandissait d'un pied de long.

torpeur générale qui fait descendre leurs énergies vitales au-dessous de leur tonalité normale, et alors ils expriment d'une façon concordante cet état général d'allanguissement diffus des forces mentales, en vertu duquel les processus de la personnalité ne se manifestent plus que d'une façon blafarde, vague et diffuse. — Les malades alors, en proie à certaines formes de mélancolie avec stupeur, présentent une passivité plus ou moins complète, une apathie, une indifférence profonde pour tout ce qui les touche, et la plupart du temps, cet état torpide n'est que l'effet en retour d'une sorte d'anesthésie des régions centrales marchant de pair avec l'anesthésie des régions périphériques [1].

Il est encore une autre série de phénomènes morbides dans lesquels la notion de la personnalité, la conscience du monde extérieur, peut tout à coup être suspendue par l'effet d'un arrêt momentané de la circultation dans les réseaux du *sensorium*.

On sait maintenant, grâce aux travaux de la physiologie moderne, que les troubles circulatoires intra-encéphaliques sont fréquents chez les épileptiques et, qu'au moment de l'attaque, la perte de connaissance est produite par un spasme des vaisseaux qui entrave le cours du sang dans la substance cérébrale. Il arrive quelquefois que ces troubles circulatoires, loin de s'opérer dans toute l'étendue des régions du *sensorium*, comme au moment des grandes attaques épileptiques avec perte complète de connaissance, se bornent seulement à exercer leur influence dans des régions limitées de la substance cérébrale. — Il y a alors des arrêts locaux de la circulation dans certains territoires des cellules qui sont momentanément dans une période de collapsus, de véritables ischémies partielles, alors que, dans d'autres, l'activité cérébrale continue à s'exercer et à fonctionner d'une façon indépendante. — On voit des individus, comme dans un état de somnambulisme, agir inconsciemment, commettre des actes extravagants, des crimes même, sans avoir aucune notion consciente des choses du monde extérieur et sortir au bout de plusieurs heures et

---

1. Chez un malade atteint de lypémanie avec stupeur prolongée et mort dans cet état, j'ai pu constater un état d'anémie des plus caractéristiques de la substance cérébrale, qui était en quelque sorte lavée et privée de matériaux sanguins.

même de plusieurs jours de cet état d'obnubilation partielle de leur *sensorium*, complétement étonnés et stupéfaits des paroles qu'ils ont prononcées, des faits qu'ils ont accomplis pendant cette période d'interrègne de leur personnalité consciente (aliénations inconscientes [1]).

Enfin, nous rappellerons que les notions de notre personnalité, justiciable dans sa constitution et dans son existence même des rouages organiques au milieu desquels elle vit, s'éclipse régulièrement toutes les douze heures, alors que les cellules cérébrales tombent dans la période de sommeil.

La cellule cérébrale, en effet, comme la cellule périphérique (cellules sensorielles de la rétine), se fatigue au bout d'un certain temps d'activité ; sa sensibilité s'émousse plus ou moins rapidement, et, fatiguée, elle tombe forcément dans une période de collapsus qui n'est autre que celle du sommeil physiologique. — A ce moment-là, elle cesse d'attirer le sang autour d'elle, la circulation se ralentit et, à mesure que la période de sommeil s'accentue de plus en plus, la *perte de connaissance* du milieu ambiant, la *perte de notre personnalité* rétrocède du même coup et finit par s'éteindre, et cela d'une façon plus ou moins complète suivant le tempérament et les habitudes de chacun.

1. Voir les faits de folie transitoire que nous avons rapportés dans notre travail sur les actions réflexes cérébrales, page 137.

LIVRE DEUXIÈME

PHASE DE PROPAGATION DES PROCESSUS DE L'ACTIVITÉ CÉRÉBRALE.

CHAPITRE PREMIER

DISSÉMINATION DES IMPRESSIONS SENSORIELLES DANS LES RÉSEAUX DE LA SPHÈRE PSYCHO-INTELLECTUELLE. — GENÈSE DES IDÉES.

Nous avons vu précédemment comment les impressions sensorielles, une fois reçues vers les régions diverses de la périphérie corticale, se trouvaient dispersées dans les réseaux du *sensorium*, qui constituaient pour elles un vaste champ de projection et, comment, — à partir de là, poursuivant leur trajet, elles entraient particulièrement en rapport, — les unes avec la sphère de l'activité psychique, les autres avec la sphère de l'activité purement intellectuelle. — C'est en ces régions cérébrales que se trouve le dernier terme de leurs longues migrations à travers l'organisme. C'est là, qu'elles se concentrent, qu'elles se transforment et, sous des modalités nouvelles, devenues des incitations *spiritualisées* de la sphère psycho-intellectuelle, qu'elles constituent les éléments fondamentaux de toutes les manifestations de la vie cérébrale.

C'est là, en un mot, que ces mêmes incitations sensorielles, une fois incarnées dans la cellule vivante, se perpétuent en tant qu'incitations persistantes, pour devenir comme des souvenirs

durables de l'impression première qui leur a donné naissance.
— C'est là qu'elles reposent, dans ces replis infinis de la sphère
psycho-intellectuelle, qu'elles vivent toujours alertes, toujours
brillantes, comme des réserves fidèlement conservées du passé
de notre esprit et de nos émotions. — C'est là qu'elles forment
ce fonds commun d'anciens souvenirs accumulés depuis nos
premières années, qui constitue ces *idées mères* que nous portons en nous-mêmes et qui ne sont que les irradiations du
monde extérieur primitivement imprégnées en nous; elles
ont vécu avec nous pendant de longues années, et y ont pris
en quelque sorte une existence indépendante, comme des
greffes adventives implantées dans notre substance. — Nos
idées, nos émotions qui y sont attenantes, ne sont donc que les
reflets directs et les répercussions prolongées du monde extérieur qui nous ont ébranlés tout le long de la route, et ce travail
intime, qui a commencé avec les premières phases de notre
existence, s'est perpétué et se perpétue sans cesse par une participation incessante de l'activité propre du cerveau.

Chaque ébranlement sensoriel qui s'opère en nous, y laisse
une trace, un souvenir spécifique, et c'est ce souvenir posthume de l'objet absent, qui continue à vibrer, — qui se perpétue, qui s'avive, qui se renforce à l'aide des incitations de même
tonalité qui viennent lui communiquer une nouvelle verdeur
alors qu'il commence à faiblir; — et c'est cet entretien journalier
de toutes les impressions persistantes qui constitue l'origine
et la permanence de nos idées ainsi que de toutes nos émotions.

Fouillez en effet profondément la généalogie de chacune
d'elles en particulier, soumettez-les à une série d'analyses élémentaires, décomposez-les en leurs éléments primaires, et vous
verrez toujours comme résultat ultime, au fond du creuset, que
nos idées, ainsi que toutes nos émotions, sont réductibles à une
impression sensorielle comme élément fondamental du début.
C'est elle, l'impression sensorielle, qui est au fond de toutes
nos idées, de toutes nos conceptions, et qui, sous forme de
combinaison binaire, ternaire, quaternaire se dérobe aux premières recherches; mais pour peu qu'on poursuive l'investigation avec suite, on arrive à reconnaître aisément que comme
un corps simple de la chimie organique, elle est toujours susceptible d'apparaître aussitôt qu'on l'a mise en demeure de

se dégager des combinaisons artificielles qui la détiennent [1].

Toutes nos idées, toutes nos émotions tirent donc physiologiquement leur origine d'un phénomène extérieur qui s'est incarné en nous et s'y est perpétué à l'état de souvenir, et c'est ainsi que nos idées, comme nos souvenirs, vivent de la vie du substratum organique qui les supporte et avec lui subissent toutes les oscillations qu'il est susceptible de présenter.

C'est ainsi qu'en raison même de la mise en activité de la cellule nerveuse avec tous ses attributs intrinsèques et extrinsèques, l'ébranlement sensoriel qui s'est imprimé en elle, y est devenu une *idée*, c'est-à-dire un souvenir de l'objet absent ; il se propage à distance à l'aide des réseaux anastomotiques, et se transforme ainsi, de cellule à cellule, en ébranlement progressif et rayonnant.

C'est ainsi que, — en raison même de ces connexions, nos idées s'associent, se groupent d'une façon méthodique en souvenirs contemporains, s'appellent les unes les autres, lorsque

1. Les idées de temps et d'espace, que les philosophes ont considérées pendant si longtemps comme irréductibles, sont cependant décomposables par l'analyse en éléments simples qui les rattachent aux processus réguliers de l'activité cérébrale.

Ainsi la notion que nous acquérons de l'espace dérive directement de celle de l'activité musculaire. C'est par la notion de la somme de l'effort fait pour nous déplacer que nous acquérons la notion du chemin parcouru et de sa longueur. C'est par la marche que les aveugles jugent de l'éloignement d'un lieu à un autre et acquièrent ainsi la notion de l'espace ; c'est ainsi que successivement nous apprécions mentalement l'espace occupé par un mètre, par un kilomètre, par plusieurs kilomètres, etc., et finalement nous arrivons à pouvoir nous faire une idée de l'immensité des espaces inter-planétaires ; ce sont donc des acquisitions de nature objective qui président en nous à l'édification de la notion de l'espace.

De même pour l'acquisition de la notion du temps. C'est un processus très-complexe dans lequel entrent des facteurs multiples, et surtout l'enregistrement des faits quotidiens. Ainsi, relativement à l'appréciation des heures de la journée, nous nous en rapportons à l'intensité de la clarté du jour, à la répétition d'incidents habituels et aux circonstances multiples du milieu ambiant, qui reviennent périodiquement, à un moment donné. — Nous connaissons les mois, les années, par des faits de notre mémoire et des notes qui consignent ce que nous avons fait. Cela est si réel que, lorsque les éléments du sensorium sont troublés, que la mémoire vient à faiblir pour retenir les faits récents, la notion du temps disparaît ; un grand nombre d'aliénés, qui sont depuis plusieurs années dans les asiles, ne se rendent pas compte du temps qui s'écoule et font des écarts considérables à ce sujet. Ils disent qu'ils sont sequestrés depuis 5 ans, 6 ans, alors que leur date d'entrée dans l'établissement remonte à 15 et 20 ans.

le premier anneau de la série a été ébranlé, — se représentent d'une façon irrégulière et décousue lorsque, abandonnant la direction de notre esprit, nous les laissons aller comme on dit au hasard, que nous donnons audience à nos pensées, c'est-à-dire que nous laissons les activités automatiques de nos cellules cérébrales s'exercer suivant leur allure naturelle et s'appeler suivant leurs affinités intimes.

C'est en raison de ce mécanisme organique que le mouvement et la vie se répandent d'une façon incessante à travers les réseaux de l'écorce cérébrale ; que les incitations de toute sorte surgissent dans leur intimité à propos de l'arrivée des impressions extérieures ; — que les matériaux du passé s'associent aux idées, aux impressions récentes, et qu'en un mot ces phénomènes si merveilleux, si instantanés, si variés que présente l'activité du cerveau, se développent en présence de la personnalité consciente, laquelle assiste, spectatrice, à leur évolution sans pouvoir diriger le mouvement qui s'accomplit, et, chose étrange, en croyant le régenter.

On se figure généralement que l'on commande la direction des idées dans un sens voulu, et que l'on a autorité sur leur évocation. — On ne s'aperçoit pas ordinairement, qu'alors que l'on s'imagine conduire ses pensées dans une direction, on obéit inconsciemment déjà au deuxième temps d'un mouvement dont le premier temps déjà s'est préalablement effectué. — Si je crois penser à un objet par un effort spontané de mon esprit c'est un leurre, — c'est que déjà le territoire des cellules, où cet objet réside, s'est déjà mis en vibration automatiquement dans mon cerveau ; — j'obéis, alors que je crois commander, en ne faisant que suivre une direction où je suis inconsciemment engagé. — Il se passe à ce sujet un fait tout à fait analogue à celui qui a lieu dans les jeux de prestidigitation, et qu'on appelle la carte forcée, — alors que le prestidigitateur nous force inconsciemment à prendre une carte en nous laissant supposer la liberté du choix.

Les incitations sensorielles, une fois qu'elles sont disséminées dans les réseaux de la substance corticale, continuent, ainsi que nous l'avons déjà dit à plusieurs reprises, le mouvement commencé dans leur conflit avec le monde extérieur ; le processus en évolution poursuit son cours, et alors, elles se répartissent : les unes — soit dans la sphère de l'activité psychique, les autres — soit dans la sphère de l'activité intellectuelle proprement dite. C'est dans ces deux régions que nous allons dorénavant poursuivre leur étude [1].

1. Les ébranlements périphériques n'arrivent pas tous, chez les mêmes individus, au sensorium avec la même rapidité. Dans les nerfs sensitifs, la vitesse de transmission a été différemment évaluée ; elle oscille suivant les divers auteurs entre 24 ou 26 mètres par seconde. Elle est modifiée par plusieurs influences, le froid par exemple et l'état électro-tonique. Il est probable qu'elle n'est pas uniforme et qu'elle diminue en raison de l'éloignement de son origine (2).

Mach a cherché à déterminer comparativement le temps minimum pour qu'une impression se convertisse dans le cerveau en incitation motrice. — Pour les impressions visuelles, la vitesse de transmisson visuelle est de 0,0472, pour le doigt 0,029, pour l'oreille 0,016, c'est-à-dire, que de toutes ces perceptions, ce sont les auditives qui sont le plus rapidement perçues (3). — D'un autre côté, les astronomes ont noté depuis longtemps sous le nom de coefficient individuel, la part qui doit être faite dans les corrections des formules à la façon inégale dont différents observateurs signalent l'apparition d'un même phénomène céleste. On sait en effet, que lorsque plusieurs personnes sont chargées de noter le passage précis d'un astre au méridien, il n'y a jamais un synchronisme parfait entre tous les témoignages. La transmission au sensorium de l'impression lumineuse et sa conversion en incitation motrice réfléchie s'effectuent chez les uns et les autres d'une façon inégale. — Ce qui porte à penser qu'il y a pour la marche des opérations de l'esprit une allure physiologique propre à chaque individu, qu'il y a des gens lents à voir, lents à comprendre et à réagir, comme il y a, pour les phénomènes de la progression somatique, des gens lents à se mouvoir et paresseux à la marche.

(2) *Hermann, Physiologie*, page 319.
(3) *Annales médico-psycho.* 1869. Tome 2. 6. 441.

CHAPITRE II

Évolution des impressions sensitives.

Les impressions sensitives comprennent en bloc non-seulement les impressions du tact, du contact, de la pression des corps; mais encore celles qui nous donnent la notion de la température, et celle de l'activité de nos muscles. Elles sont destinées, soit isolément, soit simultanément, à jouer un rôle prépondérant dans les phénomènes de l'activité cérébrale proprement dite, et forment, ainsi que nous l'avons indiqué, un énorme contingent d'excitations congénères qui se répartissent également, dans le domaine de l'activité psychique proprement dite, ou dans celui de l'activité intellectuelle [1].

Dardées des régions centrales des couches optiques, qui représentent le centre même du cerveau, elles ne paraissent pas jusqu'ici avoir, au point de vue de leur distribution ultime, une aire de dissémination bien nettement localisée.

Les fibres, en effet, qui rayonnent du centre médian semblent devoir les répartir d'une façon égale dans les différentes zones de l'écorce cérébrale.

---

1. Le rôle que les impressions sensitives jouent dans les phénomènes de l'activité cérébrale est tellement important, au point de vue de la stimulation physiologique qu'elles développent, que, à la suite d'ancienne amputation des membres, lorsqu'elles cessent de stimuler le cerveau, l'hémisphère qui cesse de les recevoir subit par rétrocession d'influx stimulateur, une atrophie corrélative.

Le contingent d'éléments sensitifs qui est spécialement réservé à se distribuer dans le champ de l'activité psychique, défini ainsi que nous l'avons fait, est représenté par toutes ces agglomérations d'incitations sensitives qui, soutirées de tous les points sensibles de l'économie, sont déversées par les voies centripètes dans les régions centrales.

Ces sont ces éléments sensitifs agglomérés qui, d'un commun accord, incessamment actifs, incessamment vibrants en nous, deviennent dans le *sensorium* les éléments constitutifs intimes de notre personnalité, de notre unité sentante. — C'est là le rôle spécial que jouent les impressions sensitives, au point de vue de l'activité psychique proprement dite, et l'on voit combien leur rôle est capital, combien elles sont les pierres angulaires de tout l'édifice de notre activité mentale, puisqu'elles forment par leur synthèse la notion de l'individualité vivante en exercice.

Genèse de la notion du bien et du mal. — Les impressions sensitives sont appelées à retentir encore d'une manière toute spéciale dans les réseaux du *sensorium* et à y susciter les modalités qui n'appartiennent qu'à elles seules.

Ainsi, en vertu de ce consensus préétabli sur lequel nous avons déjà tant insisté entre les régions périphériques et les régions centrales du système nerveux, il arrive cette conséquence très-remarquable, que l'état spécial dans lequel se trouvent les nerfs sensitifs (alors qu'ils sont saisis par des impressions qui flattent leur sensibilité intime) se réflète sur le *sensorium* et y développe une sorte de concordance, en vertu de laquelle il se met à l'unisson avec eux.

Lorsqu'une atmosphère tiède vient à rafraîchir notre peau en transpiration, lorsqu'un repos réparateur vient à raviver nos forces et à donner à nos muscles fatigués, à nos articulations endolories, leur flexibilité, leur élasticité première, nous disons que nous sommes dans un état spécial de bien-être, que cela nous a fait du *bien*.

Ce mot, être *bien*, caractérise un état spécial de notre *sensorium*, une tonalité propre à la sensibilité qui est désirée de tout le monde, et qui devient par cela même une manière d'être spécifique du *sensorium*, qui se fixe et se perpétue en nous comme un souvenir, comme une espérance. — C'est une sorte de sentiment spécifique, une sorte de sentiment étalon auquel nous rapportons la plupart des impressions qui viennent se réfléchir en nous ; — si bien que, par extension, la notion du bien-être de nos nerfs sensitifs flattés, devient insensiblement subjective pour se transformer en notion du *bien*.

Il résulte de cette évolution mentale que lorsqu'un acte quelconque de l'activité humaine est jugé par nous, nous disons qu'il est *bien*, par cela même qu'il a produit dans la sphère de notre sensibilité morale une impression équivalente à celle produite dans le domaine de la sensibilité physique par une impression sensorielle qui nous aura fait du *bien*. — Et, inversement, ce qui blesse, ce qui heurte notre sensibilité physique, ce qui nous fait *mal*, met notre *sensorium* dans des conditions tout autres que précédemment, et devient par cela même la notion subjective du mal, à laquelle nous rapportons tous les endolorissements de notre sensibilité morale.

Dans le domaine de l'activité intellectuelle proprement dite, les impressions sensitives sont encore amenées à avoir une importance de premier ordre.

Unies aux impressions congénères qui émanent de l'intimité de nos muscles en action, elles sont parties prenantes d'une foule de notions complexes dont l'entendement fait son profit et qui sont mises incessamment à contribution, sans que nous en ayons nettement conscience.

Ce sont prnicipalement les impressions tactiles qui forment le contingent propre destiné à solliciter les réactions de la sphère intellectuelle.

Irradiées des extrémités des réseaux périphériques, douées d'une organisation spéciale (papilles sensitives, corpuscules du tact, de Pacini), ces impressions fournissent à l'intellect une collection de notions peu abondantes, il est vrai, mais très-précises sur les différentes qualités des corps qui sont en contact avec elles. — C'est grâce à elles que nous établissons nos jugements sur la dimension et l'état de la surface des corps extérieurs, sur leur mouvement, leur température, le degré de sécheresse ou d'humidité qu'ils présentent. — C'est grâce à elles et à leurs congénères de la sensibilité musculaire, que nous sommes instruits de la dépense d'influx nécessaire qu'il faut faire pour soupeser les corps pesants, les déplacer, et acquérir

indirectement la notion précise de leur volume et de leur
solidité.

Ce contingent spécial d'éléments sensitifs à l'aide duquel la
notion de la personnalité humaine se développe et se maintient en activité, et à l'aide duquel aussi nous sommes en
conflit incessamment avec les choses du monde extérieur, — ce
contingent, dis-je, est encore destiné à retentir d'une façon
concordante sur l'ensemble des facultés mentales et à donner
une tournure spéciale au caractère de l'individu ainsi qu'aux
créations de son esprit. — On peut donc dire que l'état de
perfectionnement plus ou moins complet et que le degré de puissance sensitive plus ou moins grand, issu des régions périphériques, trouvent leur contre-partie dans les régions centrales et
que tel est le degré de la sensibilité physique, tel est, chez l'individu, le degré de la sensibilité morale.

Qui ne sait combien les femmes en général, et en particulier
celles qui, vivant dans l'oisiveté, ne faisant pas œuvre de leurs
mains, ont la peau fine, délicate et sensible? — combien leurs
plexus nerveux sensitifs sont en quelque sorte exposés à nu en
présence des agents d'incitations de toutes sortes ? et combien, —
par cela même, cette sensibilité tactile incessamment en éveil,
incessamment en vibration, tient continuellement leur esprit
instruit de mille sensations qui nous échappent, et de subtilités tactiles pour nous complétement inédites? — C'est ainsi
que chez les femmes de la société oisive et chez les hommes
à peau fine, les aptitudes mentales se développent et s'entretiennent en raison même des perfectionnements et des délicatesses de la sensibilité de la peau. La perfection du toucher
devient en quelque sorte une seconde vue qui fait sentir et *voir*
à l'esprit des finesses qui échappent au commun des hommes
et constituent une qualité de premier ordre, le *tact moral*,
ce toucher de l'âme comme on l'a appelé, qui est la caractéristique des organisations à peau délicate et impressionnable,
dont le *sensorium*, comme une corde tendue, est toujours prêt
à entrer en vibration sous le choc des moindres ébranlements.

Inversement, comparez la peau épaisse de l'homme de peine,
habitué à manier de lourds outils et de pesants fardeaux, et
chez lequel les réseaux sensitifs sont éloignés des corps qui les
touchent par une couche épaisse de callosités épithéliales, — et

voyez, après examen de la sensibilité intellectuelle et morale, si vous êtes compris lorsque vous essayez à faire jaillir en
lui quelques lueurs de ces délicatesses de sentiment qui caractérisent si nettement l'état mental des individualités à peau
fine. Sur ce point l'expérience s'est déjà depuis longtemps pro-
noncée, et nous savons tous qu'il faut parler à chacun le langage qu'il peut comprendre, et que chercher à éveiller dans
l'esprit d'un homme à écorce rude la notion des délicatesses
d'un sentiment raffiné, c'est parler à un sourd des suavités de
l'harmonie, et à un aveugle des beautés des couleurs [1].

Évolution des impressions optiques.

Les vibrations lumineuses transformées directement par
l'action propre de la rétine en vibrations nerveuses, sont tout
d'abord concentrées dans les centres gris de la couche optique
qui leur sont affectés; — de là elles sont irradiées principalement dans les régions antéro-latérales de l'écorce cérébrale.
Elles arrivent, ainsi que nous l'avons indiqué déjà, dans le
sensorium avec des vitesses différentes suivant les individus [2], et à partir du moment où le matin elles viennent
illuminer les réseaux nerveux du *sensorium*, elles sont per-
manentes et, par leur incessante stimulation pendant la durée
de l'état de veille, elles entretiennent l'activité des cellules cérébrales en continuel éréthisme.

Les ondulations lumineuses, qui s'irradient ainsi à travers

1. Aux faits que nous avons cités déjà relatifs à l'influence pathogéni-
que exercée par certaines anesthésies sur la généalogie de certains délires,
nous ajouterons comme complément l'observation suivante rapportée par le
Dr Auzouy et qui montre d'une façon nette la curieuse influence que
peuvent avoir les impressions sensitives sur l'ensemble des phénomènes
psycho-intellectuels. — Il s'agit d'un jeune homme bien doué, et raisonnable, devenu subitement indiscipliné et rebelle à tout faire, pour se
livrer aux plus mauvaises tendances au point de compromettre son honneur
et le repos de sa famille. L'examen fit reconnaître que ce jeune homme
était complétement anesthésique. Pendant son séjour à l'asile, il a éprouvé
successivement plusieurs phases intermittentes d'anesthésie dont l'apparition coïncidait manifestement avec le retour des plus mauvais instincts. —
Lorsque la sensibilité réapparaissait à la peau, on voyait apparaître chez
lui les dispositions morales contraires aux précédentes, et une conscience
très-nette de sa situation. (Auzouy. *Annales médico-psycho.*, 1859, page 535.
— Des troubles fonctionnels de la peau et de l'action de l'électricité chez
les aliénés).

2. Voir page 203.

le cerveau, ne sont pas homogènes au point de vue de leurs caractères extrinsèques, et n'affectent pas d'une manière égale les différentes régions de la corticale où elles vont se distribuer. — Ainsi, non-seulement elles transmettent au *sensorium* les notions de la lumière avec ses différentes graduations d'intensité, mais encore elles lui fournissent les notions plus spéciales du coloris des objets ambiants. — Ce sont là, en effet, deux manières différentes dont les éléments du *sensorium* peuvent être inégalement saisis et qui, la plupart du temps, sont réparties d'une façon disparate chez la plupart des hommes; on rencontre certaines organisations qui, à ce point de vue, sont très-incomplétement douées. — Chacun sait que si tous les voyants ont la faculté d'être impressionnés par la lumière, ils n'ont pas tous la faculté de percevoir également les couleurs, et qu'il y a des personnes qui ont une cécité particulière en vertu de laquelle certaines nuances sont non avenues pour elles [1]. — Nous savons tous que certains peintres, doués au plus haut degré de cette aptitude naturelle à percevoir d'une façon complète les différentes gammes de la coloration des corps, donnent même à leurs œuvres une intensité de coloris toute spéciale, une richesse de tons qu'ils puisent en eux-mêmes, et que leurs rivaux moins bien doués ne peuvent ni comprendre, ni imiter.

Les impressions optiques ainsi que leurs congénères sensitives se fragmentent en deux contingents qui vont isolément se répartir soit dans la sphère de l'activité psychique, soit dans la sphère de l'activité intellectuelle.

1° *Genèse de la notion du beau et du laid.* — Le contingent spécial d'impressions optiques, destiné à se répartir dans la sphère d'activité psychique, paraît être l'origine de cette faculté en vertu de laquelle nous nous prononçons sur la *beauté*

1. M. Black a vu à Glascow un homme de 50 ans, ayant perdu la vue dès l'âge de 2 mois, qui apprit peu à peu à discerner les couleurs, au point qu'il put exercer la profession de teinturier sans aucun aide pendant plus de 40 ans. Non-seulement il appréciait parfaitement les couleurs et les nuances, mais encore il savait donner aux étoffes, au gré de ses pratiques, une teinte plus ou moins foncée sans se tromper. (*Annales médico-psycho.* 1848. — Page 414.)
Voir encore le mémoire de Earle, sur l'inaptitude à distinguer les couleurs. — *Annales médico-psycho.* 1846. — Page 217.

ou la *laideur* des choses qui nous impressionnent, et en cela, elle se rapproche des impressions sensitives qui nous fournissent les notions du *bien*, en vertu d'un processus physiologique régulièrement accompli ; — les impressions optiques, d'une façon parallèle, sont les impressions *mères* qui engendrent en nous la notion du *beau*.

En effet, les impressions optiques, conçues dans les régions périphériques, ainsi que celles de la sensibilité générale, ne remontent pas dans le *sensorium* à l'état d'impressions atones, indifférentes, froidement stimulatrices ; — elles transportent avec elles l'état spécifique dans lequel les réseaux périphériques ont été placés au moment de leur genèse, les notions contemporaines de plaisir ou de déplaisir concomitants. — Lorsqu'un spectacle agréable se présente devant nos yeux, nos rétines, en tant que réseaux nerveux impressionnables, sont flattées plus ou moins directement dans leur sensibilité intime, comme lorsqu'une sensation agréable vient à saisir nos nerfs sensitifs, et cette satisfaction spéciale se transmet au *sensorium* en y apportant une manière d'être spéciale aussi, un état nouveau que nous exprimons sous la dénomination de *sensation de beauté*[1].

La notion subjective que nous avons qu'une chose est belle, se lie donc fondamentalement, chez l'homme primitif qui ne connaît ni les subtilités de l'art, ni la casuistique des différentes écoles, ni le code des amateurs, au souvenir d'une impression agréable, à une satisfaction purement visuelle ressentie par la rétine agréablement sollicitée.

Les enfants aiment tout ce qui est brillant, luisant au soleil, les habitants des campagnes, les habitants des pays méridionaux, certaines peuplades sauvages sont séduits par la vue des objets de couleur voyante, des nuances qui impressionnent violemment le regard. — Ce sont là les formes rudimentaires de la notion du beau qui dérive bien réellement d'une impression primitivement physique ; ce n'est que peu à peu, par le fait de la participation intellectuelle, de la culture du jugement, de la

---

1. C'est ainsi qu'il y a des satisfactions intrinsèques pour les yeux comme pour les oreilles ; c'est avec un plaisir infini que tous, au sortir d'un endroit obscur, nous saluons la lumière ; que nos yeux se complaisent à recevoir les rayons primitifs du spectre, qu'ils se réjouissent en présence des magnifiques verrières de nos vieilles cathédrales éclairées par le soleil, en présence des ondoiements de riches étoffes de satin, des reflets multicolores des fleurs éclatantes, des feux d'artifice, des flammes colorées.

comparaison, que cette notion première arrive à se perfectionner en nous et à devenir une appréciation raisonnée, réfléchie, d'une impression physique qui tout d'abord s'est adressée à notre sensibilité optique.

Réciproquement on arrive à comprendre que les choses qui produisent sur la rétine une impression pénible, qui font mal à voir, comme on dit, sont aussi celles qui retentissent péniblement sur le *sensorium* et qui apportent avec elles la notion inverse à la précédente, c'est-à-dire celle de la laideur.

2° Les impressions optiques, apportées dans le *sensorium,* non-seulement y suscitent des modalités spéciales en vertu desquelles la notion de beauté ou de laideur se développe naturellement en nous, mais encore elles sont douées d'un pouvoir pénétrant plus intime, et en revêtissant mille formes, elles arrivent à toucher et à mettre en branle toutes les cordes de notre émotivité.

C'est ainsi que la vue d'un paysage bien ensoleillé, émaillé de fleurs aux nuances multicolores, couvert de vertes prairies avec des horizons lointains, développe en nous des sentiments de satisfaction qui font que notre sensibilité est satisfaite et s'épanouit ; — qu'un lieu sombre, resserré par de grands murs, privé de verdure, serre le cœur comme on dit, contriste le *sensorium* et développe en nous un sentiment répulsif bien légitime, partagé par tous. — Ce sont là des impressions émotives d'attraction ou de répulsion, qui s'imposent directement à la suite de l'impression perçue, sans l'intervention de la mémoire ni des souvenirs anciens.

En raison de ces affinités mystérieuses qui relient le présent au passé de nos idées et de nos émotions, une simple apparition, une simple impression optique est susceptible de raviver d'anciens souvenirs et, suivant les occurrences, de faire vibrer en nous les différentes tonalités émotives que nous sommes aptes à lui présenter.

C'est ainsi que la vue d'un symbole extérieur, d'une bannière, d'un étendard, d'un drapeau, est apte inopinément à faire éclater chez les individus qui le voient, qui le saluent, les sentiments les plus divers, par cela même que cette apparition éveille en eux une série de souvenirs appropriés. — C'est par la vue des pompes extérieures qui les environnent, par le déploiement de broderies d'or et d'argent, d'uniformes éclatants, que les dépositaires de l'autorité, en tout temps et en tout lieu, ont toujours su inspirer le respect des foules devant lesquelles ils passent ; — c'est en captant l'admiration passive des yeux de leurs contemporains ébahis, qu'ils ont toujours maintenu leur prestige. — C'est pour le plaisir des yeux que les êtres humains, sur toute la surface du globe, cherchent, suivant leurs moyens, à orner leur personne et à paraître sous les dehors les plus avantageux.

C'est par la vue, petits et grands, jeunes et vieux, hommes rustiques et citadins, que nous sommes tous pris et séduits ; car ce sont toujours nos yeux qui sont tout d'abord charmés dans la contemplation de la beauté physique, et, le plus puissant des sentiments, l'amour, destiné à faire vibrer le cœur de l'homme, n'a d'autre origine la plupart du temps qu'une séduction de la vue, que le plaisir des yeux convoitant avec ardeur l'objet qui les a charmés et suscitant l'éveil automatique de toutes les voluptés latentes.

C'est encore en vertu de ces liens mystérieux qui associent les impressions optiques à nos sentiments, que nos émotions anciennes, nos affections intimes, sont réveillées et entretenues par la vue de certains souvenirs. — Qui ne sait combien les traits des personnes aimées reproduits par la peinture sont une douce consolation pour les absents ? — combien certaines institutions, certaines cérémonies publiques ou privées revenant d'une façon périodique, certains anniversaires, par cela même qu'ils nous rappellent des dates où nos émotions ont été en mouvement, sont destinés également à faire revivre les mêmes émotions et à nous transporter de nouveau en présence des personnes et des circonstances qui les ont primitivement inspirés ?

3° Dans la sphère des phénomènes purement intellectuels, les impressions optiques ont encore un rôle très-important et qui mérite de fixer l'attention.

Ainsi, soit seules, soit associées à leurs congénères excito-motrices, qui règlent à notre insu les divers mouvements d'accommodation de l'œil, elles nous permettent de porter un jugement sur l'éloignement, les dimensions, les formes des différents objets ambiants. — En cela, comme lorsqu'il s'agit des impressions de la sensibilité proprement dite, les impressions anciennes s'ajoutent aux impressions récentes pour former les éléments de la comparaison : — Quand nous disons qu'un corps est à telle ou telle distance de nous, — il y a une action réfléchie de l'entendement qui, en raison de la connaissance de l'objet, de la façon dont il est éclairé, associe une série de notions préalablement acquises à une impression récente. — Quand, à propos d'un corps qui se meut transversalement devant nous, nous concluons le sens de ce mouvement, — c'est encore une évocation d'une impression anciennement acquise qui vient s'annexer à une impression récente.

C'est ainsi que peu à peu, une foule de notions complexes se créent dans l'esprit par le fait de l'arrivée des impressions optiques et de leur conservation à l'état de souvenirs persistants. Le sens de la vue devient de cette sorte une des sources les plus fécondes aux dépens de laquelle s'alimente sans cesse toute notre activité cérébrale. — Ce sont encore les impressions optiques qui, dans la culture artificielle de l'esprit, avec leurs congénères acoustiques, sont appelées à jouer un rôle si prépondérant au point de vue de l'interprétation mentale des signes graphiques dans l'action d'écrire sous la dictée ; et au point de vue de la régularité du tracé de ces mêmes caractères, dans l'action d'écrire spontanément. — Ce sont encore elles qui sont les introductrices de la pensée d'autrui dans notre esprit, lorsque, les yeux fixés sur des caractères écrits, nous rattachons chacun de ces caractères à des idées corrélatives et à des émotions coordonnées. Elles animent ainsi ces caractères silencieux, leur donnent la vie et les fixent en nous comme des matériaux destinés à susciter dans l'esprit des associations d'idées nouvelles et les impressions les plus variées.

Elles sont donc, en un mot, les agents les plus puissants qui stimulent la culture de la sphère psycho-intellectuelle et fécondent son activité. Elles nous permettent à la fois de recevoir les impressions de la pensée d'autrui, à l'aide de la parole écrite, transmise à distance, et réciproquement, de manifester nos émotions, nos idées, sous une forme manuscrite qui devient ainsi l'expression apparente des états divers qu'elles traversent.

4° Le rôle prépondérant que jouent les impressions optiques dans le fonctionnement de l'activité mentale, nous permet de supposer que lorsqu'elles viennent à faire défaut, elles doivent troubler l'équilibre général d'une certaine façon, et déterminer à la suite des troubles spéciaux du fonctionnement cérébral.

Jusqu'à présent l'état mental des aveugles n'a pas été tracé d'une façon suffisamment précise pour permettre d'apprécier avec certitude les modifications survenues dans le caractère ou la tournure de leurs idées, sous l'influence de l'arrêt de développement des impressions optiques. — Néanmoins on peut dire avec Dumont, qui s'est occupé déjà de cette question, que l'influence que les impressions optiques exercent sur le jeu des fonctions cérébrales est des plus significatives, et qu'un certain nombre d'individus qu'il a pu observer, après être devenus aveugles, avaient présenté, au point de vue psychique, des changements d'humeur, des symptômes de mélancolie d'autant plus prononcés, que les malades étaient plus incapables de discerner le jour d'avec la nuit [1].

Dans cet ordre d'idées, Bouisson a communiqué une observation des plus remarquables [2]. Il s'agit d'un jeune homme qui était devenu aliéné à la suite d'une double cataracte, avec incohérence des idées et défaut complet de spontanéité. Bouisson, d'après les antécédents du malade, eut l'heureuse idée de faire l'opération. Elle fut pratiquée simultanément sur les deux yeux par abaissement et, quelques jours après, lorsque les impressions optiques revinrent stimuler régulièrement le *sensorium* du malade et que la vision lui fut rendue, il commença à prononcer quelques paroles sensées; son état mental s'améliora progressivement et, au bout de quelques semaines, il quitta l'hôpital en état de pouvoir subvenir à ses besoins.

Baillarger a aussi de son côté rapporté des faits analogues. Ainsi il cite, d'après Whytt, l'exemple d'un malade qui, dès qu'on lui fermait les yeux, même sans dormir, tombait dans un grand désordre d'esprit. Il lui semblait qu'il était transporté dans les airs et que ses membres allaient se détacher.

Chez une malade de 27 ans qu'il a observée lui-même, il a noté qu'aussitôt qu'elle fermait les yeux, elle voyait des ani-

1. D'après Dumont, sur 120 aveugles, en laissant ceux qui sont atteints de lésions cérébrales appréciables, il y en a 37 avec des désordres intellectuels variant depuis l'hypocondrie jusqu'à la manie, avec hallucination et démence. (Influence de la cécité sur les fonctions intellectuelles, — *Moniteur des Hôpitaux*, 1857. — Page 245 et 265).
2. *Bulletin de l'Académie de médecine* 8 octobre 1860.

maux, des prairies, des maisons. « Il m'est arrivé, dit-il, de lui abaisser moi-même plusieurs fois les paupières, et aussitôt elle me nommait une foule d'objets qui lui apparaissaient [1]. »

Évolution des impressions acoustiques.

Les impressions acoustiques, avec leurs congénères les impressions optiques, jouent un rôle des plus importants dans l'ensemble des manifestations de l'activité mentale. — Comme elles, elles sont incessantes pendant toute la période diurne et, par leur stimulation non interrompue, maintiennent le fonctionnement cérébral en un perpétuel état d'éréthisme. Elles sont pour nous les véhicules naturels de la notion du son et de l'harmonie en même temps qu'elles sont les éléments générateurs du langage articulé. — C'est grâce à elles que nos oreilles sont charmées, que l'entendement perçoit et interprète, suivant des modes conventionnels, les sons vocaux articulés, et que la personnalité humaine émue, vibre au dehors et s'exprime en sonorités phonétiques régulièrement coordonnées.

Recueillies à la périphérie des plexus sensoriels acoustiques, elles sont, ainsi que leurs congénères, condensées dans un noyau spécial de substance grise des régions postérieures de la couche optique et de là irradiées principalement dans les régions postérieures de l'écorce cérébrale qui présentent, dans l'espèce humaine, un développement si caractéristique. D'après Wundt, ce sont elles qui sont transmises avec le plus de rapidité vers le centre perceptif.

Ainsi que leurs congénères, elles ont une double portée : — elles entrent en conflit successivement soit — avec la sphère psychique, soit — avec la sphère intellectuelle proprement dite, et, dans ces deux régions d'activité nerveuse, elles suscitent des réactions spécifiques du même genre que leurs congénères.

1° Dispersées dans les réseaux du *sensorium*, elles y développent tout d'abord les mêmes réactions de plaisir et de déplaisir que nous avons vues se succéder à la suite de l'arrivée des impressions sensitives et des impressions optiques et suivant les

---

1. Baillarger. *Annales médico-psycho.* 1845, pages 22 et 23. (De l'influence de l'état intermédiaire de la veille et du sommeil.)

mêmes procédés physiologiques. — C'est toujours l'état d'impressionnabilité variable des régions périphériques qui se transmet dans les régions centrales et y suscite des états émotifs concordants. — Quand les oreilles sont charmées, le *sensorium* est pareillement satisfait, et inversement, quand les oreilles sont frappées suivant un certain rhythme, suivant certaines modulations en bémol ou en dièze, les mêmes états se représentent sur le *sensorium*.

C'est ainsi que des sons musicaux graves, répétés d'une façon très-lente et en faux-bourdon, — que des phrases musicales chargées de bémols rhythmés en andante, disposent le *sensorium* au recueillement et font naître en nous un état spécial qui constitue la tristesse; — et qu'inversement une musique bruyante représentée par des notes rapides, suivant le mode d'allegro, que des airs scandés en mesure à deux temps, et agrémentés de notes dièzées, éveillent des émotions d'une tout autre nature, prédisposent le cœur à la gaîté et à l'entrain, nous invitant automatiquement à danser et à mouvoir nos membres en cadence.

Entre ces deux limites de la tristesse profonde et de la joie expansive que les impressions acoustiques font parcourir à notre sensibilité intime, il est toute une série de touches intermédiaires qui peuvent successivement être mises en ébranlement.

La musique, en effet, avec ses tonalités infinies, est apte, par le fait de l'habitude et de l'éducation, à nous impressionner de façons variées et à développer des modalités sensitives très-diversement graduées. — Elle est, comme la parole dont elle n'est qu'une amplification, destinée à former une sorte de langage synthétique il est vrai, et à faire cortége aux sentiments cardinaux qui sont susceptibles de faire vibrer les réseaux du *sensorium* humain. — C'est ainsi que tour à tour, les sons musicaux déroulés en notes douces, harmonieuses et lentement espacées, expriment des sentiments tendres; — dans d'autres circonstances et avec des richesses d'expression que les grands maîtres ont données à leurs œuvres, on voit la phrase mélodieuse doublée d'accompagnements gradués, se compliquer à l'infini, et, à l'aide d'une orchestration puissante, symboliser les sentiments les plus complexes non-seulement de l'homme considéré comme unité sentante, mais encore de l'homme considéré comme unité sociale; — c'est ainsi que les grands maîtres sont arrivés à peindre avec la musique les différentes nuances de la sensibilité humaine, comme les maîtres de la peinture l'ont fait avec leur palette[1], et à inculquer en traits ineffaçables dans le *sensorium* de ceux qui les comprennent, leurs pensées intimes et les sentiments dont ils étaient animés.

Les incitations acoustiques, associées à toutes les émotions spéciales de l'époque où elles se sont implantées dans le *sensorium*, se perpétuent aussi sous forme de souvenirs et à l'état d'écho persistant du passé. Elles sont donc aussi capables de pouvoir revivre avec les modalités premières dont elles étaient pourvues. — Nous savons tous, en effet, combien une phrase musicale suffit à nous rappeler les circonstances de notre vie où nous l'avons une première fois entendue; — combien l'évocation instantanée de certains airs que nous avons entendus pendant notre enfance sont vivaces et aptes à faire réapparaître en nous le souvenir des lieux et des circonstances où ils ont été perçus pour la première fois;—combien les airs nationaux, chez les peuples qui ont imprimé le sentiment national dans une formule précise, deviennent chers à ceux qui les entendent loin du pays, et sont pour eux comme un parfum de la patrie absente.

2° En dehors de cette catégorie spéciale d'impressions acoustiques qui s'adressent directement au *sensorium*, il est un autre contingent destiné à jouer un rôle de premier ordre dans les phénomènes de la vie cérébrale. C'est celui qui sert directement aux manifestations de l'expression verbale.

Dans les premières phases de développement du jeune enfant, ce sont en effet les impressions acoustiques qui [les premières mettent son esprit en éveil, et le poussent à reproduire les sons qui frappent ses oreilles. — Ce sont elles qui, déposées dans son *sensorium* à l'état de souvenirs persistants, représentent les objets absents qu'on a dénommés verbalement devant lui, et qui, reproduites par une action réfléchie de son cerveau, deviennent les incitations naturelles des différentes expressions pho-

---

1. C'est ainsi que Meyerber est arrivé à donner une expression musicale aux ardeurs de la politique et aux entraînements de la lutte religieuse dans ses grandioses partitions des *Huguenots* et du *Prophète.*

nétiques à l'aide desquelles il désigne ces mêmes objets, ainsi que les états divers dont sa sensibilité est saisie. — C'est en raison de cette série d'actes, que la parole humaine, fille naturelle des incitations auditives, se développe en nous, se fait jour au dehors et manifeste par des sons précis, appropriés, les émotions de la personnalité sentante qui est une action.

Elle s'amplifie, se développe peu à peu, et devient par l'effet du temps, une véritable force vive destinée, comme un appareil électrique chargé de fluide, à agir à distance et à retentir sur le *sensorium* d'autrui en modifiant, par son influence séductrice, sa sensibilité ainsi que son intelligence. — C'est ainsi qu'elle arrive en vertu de l'énergie avec laquelle elle est projetée, de la chaleur avec laquelle elle est exprimée, à provoquer des émotions diverses loin du foyer où elle a été engendrée, et à susciter des effluves sympathiques et persuasives, qui amènent un acquiescement tacite de la part de celui qui la perçoit. — Elle crée ainsi une sorte de consonnance automatique entre l'orateur et ceux qui l'écoutent, et devient le trait d'union qui nous réunit à nos semblables. — C'est toujours grâce à elle que les hommes parlant le même langage, ont entre eux des points communs de contact, par lesquels leur *sensorium*, les régions sensitives de tout leur être se parlent, se touchent et vibrent à l'unisson.

3° Le contingent spécial des incitations acoustiques qui retentit dans les régions purement intellectuelles, devient l'origine d'une série de jugements appropriés que nous portons sur le timbre et l'intensité des diverses sources sonores qui nous environnent.

Ainsi, nous jugeons du timbre spécifique d'un son donné par le fait d'un phénomène de mémoire, en juxtaposant dans notre esprit le souvenir du son passé de même nature avec le son présent qui nous frappe.

Nous jugeons de l'intensité d'une source sonore par la façon dont elle impressionne nos nerfs auditifs, dont la sensibilité est mise en jeu ; peut-être la notion d'activité musculaire, accomplie par les muscles tenseurs du tympan, joue-t-elle un certain rôle dans cette opération ?

C'est encore par un effet de réflexion de l'esprit et de la mémoire que nous arrivons à juger de l'éloignement d'une source sonore. Nous savons que lorsqu'un son connu va en s'affaiblissant, c'est que la source sonore s'éloigne, et qu'au contraire quand il va en s'amplifiant, c'est que la source sonore se rapproche. Ces deux notions acquises servent à l'édification de nos jugements dans un cas donné [1].

Évolution des impressions olfactives.

Les impressions olfactives, recueillies au milieu des réseaux périphériques des nerfs correspondants, sont directement transmises, ainsi que nous l'avons déjà indiqué, dans un département spécial de la couche optique, le centre antérieur. Nous avons insisté préalablement sur le volume relativement considérable de ce noyau sensoriel chez les vertébrés qui présentent un grand développement des nerfs olfactifs, sur les connexions multiples qu'il affecte avec la substance grise de la cloison et des tubercules mamillaires, et enfin sur les relations indirectes qui le relient aux régions du lobe sphénoïdal et en particulier à celles de la substance grise de l'hippocampe [2].

Les nerfs olfactifs transmettent au *sensorium* la notion spécifique et irréductible des odeurs. — Ils lui communiquent en même temps un coefficient spécial de plaisir ou de déplaisir suivant que l'incitation incidente a flatté ou contrarié leur sensibilité intime. Pour cette catégorie spéciale de nerfs, l'impression agréablement ressentie s'exprime par le mot *suavité* ;

---

1. Quand on vient à intervertir ces rapports, la personnalité consciente prend aisément le change et se laisse aller à d'étranges illusions. C'est en étouffant sur place les sons qu'ils émettent que les ventriloques font croire à leur auditoire que le son auquel ils donnent naissance est éloigné. C'est en vertu du même mécanisme que les illusions de la fantasmagorie, dans le domaine des impressions visuelles, nous font croire qu'une image qui s'agrandit sur place est une image qui se rapproche.

2. La multiplicité des voies parcourues par les impressions olfactives à travers le cerveau, les irrégularités et les variétés individuelles de chacune des étapes à travers lesquelles elles se propagent, doivent exercer une influence sur leur mode d'élaboration centrale. Et ce n'est peut-être que dans ces conditions toutes spéciales d'irrégularité, de transmission des impressions olfactives vers le sensorium, qu'il faut chercher le secret des variétés individuelles si fréquentes que l'on constate chez tous les individus consultés à propos de l'appréciation des odeurs. Rien en effet n'est plus variable que les témoignages de chacun sur ce point. Certaines odeurs bien reçues par certaines personnes offusquent les narines de leurs semblables.

l'impression péniblement perçue se désigne par le mot *fétidité*.
— Ce sont là les deux termes extrêmes entre lesquels se développent toutes les nuances de leur sensibilité propre. — Elles
sont inhabiles à pénétrer profondément dans les replis de notre
sensibilité intime pour y faire surgir ces grands mouvements
d'expansion ou de dépression qui se résument dans des sentiments de joie ou de tristesse ; à ce point de vue, elles sont bien
inférieures aux impressions optiques et aux impressions acoustiques qui, à elles seules, tiennent sous leur direction exclu-
sive l'ébranlement des cordes sensibles de l'être humain. — Elles
ne suscitent donc qu'une participation limitée du *sensorium*
par leur arrivée. — Par contre, si leur pouvoir diffusif ne se
répand pas du côté de la sphère émotive, il se répercute d'une
façon très-directe soit du côté de la sphère végétative, soit du
côté de la sensibilité intime de certains points du *sensorium*, et,
examinées à ce point de vue, les impressions olfactives ont des
répercussions vraiment inattendues.

Ainsi nous savons tous combien certaines substances odorantes prédisposent tout particulièrement à la nausée ; — combien
certaines substances apéritives, l'odeur de préparations vinai-
grées, de l'estragon, ont d'action sur la sécrétion salivaire et
font, comme on dit, venir l'eau à la bouche ; — combien les parfums, certaines odeurs spécifiques ont d'action sur l'évocation
des appétitions érotiques ; — combien, chez les personnes impressionnables, la présence de certaines odeurs détermine des
troubles profonds, des syncopes même quelquefois, et — combien enfin, chez certains sujets prédisposés aux céphalalgies, ce
n'est plus le *sensorium* en tant que centre de réception de la
sensibilité morale qui est touché par elles, mais bien le *sensorium* sensitif, le cerveau lui-même, dans certains de ses éléments histologiques, qui est impressionné d'une façon pénible.
— Bien des personnes savent que l'odeur de certaines fleurs,
qui font une impression agréable sur leur *sensorium*, produit
un retentissement douloureux, comme s'il s'agissait d'un endolorissement physique.

Les incitations olfactives sont, comme leurs congénères, susceptibles de s'emmagasiner dans le *sensorium* à l'état de souvenirs persistants, et de s'associer, soit avec les impressions visuelles, soit avec les impressions sensitives qui ont été imprimées
en nous d'une façon simultanée. — Elles se relient pareillement

à nos idées, à nos sentiments qui ont accompagné leur genèse, si bien qu'il suffit de l'arrivée fortuite d'un parfum dans les narines, pour qu'immédiatement cette odeur donne l'éveil à une série de souvenirs contemporains, d'émotions qui surgissent à la suite et nous rappellent le moment, le lieu où ce parfum a été primitivement perçu.

Les impressions olfactives fournissent encore à l'intellect des données spécifiques précises, lesquelles, conservées à l'état de souvenirs et comparées, deviennent des matériaux à l'aide desquels nous édifions certains jugements.

Ainsi associées à leurs congénères, les incitations gustatives, qu'elles perfectionnent et complètent dans l'acte de la déglutition, elles nous fournissent des notions précises sur le fumet et les qualités sapides des substances que nous ingérons.

Ce sont encore elles qui nous avertissent, par un fait de mémoire en exercice et d'expérience, de la présence d'émanations fétides répandues dans l'atmosphère ou dans les liquides que nous absorbons ; elles sont donc comme des sentinelles avancées qui veillent incessamment à la sécurité des opérations de la vie végétative de l'être humain.

Évolution des impressions gustatives.

Recueillies à la surface des muqueuses buccale et linguale, dans les expansions terminales des nerfs glosso-pharyngien et lingual, les impressions gustatives sont de là réparties vraisemblablement dans une région déterminée de la couche optique, sans que jusqu'à présent il ait été permis de constater le lieu précis de leur condensation. — A partir de ce moment, elles sont, ainsi que toutes les autres impressions, réparties dans l'écorce cérébrale, sans que leur aire de dissémination propre ait encore pareillement été déterminée.

1º Liées intimement, dans leur façon d'impressionner le *sensorium*, aux impressions olfactives satellites, avec lesquelles elles sont constamment associées, elles doivent à cette solidarité une portion notable de leur énergie et des façons variées dont elles se révèlent en nous. — C'est ainsi que l'aptitude que nous avons à déguster le fumet de certaines substances sapides, le bouquet de certains vins, ne sont que des effets combinés des impressions olfactives et gustatives, ces dernières étant complétement incapables de produire un pareil résultat, ainsi qu'on peut s'en assurer en se bouchant les narines, et en laissant les impressions gustatives seules en action. On reconnaît alors combien leur champ d'activité est restreint.

Elles nous donnent la notion irréductible et spécifique des saveurs douces, sucrées, salines, acides, âcres, amères. La gamme des tonalités qu'elles font vibrer dans le *sensorium* est, ainsi qu'on peut le voir, fort peu riche en nuances variées.

2° Genèse de la notion du bon et du mauvais. — Par contre, elles offrent ceci de bien caractéristique, c'est que la façon dont leurs notes extrêmes affectent le *sensorium* est tellement significative, tellement typique, — qu'elles constituent pour lui deux manières d'être tout à fait spéciales, complétement originales, qui servent à juger certains phénomènes d'ordre moral et à les comparer.

Ainsi, lorsque nos nerfs gustatifs ont été flattés dans leur sensibilité intime, lorsqu'une substance sapide les a mis dans une situation lætifiante, cet état de jubilation propre se transmet au *sensorium*, s'y propage, y fait naître un état analogue; et cet état analogue, commandé par les nerfs périphériques, devient une notion subjective, la notion de *bonté*, — équivalente à la notion de *beauté* suscitée dans le *sensorium* par les nerfs optiques agréablement impressionnés. — Nous disons donc qu'une chose est bonne, quand elle a pleinement satisfait nos nerfs gustatifs; de sorte que ce mot spécial, appliqué primitivement à la perception agréable d'une substance sapide, se généralise dans le *sensorium*, et devient une appréciation morale que nous appliquons inconsciemment à toute une série d'actes de l'activité humaine. Nous les déclarons *bons*, nous les considérons comme de *bonnes actions*, par cela même qu'ils ont produit en nous, dans les régions émotives de notre sensibilité morale, une impression équivalente à celle qu'a déterminée dans le *sensorium* une impression gustative agréablement perçue.

Inversement les substances amères, qui crispent les nerfs du goût, produisent sur le *sensorium* un retentissement désagréable, et deviennent fatalement, sous la dénomination de substances *mauvaises*, l'expression d'une impression pénible en opposition avec la précédente et équivalente à celle de la douleur dans l'ordre des phénomènes purement sensitifs.

Cette notion spécifique est aussi susceptible de se généraliser, de devenir subjective, et de s'appliquer è l'appréciation d'actes purement moraux que nous déclarons *mauvais*, entachés de méchanceté, parce que, inconsciemment, ils ont développé dans le *sensorium* une impression pénible, équivalente à celle produite par une impression gustative désagréable.

3° Les impressions gustatives inhabiles à susciter de grands ébranlements dans les régions émotives de notre être, sont par contre, ainsi que leurs satellites les olfactives, aptes à rayonner dans les différentes régions de la sphère végétative. — Elles sont, les unes et les autres, des incitations mères de cette division spéciale de la vie cérébrale.

Ainsi ce sont elles qui directement tiennent sous leur domination les fonctions de l'estomac et par cela même la vie de l'organisme : — chacun sait combien les substances sapides, apéritives, mettent la muqueuse gastrique en éréthisme, — combien les substances fades entretiennent l'inappétence, et combien — les bonnes digestions qu'elles suscitent ont un contre-coup direct sur l'heureuse harmonie de l'activité psychique et intellectuelle.

Les incitations gustatives anciennes, conservées dans le *sensorium* à l'état de souvenirs persistants, sont par cela même aptes à être évoquées et peuvent être comparées avec les incitations récentes. — Elles sont susceptibles pareillement d'éveiller d'anciens souvenirs, contemporains des moments où elles ont été déposées dans le *sensorium*, et de provoquer la réviviscence des émotions passées, et des associations d'idées anciennes qui ont accompagné leur genèse. C'est ainsi que le goût d'un mets, d'un vin, d'une liqueur, nous rappelle telle ou telle période de notre jeunesse, tel ou tel épisode de notre vie, tel incident de voyage; — c'est ainsi que les impressions gustatives, comme toutes leurs congénères, vivent de la même vie qu'elles et participent aux mêmes processus de l'activité cérébrale. — Unies à leurs partenaires les olfactives, elles ont un rayonnement vraiment spécifique et pénétrant, qui s'étend à la fois et dans le domaine de l'activité intellectuelle et dans celui de la vie purement végétative. Elles deviennent ainsi l'occasion d'une série de souvenirs et de comparaisons, de jugements gastronomiques divers que nous portons sur le degré de sapidité des substances ingérées, sur les prééminences de certains crus, sur les règles du régime et de l'hygiène alimentaires. Elles deviennent, intelligemment dirigées, l'occasion d'une série de satisfactions intimes qui s'associent à toutes les autres, et, ainsi que l'a si bien exprimé Brillat-Savarin, persistent les dernières pour nous consoler de leur perte.

Évolution des impressions génitales.

Les incitations génitales au point de vue de leur genèse, de leur parcours à travers le système nerveux, de leur diffusion dans le *sensorium*, présentent les analogies les plus flagrantes avec les impressions gustatives dont elles sont en quelque sorte la copie.

Comme elles, elles n'ont point de nerfs spécifiques sensoriels ; comme elles, elles sont conduites dans les régions centrales à l'aide de filets radiculaires qui s'y dispersent suivant le mode spécial des racines postérieures de la sensibilité générale [1], — comme elles, elles sont disseminées dans la substance grise centrale de la couche optique, puis dans les réseaux du *sensorium*, sans qu'il ait été jusqu'à présent possible de déterminer d'une façon précise, soit le noyau spécial qui leur est réservé dans la couche optique, soit le territoire où elles opèrent leur dissémination dans les réseaux du *sensorium*.

Comme les impressions gustatives enfin, elles sont intermittentes et subordonnées à l'arrivée aléatoire des causes qui les développent, et, comme dernier point d'analogie, — si elles sont aussi fugitives et fugaces, elles compensent par leur verdeur, leur intensité, leur éclat, — et la façon profonde dont elles modifient le *sensorium*, et ce qu'elles ont d'éphémère dans leurs manifestations.

Collectées principalement à la surface des réseaux riches en papilles érectiles des organes de la génération, les incitations génitales, au moment de leur genèse, présentent (sous des

---

1. On sait encore que dans leur parcours centripète elles sont étalées avec les conducteurs qui les supportent, sur la paroi du 4ᵉ ventricule, et que les lésions de ce point sont aptes à déterminer l'érection, comme chez les pendus.

Voir Luys. *Recherches sur le système nerveux*, 340-342.

formes et des proportions très-amplifiées) cette phase spéciale d'éréthisme commune à toutes les incitations congénères, alors que l'ébranlement sensoriel irradié du monde extérieur, retentit dans les réseaux sensitifs et s'incarne dans l'organisme.   •

Pour cet ordre spécial d'incitations, la période d'éréthisme primordial qui les incarne dans l'organisme, au lieu d'être un phénomène local et instantané comme pour les phénomènes de la sensibilité générale, de la vision, par exemple, est au contraire scindée en temps successifs; — elle s'opère à l'aide d'appareils spéciaux, érectiles, qui la développent, la complètent et la portent insensiblement à un état d'exaltation suprême; — et, une fois l'impression extérieure *incarnée* dans les réseaux sensitifs, une fois la notion de la volupté physique développée avec toutes ses conséquences, elle cesse d'être elle-même par épuisement dynamique, par fatigue des nerfs, comme nous avons vu la rétine fatiguée devenir insensible à la contemplation de certains rayons lumineux.

Le processus de la volupté physique subit donc une série de phases en vertu desquelles il n'arrive que peu à peu à son entier épanouissement.

Il naît sur place, dans l'intimité des réseaux périphériques en période d'éréthisme extrême, du conflit intime des sexes, dans les mystérieuses conjonctions des appareils de la vie organique; — il s'enrichit en même temps de la participation active et sympathique de toutes les sensibilités diffuses de l'organisme mises en émoi, de celles des surfaces tactiles, des mains, des lèvres, qui viennent toutes converger et enrichir ses énergies premières; et, véritable synthèse de tous les éléments impressionnables de notre être en vibration, — il s'avance vers les régions centrales, se propage tout le long de l'axe spinal à l'aide des fibres conductrices qui lui servent de support, et, après avoir franchi ses dernières étapes dans les régions intermédiaires grises de la couche optique, il se disperse dans les différentes zones du *sensorium*, en transportant avec lui les ébranlements de joie et de satisfaction qui sont ses caractères intrinsèques.

Comme toutes les autres impressions sensorielles congénères, les incitations de la volupté physique retentissent à la fois et sur la sphère de l'activité psychique et sur celle de l'activité intellectuelle proprement dite.

1° Les incitations de la volupté physique qui, au point de vue de l'être vivant, représentent les éléments fondamentaux de la fonction première qui a pour but la reproduction de l'espèce, arrivent au *sensorium* avec le cortége d'un énorme contingent de sensibilités émises de diverses régions simultanément en éréthisme; — ce sont essentiellement des impressions de joie et de bonheur qu'elles transportent avec elles; aussi disposent-elles les éléments du *sensorium* suivant les mêmes tonalités, et deviennent-elles, à un moment donné de la vie, pendant la période de verdeur de l'être vivant, cette note dominante qui vibre au-dessus de toutes les autres, qui donne le ton à toutes nos actions, à tous nos discours, et qui, lorsqu'elle vient particulièrement à être mise en vibration, étouffe, par son intensité et son éclat, la sonorité de toutes les autres.

L'amour psychique, idéal, l'amour physique sont donc des anneaux ultimes d'une seule et même chaîne dont les éléments se relient sans interruption. — C'est un processus physiologique régulier qui a ses racines dans les conflits intimes des sexes et son épanouissement dans les régions les plus élevées de l'activité psycho-intellectuelle. Il comprend ainsi, en évoluant à travers l'organisme, la mise en activité intercalaire et la synergie d'action de tous les appareils de la vie intime des êtres vivants.

Il a donc sa raison d'être dans une incitation de plaisir purement physique qui préside à sa genèse, et marque sa première étape. C'est une sollicitation fugace, passagère, qui naît, passe et s'éteint, aussitôt que les satisfactions physiques qui lui ont donné naissance sont assouvies; — mais, comme les mêmes besoins physiques, en vertu des lois fatales du mouvement de la vie chez les êtres vivants, renaissent d'eux-mêmes, et que les mêmes appétitions voluptueuses se créent parallèlement dans le *sensorium*, il en résulte que la réitération des mêmes satisfactions physiques finit, par cela même, par laisser dans ce même *sensorium* une impression persistante, continue, vibrante comme un écho du passé, et par entretenir ainsi un sentiment durable et non interrompu. — C'est ainsi que l'amour, sentiment fugace et éphémère, comme le plaisir passager qui lui a donné naissance, se fixe d'une façon permanente chez l'être vivant, et vit d'une vie propre. — C'est la réitération des satisfactions de la volupté physique, puisées aux mêmes sources où elle a été inaugurée tout d'abord, ce sont les appels nouveaux qui la ressuscitent, qui l'avivent et qui deviennent les éléments de sa continuité et de sa persistance.

L'amour conjugal, ainsi constitué dans le *sensorium* à l'état de sentiment sédentaire, devient à son tour le pivot physiologique autour duquel va graviter une génération nouvelle de sentiments consécutifs.

C'est ainsi que par le fait naturel de l'évolution de l'être vivant, l'amour physique, qui s'était tout d'abord concentré en entier sur une seule tête, sur l'être qui lui avait donné naissance, dans le but de la propagation de l'espèce, — par cela même que ce but a été atteint, se déverse insensiblement sur la progéniture qui est la chair de la chair de cet être, et la véritable prolifération de sa substance. — C'est alors que les sentiments de la famille qui se développent, font entrer la sentimentalité humaine dans ce cycle fatal des affections des parents pour leurs enfants, cycle fatal où nous ont précédés toutes les générations de nos ancêtres, et dans lequel sont destinés à tourner à perpétuité tous les représentants de la famille humaine.

C'est ici que le processus de l'amour physique trouve sa dernière étape, qu'il s'éteint de lui-même après avoir accompli son œuvre, après avoir développé chez l'être vivant, pendant la période de sa maturité, toutes les énergies de son organisation, après avoir animé son cœur des plus vives émotions, inspiré les élans les plus vifs de son esprit et de son imagination, et contribué, d'une façon fatale, à la perpétuité de sa race et à la conservation de son espèce.

2º Dans le domaine de l'activité intellectuelle proprement dite, les incitations de la volupté physique ont une action aussi puissante que celle qu'elles exercent dans la sphère des phénomènes purement psychiques.

A mesure que l'être humain, sorti des phases transitoires de la puberté, accomplit son évolution physiologique, des idées nouvelles surgissent, des désirs inassouvis s'éveillent : — il se sent incomplet dans sa solitude — et comprend qu'un autre être est destiné à combler le vide de ses sentiments et de ses désirs.

Dès lors, poussé par ses appétitions latentes, il emploie toutes les ressources de son intelligence à chercher sa compagne future, à lui préparer le bien-être matériel nécessaire. —

Il pense à son établissement social, il lutte avec ardeur dans les combats de la vie, et — c'est la femme, c'est l'union du mariage qui est à l'état latent le secret mobile de ses actions; — c'est l'espérance d'arriver au but qui soutient ses forces et maintient son courage. — Et plus tard, lorsqu'au terme de ses efforts, il a son assiette dans la vie, il lutte encore, et il lutte en mettant en œuvre son activité intellectuelle pour épargner aux rejetons qui le suivent les amertumes de la route. Il pense à l'avenir, il prépare l'héritage qu'il laissera. — Il accommode ainsi toutes les activités intellectuelles, toutes les forces sociales dont il peut disposer aux différentes phases du processus physiologique qui s'accomplit fatalement en lui ; et, sous les formes les plus diverses, dans les situations les plus dissemblables, il obéit toujours aux mêmes lois fatales de l'évolution qui le pressent et le métamorphosent insensiblement, — depuis le moment où il a été candidat au mariage, jusqu'à celui où, après avoir été conjoint, père, il arrive à être grand-père, et à voir dans sa seconde génération qui s'élève les ramuscules secondaires des rameaux auxquels il sert de souche. — Si bien que, quelle que soit la position de l'homme (j'entends de l'homme complet et régulièrement constitué), à quelque degré de l'échelle sociale qu'on le considère, on est toujours sûr de trouver au fond de ses actions apparentes ou cachées, comme cause première de leurs mouvements, la recherche de la volupté physique, et, comme conséquence, la volupté psychique avec tous les sentiments auxquels elle donne naissance. — C'est elle qui partout présente, partout active, dans tous les actes de sa vie, devient la stimulation naturelle de la verdeur de son esprit, des ressources de son imagination et de l'entrain qu'il met à supporter les luttes pour l'existence. — Elle déteint sur lui tout entière, l'anime incessamment, et suscite tellement bien le concours de toutes ses activités, que l'on peut dire sans crainte de se tromper, — qu'autant vaut sa virilité physique, autant vaut sa virilité morale.

3° Les incitations génitales jouent un rôle si considérable dans l'ensemble des opérations de la vie psycho-intellectuelle, que, lorsqu'elles viennent à être arrêtées dans leur développement, par suite de certaines mutilations qui les éteignent sur place, dans les régions où elles sont conçues, il en résulte un retentissement très-notable sur les allures de l'esprit et la tournure du caractère.

Tout le monde sait combien les animaux soumis à la castration deviennent doux et faciles à conduire, combien leur impétuosité naturelle se modifie et les dispose à la domination de l'homme. — Chez l'homme, les mêmes pratiques amènent des effets de même ordre. Suivant Godard [1] la castration pratiquée sur l'adulte affaiblit singulièrement l'énergie morale comme le prouve le fait suivant rapporté par d'Escayrac de Lauture. « J'ai vu, dit-il, six esclaves appartenant au kachef d'Abouharas dans le Kordofan, qu'à la suite d'un complot tramé contre la vie de leur maître, celui-ci avait fait émasculer. Tous étaient pubères au moment de cette mutilation, aucun d'eux ne mourut. Leur caractère changea entièrement et la soumission qu'ils montrent aujourd'hui diffère d'une façon remarquable de l'esprit de rébellion et de vengeance qui les animait précédemment. »

Godard ajoute encore [2], d'après Dionis, que les châtrés sont insociables, dissimulés, fourbes, et que l'on ne leur voit pratiquer aucune vertu humaine ; et d'après Benoît Mojou, que les eunuques sont la classe la plus vile de l'espèce humaine, lâches et fourbes parce qu'ils sont faibles, envieux et méchants parce qu'ils sont malheureux.

Enfin il a noté que, en dehors de toute mutilation, les individus affectés d'une absence congéniale des deux testicules, sont mous, peu énergiques, craintifs ; ils rougissent facilement, tout leur fait peur, et on ne parvient même à les examiner qu'à grand'peine.

1. Godard. *Recherches tératologiques sur l'appareil séminal de l'homme,* page 68. — Paris, 1860.
2. *Loco citato*, p. 73.

CHAPITRE III

LE JUGEMENT.

Le jugement est l'opération principale de l'activité cérébrale, en vertu de laquelle la personnalité humaine, en présence d'une incitation du monde extérieur, soit d'ordre physique, soit d'ordre moral, exprime sa manière d'être.

Parmi les diverses opérations du cerveau en action, l'opération de juger est un processus régulier, physiologique, qui se développe suivant des lois fixes, des conditions organiques fatales, et qui, comme les différents phénomènes de l'activité musculaire (la progression du corps humain dans l'espace, par exemple), exprime la vie en exercice et la puissance nerveuse en période dynamique.

L'action de juger, en tant que processus physiologique accompli à l'aide des activités cérébrales en mouvement, se décompose donc en trois phases qui sont les suivantes :

1° Une phase d'incidence pendant laquelle l'incitation extérieure vient impressionner le *sensorium* et susciter la mise en activité de la personnalité consciente.

2° Une phase intermédiaire pendant laquelle la personnalité saisie, impressionnée, développe ses aptitudes latentes et réagit d'une façon spécifique.

3° Une phase de réflexion enfin, pendant laquelle le processus continuant son parcours dans la trame cérébrale, s'exporte au dehors en manifestations phonétiques ou manuscrites coordonnées. — C'est la personnalité humaine impressionnée qui sort à l'extérieur, qui s'exhale tout entière, soit en langage articulé, soit en langage écrit.

1° C'est toujours une impression sensorielle récente ou passée qui est l'excitation naturelle d'une opération de jugement et qui commande l'action ; — le *sensorium* est ébranlé, la personnalité humaine devient partie prenante du phénomène ; elle est fortement sollicitée et réagit immédiatement. — Ce travail d'absorption de l'incitation sensorielle et de réaction *consciente* de la part de la personnalité, implique donc une série d'opérations enchaînées qui se suivent et se complètent comme les phases diverses d'un simple processus somatique. — Il exige même un certain temps appréciable pour s'effectuer dans la trame cérébrale et, suivant les individus, il est susceptible de s'opérer avec plus ou moins de facilité et de se perfectionner par l'exercice ainsi que Donders l'a démontré [1].

C'est dans cette phase première de l'opération que réside tout le secret de sa rectitude ultérieure, car *bien voir*, *bien juger* sont synonymes, et pour arriver à se prononcer avec sûreté sur telle ou telle circonstance ambiante, on ne saurait s'entourer de trop de précautions nécessaires.

I. Donders, à l'aide d'instruments enregistreurs très-ingénieux, est arrivé à introduire une notation précise dans l'évolution de certains phénomènes de l'activité cérébrale. La méthode consiste à faire une impression sur une personne et à noter l'instant précis où la réponse arrive. Ainsi la personne qui fait l'expérience doit, aussitôt l'impression sentie, presser du doigt une détente qui met en mouvement un cylindre tournant. Le nombre de tours indique le temps écoulé, c'est-à-dire le temps nécessaire pour que le processus complet du jugement, l'imprégnation du sensorium, sa réaction exprimée, sortent au dehors. On connaît la durée fixe de la transmission volontaire puisqu'elle est toujours semblable, et on arrive ainsi à reconnaître qu'une sensation lumineuse est plus vite perçue qu'une sensation acoustique ou tactile. C'est ici une pensée simple qui est transmise.

Donders s'est encore appliqué à résoudre par les mêmes procédés le temps nécessaire pour résoudre un dilemme. Une personne est dans l'obscurité, une lueur doit éclater rouge ou verte et, suivant le cas, la main gauche ou la main droite donne le signal convenu. L'ensemble de ces opérations est plus complexe et demande beaucoup plus de temps, mais comme on y retrouve les éléments de la première expérience, il suffit d'en déduire la durée de celle-ci pour savoir le temps qu'a mis le cerveau à discerner que la lumière était rouge ou verte et que c'était telle main qui devait agir.

Donders. *Archives néerlendaises*, 1867, tome II : Instruments pour la mesure du temps nécessaire pour les actes psychiques.

Rien n'est plus difficile en effet, que d'avoir une appréciation claire et nette des choses de la réalité. — Les physiciens, les chimistes ne nous montrent-ils pas dans l'exposition des soins minutieux qu'ils prennent, dans les précautions infinies dont ils s'entourent pour apprécier exactement les simples phénomènes physiques, — combien les causes d'erreur sont fréquentes, et combien l'observation est remplie de déceptions, puisqu'il arrive si souvent de voir deux observateurs en présence d'un même phénomène, physique, palpable, apparent, le décrire chacun à sa manière et fournir des renseignements dissemblables ?

A plus forte raison comprend-on, lorsqu'il s'agit de l'interprétation de choses complexes, de jugements à porter sur l'histoire contemporaine ou passée, — sur les faits de la vie courante, dans lesquels toutes les passions humaines sont en jeu d'une façon apparente ou cachée, — sur les choses de la politique, combien alors la constatation du réel devient obscure, combien la notion du vrai devient difficile à discerner, et combien les jugements que nous arrivons à formuler, pèchent toujours plus ou moins dans un point de leur continuité, par le fait de l'intervention d'une participation plus ou moins vive de notre personnalité.

2° La seconde phase du processus est non moins délicate que la première, car alors, en présence des incitations du monde extérieur qui se révèlent avec un caractère de précision plus ou moins tranché, — c'est la personnalité humaine qui entre en scène avec toutes ses sensibilités en éveil, et qui réagit, ainsi qu'un réactif fidèle, quand les régions plus ou moins excitables de son intimité ont été plus ou moins sollicitées.

C'est la personnalité humaine qui *sent*, qui *s'émeut*, et qui parle dans nos jugements et, suivant qu'elle est inquiète, impressionnable, indifférente ou atone, — qui réagit à l'unisson, et réfléchit au dehors, en paroles et en actes, les ébranlements infinis qui couvent dans ses replis. — C'est elle, véritable note sensible, qui devient vibrante à tout instant dans tous nos actes de la vie courante et qui, suivant les tonalités dont elle est animée, donne à nos jugements un caractère original, une sorte de goût de terroir qui exprime toujours (alors que notre amour-propre est en jeu et qu'il s'agit de notre propre personnalité), les phases diverses que traverse notre *sensorium* en émoi.

De là la difficulté des appréciations impartiales dans les questions d'ordre moral, de la part de juges intéressés, — de là ces séries de précautions minutieuses prises par les législateurs à tous les degrés, pour éloigner les intéressés des jurys et constituer ceux-ci par des individualités indépendantes et libres d'attaches. — De là cette observation pratique incessamment vérifiée par l'observation de chaque jour et qui nous montre combien les natures jeunes, ardentes, chez lesquelles les effervescences du *sensorium* ne sont pas encore émoussées, ne sont aptes à juger des choses et des hommes qu'avec la rapidité et l'entraînement de leur nature ; et combien au contraire — lorsque la maturité est venue, et que le frottement des choses de la vie a refroidi les premières ardeurs de la sensibilité intime, l'opération du jugement s'exerce d'une façon plus éclairée. La contemplation froide du réel se fait avec plus de facilité, et permet à la personnalité humaine de s'épandre d'une façon plus calme et plus réfléchie.

C'est donc, dans cette phase intermédiaire de son évolution, alors qu'il entre en conflit avec la personnalité humaine, que le processus, destiné à se convertir en jugement, rencontre son moment critique, en raison même de l'émotivité variable du substratum qui le reçoit.

Une fois que le phénomène est produit, deux circonstances peuvent se présenter : ou bien le processus achève son évolution, et apparaît au dehors sous une formule verbale ou manuscrite qui le résume ; — ou bien il s'amortit sur place, demeure silencieux et, comme une force vive qui se transforme, va susciter dans les alentours, à travers les régions cérébrales qu'il traverse, des ébranlements de voisinage ; et alors, de nouveaux territoires de cellules intéressées deviennent parties prenantes et, en raison de leur activité automatique, s'associent aux incitations, aux idées qui sont en question. — C'est de cette sorte qu'un processus de jugement, suspendu dans son cours, devient localement l'origine d'un mouvement vibratoire qui rayonne à distance, et produit des ébranlements secondaires. — C'est en raison de ce rayonnement physiologique que des idées affines sont automatiquement suscitées, — que des aperçus nouveaux surgissent, des manières de voir non soupçonnées de prime saut, se révèlent, et que — de ce travail intime de digestion sur place du processus en évolution, naît une série de considérations nouvelles qui donnent au jugement primitif un poids qu'il n'avait pas auparavant, et les compléments naturels de sa valeur réelle.

Le processus du jugement a donc pour caractéristique spéciale, à mesure qu'il s'avance, le privilége de s'étendre, de déterminer la réaction des éléments cérébraux ambiants, de fouiller, en quelque sorte, dans les réserves du passé, d'associer des notions anciennes aux notions de la vie actuelle, de créer des jugements partiels locaux, établis à l'avance, résultats intimes de l'expérience individuelle, et — de nous permettre, à un moment donné, de juxtaposer, d'agglomérer ces jugements partiels, pour les *agglutiner*, sous forme de raisonnements, en un jugement d'ensemble, qui, comme une véritable synthèse, les résume tous.

Ainsi, par exemple, quand j'ausculte la poitrine d'un malade, que je constate l'existence d'un souffle tubaire et que je dis que le malade a une pneumonie au deuxième degré, — j'émets un jugement qui a bien des ramifications dans mon esprit, et qui est constitué par une série bien nombreuse de matériaux divers. — A propos de ce bruit de souffle perçu, qui a frappé mon oreille, je me représente ce que, dans des circonstances semblables, j'ai constaté préalablement. J'ai constaté par exemple que ce bruit de souffle répondait à une hypérémie du tissu pulmonaire, avec induration concomitante; — que ce souffle appartenait bien à une induration du tissu et non pas à la présence d'un liquide épanché. — En même temps, je constate avec mes yeux l'état général du malade; je note son facies, son habitus extérieur, l'état de sa langue... etc., et une nouvelle série de notions acquises par l'exercice des impressions optiques, est suscitée dans mon esprit et s'associe au processus déjà commencé par l'incitation auditive. — Je percute en outre, je tâte le pouls, je palpe, et voilà encore qu'à propos d'une nouvelle série d'impressions sensorielles qui entrent en jeu, d'autres régions du *sensorium* sont associées, mises en branle et devenues parties prenantes de l'opération d'ensemble qui s'accomplit. Les régions diverses de mon cerveau sont successivement sollicitées. Les notions anciennement acquises sont mises à contribution, elles se présentent d'elles-mêmes à propos de l'incitation incidente avec laquelle elles sont méthodiquement anastomosées comme souvenirs contemporains, et, de cette façon, la personnalité, saisie à propos de l'impression primordiale, éclairée par l'ensemble des notions affines qui surgissent automatiquement, se prononce avec un nombre suffisant de matériaux, et exprime la façon dont elle est impressionnée sous une forme verbale qui résume sa manière d'être. — C'est ainsi qu'en prononçant le mot pneumonie au deuxième degré, je résume toute une série de notions anciennes, méthodiquement groupées et qui ont fait *motu proprio* leur apparition dans mon esprit.

Des prédispositions naturelles. — Dans cette seconde phase du processus cérébral qui s'accomplit, la personnalité humaine est saisie, avons-nous dit, et associée d'une façon fatale à son évolution. Ici se place une particularité nouvelle qui tient une place considérable dans les phénomènes de la vie cérébrale; c'est la façon dont cette personnalité est mise en jeu et le mode particulier suivant lequel l'incitation sensorielle vient la saisir.

Nous avons insisté précédemment (p. 34) sur les rapports curieux qui existent entre les différentes provinces de la substance corticale et certains centres des couches optiques avec lesquels elles se trouvent plus particulièrement en connexion; — nous avons ainsi montré que tel ou tel groupe d'impressions sensorielles était plus spécialement réparti dans telle ou telle région de l'écorce cérébrale; nous avons en même temps fait ressortir, combien la richesse plus ou moins grande de telle ou telle de ces régions cérébrales en cellules nerveuses, — combien la verdeur et l'impressionnabilité de ces mêmes cellules, pouvaient par cela même entraîner certaines prédominances fonctionnelles, et devenir la cause naturelle de certaines dispositions et d'aptitudes spéciales de l'esprit.

En appliquant ces données à l'évolution du processus du jugement, on arrive à reconnaître que — si la personnalité humaine, au moment où elle devient partie prenante, trouve dans les régions incitatrices un plus grand nombre d'éléments nerveux que dans tel ou tel autre, — que si les éléments sont plus impressionnables, plus vivants, mieux coordonnés dans leur agencement intime, elle en sera par cela même plus fortement impressionnée et pourvue de moyens d'expression plus riches et plus abondants.

C'est ainsi que servie par de meilleurs instruments, elle réagira d'une façon plus complète, fera ce que d'autres, moins richement dotées, ne pourront faire ; elle verra mieux, entendra mieux, dégustera mieux, odorera mieux, etc. — C'est en vertu de ces conditions d'organisation naturelle, que certaines individualités, au point de vue des opérations du jugement, se révèleront supérieures aux autres, en raison même de la supériorité de leur constitution cérébrale.

D'un autre côté, il est notoire encore que de même que tous les appareils sensoriels ne sont pas doués chez tous les individus des mêmes énergies, et que tel est merveilleusement doué pour la musique, tel autre pour le dessin, tel autre pour la peinture, etc., de même, — en raison de cette prééminence de certaines impressions dans le *sensorium* qui constitue en quelque sorte le tempérament cérébral de l'individu, il résultera que dans l'ensemble des facultés mentales, telle région cérébrale qui sera le mieux pourvue — sera la région privilégiée dans laquelle les opérations du jugement seront le mieux et le plus rapidement accomplies. — De là naîtront des jugements partiels, des compétences partielles aussi, plus exercées à juger pertinemment sur tel ou tel objet particulier. — De là, suivant les individualités, ces contrastes si frappants dont nous voyons tant d'exemples quotidiens, en vertu desquels nous rencontrons des personnes qui jugent sainement sur tel ou tel sujet qu'elles connaissent à fond, sur lequel elles ont fait des études favorites, et qui sont complétement inhabiles à juger régulièrement sur une question usuelle de la vie courante. — L'esprit humain, limité dans ses ressources, et tributaire des éléments nerveux aux dépens desquels il se manifeste, n'est donc susceptible que d'efforts isolés et restreints, et c'est ainsi que dans la variété infinie de ses manifestations, nous voyons combien l'homme est obligé de diviser ses forces vives, de les concentrer sur un point pour les faire agir avec régularité, et combien, en un mot, le jugement est l'opération difficile par excellence, — *judicium difficile* [1].

---

1. Il est curieux de constater combien, dans les cadres pathologiques, on rencontre d'individus conservant partiellement l'aptitude à juger de certaines choses. On voit en effet des aliénés pouvoir tenir une conversation suivie pourvu qu'on ne touche pas les points qui mettent leur personnalité en jeu. — Vient-on incidemment à toucher la corde sensible, la dissonance éclate subitement, et la conception délirante se fait jour. — Il en est d'autres

3° Le processus du jugement, une fois qu'il a provoqué sur son passage la participation des différentes régions de l'écorce cérébrale et qu'il s'est associé la personnalité humaine, tend de plus en plus à opérer sa manifestation extrinsèque, et à s'exprimer au dehors, soit en sons articulés concordants par lesquels l'usage nous a appris à exprimer les différentes nuances de notre sensibilité, — soit sous forme de caractères graphiques qui signifient pareillement nos idées et nos pensées intimes.

Dès lors il est constitué dans le *sensorium* à l'état de *résolution consciente* et, dès ce moment, l'acte volontaire spontané est pareillement complété dans ses éléments intimes, puisque l'opération cérébrale, qui le résume essentiellement, la mise en éveil de la personnalité humaine, *consciente* de ce qui se passe, se trouve opérée, et que c'est elle qui va se révéler au dehors et sous les formes les plus diverses. — Dès ce moment donc, le processus du jugement appartient dans sa troisième phase à la série des phénomènes de l'activité volontaire dont il marque la première étape. Il se résume alors dans la traduction somatique d'une incitation volontaire irradiée des régions psycho-intellectuelles. — Nous allons le suivre dans cette phase ultime en faisant l'exposé des actes de la motricité volontaire.

Communauté et points de contact des jugements humains entre eux. — Du sens commun.

Maintenant, une fois que le processus du jugement s'est manifesté au dehors et, en s'extériorisant d'une façon palpable, a pu s'implanter dans le cerveau d'autrui et déterminer en lui des réactions concordantes, — une fois, dis-je, cette opération accomplie, en quoi est-il possible d'apprécier exactement la valeur de l'acte physiologique qui s'est effectué? — en quoi pouvons-nous discerner la justesse des appréciations obtenues, et savoir si le jugement formulé est juste ou faux, et comme on dit, raisonnable ou déraisonnable?

---

qui sont complétement inhabiles à juger de la situation ambiante, à s'occuper avec discernement de la gestion de leurs intérêts, et qui cependant conservent une aptitude pour certains jeux qui exigent une attention soutenue sur un point limité, le jeu de dames entre autres, qui se pratique par la contemplation du damier sans nécessiter les efforts de la mémoire comme les jeux de cartes.

Quand il s'agit du discernement des choses qui tombent immédiatement dans le domaine de l'activité intellectuelle, il est relativement facile à chacun de connaître qu'un jugement énoncé est conforme à la vérité et à la raison.

Tout le monde sait combien, dans le domaine scientifique, toutes les vérités fondamentales, qui sont le patrimoine commun de l'esprit humain en évolution à travers les siècles, — qu'elles soient d'ordre mathématique, chimique, physique ou biologique, sont acceptées universellement, — combien ce qui est vrai à Paris en chimie, en astronomie, est vrai pareillement à Pékin, à New-York et — combien, dans tous les lieux du monde, partout où elles rencontrent un homme sensé et instruit, elles sont partout bien reçues et partout comprises.

Mais d'où vient cet accord universel, cet acquiescement de tous à les accepter comme des jugements réguliers et véridiques?

C'est qu'elles n'expriment que des idées évidentes, précises, vérifiables par l'expérience, que chacun peut contrôler directement ou indirectement, et que la personnalité humaine qui les a constatées et mises au jour une première fois, n'a été partie prenante dans leur genèse que pour les exprimer en termes corrects et appropriés, sans que les régions émotives de la sensibilité aient été le moins du monde mises à contribution.

Ce n'est que le réel et rien que le réel qui s'est révélé dans l'exposition de chacune d'elles, et l'individu qui les a exprimées, ayant perçu le monde extérieur sous une forme incidente, n'a fait que les réfléchir au dehors sans y mettre du sien.

Ainsi, quand Copernic, quand Kepler, ont formulé leurs lois du système du monde et du mouvement des planètes ; — quand Newton a mis en évidence la décomposition de la lumière en rayons élémentaires ; — quand Lavoisier a démontré le rôle de l'oxygène dans les phénomènes de la combustion et de la respiration ; — quand Laennec a doté ses contemporains d'un moyen nouveau de pénétrer avec l'oreille dans le jeu du rouage de la machine humaine vivante et de suivre pas à pas les mouvements respiratoires ainsi que ceux du cœur, — ce sont là des vérités nouvelles, des jugements imprévus qui ont été jetés dans le domaine intellectuel, et qui, expression correcte de la réalité, certifiés conformes par chaque intéressé, ne se sont adressés qu'à une région de l'être vivant, à la sphère intellectuelle, sans s'adresser aux régions émotives et sans susciter les moindres passions. — Ce sont là des jugements palpables, tangibles, vérifiables et qui, s'adressant à tous, vrais pour le présent, vrais pour l'avenir, présentent ces caractères généraux propres aux grandes vérités, la pérennité et l'universalité.

S'il est ordinairement possible d'apprécier la régularité d'un processus du jugement dans la sphère des phénomènes purement intellectuels par la vérification médiate ou immédiate, combien cette appréciation devient-elle difficile par contre, alors qu'il s'agit de juger une question qui appartient à l'ordre des phénomènes moraux !

C'est ici que tout se complique et que tout s'assombrit, car le critérium de la vérification, l'expérience, que nous avions précédemment, vient à faire défaut. — Il n'y a pas de mètre étalon pour apprécier les choses d'ordre moral, et d'un autre côté la plupart du temps, — cet incident, ce fait, cet écrit particulier qu'il s'agit d'apprécier, par cela même qu'il représente une émanation directe de la personnalité d'autrui, que c'est son opinion intime qui s'est révélée au dehors, emprunte aux régions émotives d'où il dérive une coloration spécifique ; sa personnalité intime est plus ou moins directement en jeu avec ses émotions, avec ses passions.

Et d'un autre côté, nous-mêmes qui sommes amenés à juger cet incident, cet écrit, ces paroles, nous sommes pareillement sollicités à notre insu par des sympathies ou des antipathies latentes qui nous font voir la chose et nous la font juger sous des couleurs qui ne sont pas toujours celles de la réalité.

On voit donc de quels éléments multiples se compose l'action de juger un phénomène d'ordre moral, et combien de facteurs imprévus, variables à tout instant, suivant l'état de notre sensibilité intime, viennent se jeter à la traverse et nous éloigner du but à atteindre.

Aussi, dans ce domaine spécial où la sensibilité morale seule domine, peut-on dire que les moyens expérimentaux d'appréciation font complétement défaut. — Ce sont alors des moyens tout nouveaux auxquels nous avons recours, des considérations d'ordre moral qui servent de commune mesure, et qui, appliquées à l'appréciation de phénomènes de même nature, sont par cela même aptes à nous rapprocher de la solution du problème et à porter un jugement approprié à sa nature.

S'il est vrai, en effet, que dans la pratique des hommes et des choses usuelles de la vie courante il n'y a rien qui diffère tant d'un homme qu'un autre homme (puisque nous portons tous en nous le poids d'influences héréditaires, de race et d'éducation accumulées de longue date, et que les nuances de la sensibilité de chacun de nous sont aussi différentes que les détails de notre personne), — néanmoins, dans cet ensemble de données qui constituent les éléments de la vie morale des hommes, il y a un fonds commun de *vérités mères* qui forme comme une série d'axiomes moraux, et un véritable patrimoine propre à toute l'humanité sentante. —En tout temps, en tout lieu en effet il a toujours été beau de servir son pays, de se dévouer pour ses semblables, d'honorer ses parents, d'élever sa famille et, sous une formule abrégée de morale universelle, de faire ou de ne pas faire à autrui ce que nous voudrions qu'on nous fît ou qu'on ne nous fît pas à nous-mêmes, etc. — Dans un cercle d'idées plus restreint, ne savons-nous pas que, dans des réunions d'hommes agglomérés en sociétés isolées, indépendantes, ennemies même, il y a un fonds commun d'idées et de sentiments. —Chez les militaires, sous quelque drapeau qu'ils servent, les notes du sentiment de l'honneur militaire sont partout les mêmes. — L'esprit de corps que l'on voit se développer dans certaines associations, n'est autre que la résultante d'une réunion d'idées, de sentiments communs, partagés par tous les individus vivant en société et réunis par les liens d'une vaste confraternité.

En tout temps, en tout lieu, donc, cette collection d'idées et de sentiments communs, qui sert de base aux phénomènes de l'ordre moral, a été pour l'humanité comme une sorte de ligne directrice, comme un *méridien magnétique* de commune sympathie, sur lequel elle a inconsciemment orienté sa conduite; et cela est si vrai, — ce fonds commun de sensibilité morale est tellement inhérent à notre sensibilité intime, à notre personnalité, il est tellement vivant en nous et constitué organiquement que, partout où nous voyons un de nos semblables, nous jugeons à priori qu'il doit vibrer suivant les mêmes tonalités, s'ébranler en présence des mêmes impressions; — en un mot, nous croyons à l'existence de cette sensibilité morale chez autrui avec la même certitude que nous croyons à l'existence de son cœur qui bat, de son poumon qui respire, et de ses membres qui se meuvent suivant des flexions et des extensions déterminées à l'avance.

C'est donc ce fonds commun de sensibilité morale vivant en nous, s'étendant à tous nos semblables, formant un lien de sympathie universelle entre tous les membres de la famille humaine, qui devient ainsi le véritable *critérium* et la pierre de touche qui nous servent à apprécier et à juger la valeur d'un phénomène d'ordre moral. — A un phénomène spécial, nous appliquons logiquement une méthode spéciale de diagnostic. — C'est en nous prenant comme terme de comparaison, en mettant notre personnalité consciente en présence des actions d'autrui, en nous mettant fictivement à sa place, que nous arrivons à avoir une notion sur leur portée et à juger si elles sont conformes à la ligne commune d'alignement des sentiments humains et de la sensibilité universelle.

C'est ainsi que nous arrivons à dire, qu'il y a parmi les hommes des vérités fondamentales d'ordre moral, des manières de sentir communes, auxquelles nous obéissons tous à notre insu et qui constituent la *ligne d'alignement* commune, le *sens commun*, suivant laquelle la grande famille s'avance dans le chemin de la vie. — Chacun de nous oriente plus ou moins sur elle la direction de ses actes et, suivant que cette direction dévie, elle est alors ressentie par ceux qui la suivent, qui la jugent et la condamnent comme une déviation de la loi commune et comme l'expression patente d'une perturbation survenue dans les facultés de celui qui est ainsi sorti du sillon.

C'est de cette sorte que nous réputons *raisonnable*, dirigé suivant le *sens commun*, tout acte, toute parole, tout écrit qui est compris de tous, accepté par tous, et que réciproquement nous signalons comme *déraisonnable* toute action qui heurte chez autrui la notion du droit sens et la rectitude du jugement.

C'est ainsi que, d'une manière générale, cette conception d'ensemble, que nous désignons sous le mot de *raison*, n'est, au point de vue physiologique, qu'une expression synthétique abstraite, qui sert à exprimer cette tendance inconsciente que nous avons à suivre dans la vie, dans nos idées, dans nos actions, l'ordre commun suivi par nos semblables, et à ne pas sortir de la ligne méridienne parcourue par la généralité d'entre eux.

Perturbations fonctionnelles des opérations du jugement.

L'étude des formes morbides des processus du jugement nous montre combien — les différentes phases qui le constituent sont solidaires les unes des autres, et combien — lorsque l'une d'elles, la première surtout, qui est la plus importante et le point de départ de l'opération qui s'accomplit, vient à être troublée dans son mode d'action, tout est perturbé à la suite, tout est interverti, et combien l'expression extérieure qui s'ensuit, se trouve en désaccord plus ou moins complet avec la réalité des choses.

La première phase correspond, avons-nous dit, au moment où l'impression extérieure vient à pénétrer dans le *sensorium*, et à saisir la personnalité qui devient immédiatement participante de l'ébranlement communiqué. — C'est là le moment délicat du processus, celui où les termes de l'équation du problème sont mis en place ; — or, qu'arrive-t-il, lorsque cette impression primordiale qui doit arriver au *sensorium* avec son maximum de netteté, et réfléchir d'une façon aussi exacte que possible les phénomènes ambiants, est incomplétement transmise et faussée ? — lorsque, par le fait d'un trouble accidentel survenu dans les différents appareils centripètes chargés de la recueillir et de la transmettre au *sensorium*, elle y arrive dénaturée et incomplétement exprimée (Illusions sensorielles) ? — Qu'arrive-t-il lorsque, d'une autre part, les régions intermédiaires qui ont pour mission de transmettre au *sensorium* les incitations périphériques (centres de la couche optique) viennent automatiquement à entrer en éréthisme et à darder *motu proprio*, vers ce même *sensorium*, des incitations subjectives engendrées sur place (Hallucinations) ?

La personnalité humaine, alors sans moyen de contrôle direct, saisie suivant les procédés naturels par ces incitations fictives, autogéniques, prend le change ; — elle les accepte, les absorbe, les travaille, les soumet aux mêmes conflits intimes que si elles étaient les aliments réguliers et légitimes de son activité ; et dès lors — le processus anormal, en vertu des énergies

propres des éléments cérébraux mis en jeu, en vertu d'anciennes habitudes acquises, se déroule de lui-même aussi logiquement, aussi fatalement que s'il était une émanation sincère
du monde réel ; — et cela, à la grande stupéfaction des personnes
qui ne sont pas initiées à la connaissance des maladies mentales, qui ne peuvent s'habituer à admettre qu'un raisonnement faux peut être parfaitement enchaîné et déduit, et que la
logique n'implique ni la justesse ni la précision d'un jugement quelconque.

Que l'incitation protopathique, donc, soit régulièrement ou
irrégulièrement engendrée, tout se passe dans le cerveau d'une
façon en quelque sorte inconsciente et automatique, par la
vertu propre des appareils traversés par le processus en évolution, — comme s'il s'agissait d'une simple opération réflexe, se
développant à travers le réseau gris de la moelle, — comme s'il
s'agissait d'un corps étranger, d'une substance toxique introduite fortuitement dans l'estomac et opérant fatalement son
parcours à travers les régions successives du canal intestinal.

On comprend donc ainsi — comment la troisième phase du
processus, qui n'est que l'expression ultime de la période du
début et l'extériorisation de la personnalité humaine qui marque son émotivité propre, traduit, d'une façon concordante, les
différents vices d'organisation qui ont accompagné les premiers
moments de sa genèse.

Cherchez en effet l'enchaînement des idées, des raisonnements, chez la plupart des aliénés raisonnants, chez ceux
qui, avec une logique entraînante, expriment en termes corrects, et souvent d'une façon saisissante et convaincue, toutes
leurs émotions et toutes leurs conceptions extravagantes; suivez
avec soin la suite naturelle de leurs divagations, et vous
reconnaîtrez toujours — que l'origine première de leurs raisonnements, de leurs récriminations, de leurs idées de per-
sécution qu'ils dirigent contre ceux qui les entourent, contre
leur famille, contre la société en général ou contre des personnes non définies, — ont toujours pour point de départ primitif, un trouble initial survenu dans le mode de perception
sensorielle et dans la phase du début du processus d'un jugement.

C'est toujours une illusion sensorielle, une hallucination, qui
est au début de l'acte morbide et qui en dirige la pente fatale.

LUYS.   16

Ainsi, tantôt c'est un malade atteint de manie raisonnante, énergique, intelligent, qui se plaint avec amertume des linges maculés qu'on lui présente. Il attaque avec véhémence les personnes attachées à son service, et se plaint des mauvais procédés dont il vient d'être victime, et en même temps, il présente les linges incriminés ; on les examine et on reconnaît qu'ils sont irréprochables. — L'illusion sensorielle, comme cause de jugement extravagant, avait été ici surprise par nous au moment de sa genèse ; le malade avait cru voir une tache là où il n'y en avait pas ; ses sens l'avaient mal servi ; de là une série de divagations sans cesse renouvelées du même esprit mal servi par ses sens, et revenant en vertu du même mécanisme.

Tantôt c'en est un autre qui, troublé encore dans les régions périphériques de son système nerveux par un état spécial de la sensibilité gustative, conclut que les substances alimentaires qu'on lui donne sont défectueuses, qu'on jette des poudres dans les aliments, qu'on veut l'empoisonner et que c'est telle ou telle personne qui est coupable. — Un autre s'exclame, se récrie, dit qu'on ne lui donne pas son dîner alors qu'il sort de table : on l'examine, et on s'aperçoit qu'il a une anesthésie transitoire de la muqueuse pharyngée.

Une blanchisseuse, dont l'aliénation est rapportée par Charbeyron, à la suite de douleurs rhumatismales avait quitté sa profession pour se livrer à la couture : elle veillait tard, travaillait la nuit et fut prise d'ophthalmie. Comme elle continuait à coudre, elle voyait à la fois quatre mains, quatre aiguilles, quatre coutures. (Il y avait à ce moment diplopie double). Elle se rendit bien compte dans les premiers temps de ce phénomène ; mais, au bout de quelques jours, à la suite de faiblesses et d'anxiétés morales prolongées, elle s'imagina qu'elle faisait réellement quatre coutures à la fois et que Dieu, touché de son infortune, faisait un miracle en sa faveur [1]. Comme on le voit encore ici, c'est un trouble primordial survenu dans la première période du processus (illusion sensorielle, diplopie) qui détermine à la suite la divagation et l'écart du jugement porté.

Dans d'autres circonstances, ce sont de véritables phéno-

1. Voir les cas analogues cités par Parchappe. *Annales médico-psycho.* Année 1861. P. 271.

mènes hallucinatoires engendrés sur place, par une sorte d'éréthisme des voies sensorielles qui viennent s'interposer, et donner
le change à la personnalité consciente. — Ce sont, en effet, presque constamment, des hallucinations de l'ouïe, de la vue, de l'olfaction qui viennent soit isolément, soit simultanément, retentir
dans le *sensorium* et qui se retrouvent presque toujours au
fond de tous les délires. — Tantôt ce sont des voix subjective-
ment entendues qui déterminent l'halluciné à fuir telle ou telle
personne, à commettre telle ou telle action; qui lui parlent
d'un ton menaçant et le troublent dans le repos de ses nuits.
— Tantôt ce sont des visions variées qui le mettent en éveil,
des perceptions pénibles, soit du côté du goût, soit du côté de
l'odorat, qui le poussent à refuser les aliments, etc.

De là une série indéterminée de jugements, de réflexions
consécutives, variant à l'infini suivant la nature du terrain
où ils évoluent; — de là toutes ces formes de délires par lesquelles les émotions de la personnalité se révèlent, et qui ont
toutes entre elles ce fonds commun qui les rattache, c'est que
cette conception morbide qui s'est implantée dans l'esprit comme
un élément hétérogène, et en quelque sorte, comme une conception contre nature, ne se révèle au dehors que d'une façon
vague et nuageuse, mais logique cependant. — L'halluciné, qui
a conçu vaguement un soupçon à la suite d'une impression
auditive basse qui a impressionné son *sensorium*, traduit de la
même manière au dehors cet état d'indécision et d'information
vagues; — et en cela, on retrouve encore les procédés usuels
suivant lesquels les processus du jugement se manifestent en
nous : l'halluciné est vague dans ses expressions, parce que l'é-
branlement qui suscite sa personnalité est pareillement vague
et confus. Il ne traduit pas clairement ce qu'il n'entend pas
clairement. Il ne se sert que de formules indécises pour exprimer les conceptions qui traversent son esprit : ce sont toujours
des phrases impersonnelles : — *on* lui a dit telle chose, — *on*
l'a prévenu de telle chose; et jamais ses expressions ne sont ni
descriptives, ni colorées, ni pourvues de ces accents précis qui
traduisent des impressions réellement vues, réellement entendues.

C'est ainsi en résumé que l'on voit combien les processus
morbides de la *divagation*, malgré les modalités les plus dis-

semblables sous lesquelles ils se présentent, obéissent aux mêmes lois générales que les processus réguliers du jugement. Ils s'opèrent en parcourant les mêmes phases, à l'aide des mêmes ouvriers automatiques, ils suivent logiquement les mêmes routes et, lorsqu'ils sont en désaccord avec le réel, lorsqu'en un mot, l'opération est manquée, c'est qu'elle a été mal préparée au point de vue de l'arrivée de l'impression sensorielle, et que les phénomènes de la perception ont été troublés dans leur conflit intime. — La personnalité humaine, entraînée dans ce cycle fatal, obéit automatiquement et devient fatalement participante des désordres pathologiques qui s'opèrent dans le *sensorium*. Elle est incapable de résister à l'effort et, lorsqu'elle reprend le droit sens, lorsque la maladie guérit, c'est plutôt par le fait de la sédation survenue dans les régions atteintes primitivement que par l'effet de la volonté consciente. Le moral se relève avec le physique, et si la divagation disparaît, si l'individu cesse de délirer, c'est moins par un effort spontané de sa volonté en vertu duquel il abjure ses fausses convictions, et se rend au jugement d'autrui que — parce que son cerveau devient perméable à la réalité ambiante, qu'il absorbe les impressions sensorielles et les travaille comme le commun des hommes.

On sait, en effet, combien les hommes à idées fausses, sont réfractaires à tout raisonnement sain, et combien c'est peine perdue que de vouloir traiter par un raisonnement suivi un individu atteint de délire partiel.

LIVRE TROISIÈME

PHASE DE RÉFLEXION OU D'ÉMISSION DES PROCESSUS DE L'ACTIVITÉ CÉRÉBRALE.

PÉRIODE PRÉPARATOIRE DES PROCESSUS DE LA MOTRICITÉ.

Dans l'exposé que nous venons de faire, nous avons vu que les processus de l'activité cérébrale, constitués tout d'abord par un ébranlement d'origine extérieure dans le *sensorium*, se résolvaient en réactions diverses de la part des appareils cérébraux mis en activité, et en une sorte d'irradiation intra-cérébrale du mouvement incitateur.

Maintenant cet ébranlement qui est arrivé sous forme d'une incitation incidente, c'est une force vive en travail de transformation ; — cette force s'implante dans le *sensorium* ; elle se renforce, elle se concentre à mesure qu'elle évolue ; — il faut qu'elle se meuve encore, et que, sous une forme ou sous une autre, elle sorte de l'organisme en se déchargeant sur d'autres appareils destinés à lui servir de portes de sortie.

C'est sous ce point de vue nouveau, que nous allons dès lors considérer les phénomènes de l'activité cérébrale, au moment où, opérant leur troisième phase d'évolution, ils franchissent leur dernière étape, et se révèlent en réactions diverses. Celles-ci, sous les apparences les plus variées, n'en représentent pas moins dans le monde extérieur le contre-coup retentissant d'une ancienne impression sensorielle émanée de ce même monde extérieur.

Une fois sur leur décours, les processus de l'activité cérébrale prennent deux routes différentes, suivant les conditions variables de réceptivité du milieu cérébral où ils se développent, suivant les individus, et suivant leur manière de sentir.

Ainsi, tantôt ils sont répercutés vers les différents départements de la vie végétative ; ils ne sortent pas de l'organisme et, dans cette sphère spéciale, ils produisent des commotions secondaires plus ou moins retentissantes ; leur réflexion s'opère d'une façon tout à fait automatique et en dépit de l'action volontaire (choc en retour des émotions morales sur le physique).

Tantôt, au contraire, ils se font jour au dehors et se révèlent à l'aide de moyens d'expression variés, — soit sous forme de sons phonétiques, — de signes graphiques, — de gestes appropriés. L'incitation extérieure sensorielle, irradiée du monde extérieur qui lui avait donné naissance, est dans ce cas directement rendue au monde extérieur.

CHAPITRE PREMIER

RÉPERCUSSION DU PROCESSUS DE LA MOTRICITÉ SUR LES PHÉNO-
MÈNES DE LA VIE VÉGÉTATIVE.

Dans la première série de faits, lorsque les incitations
dérivées du monde extérieur ne sont pas directement reper-
cutées au dehors, lorsque, sous l'influence d'une cause ou
d'une autre, l'ébranlement primordial reste enfermé en nous-
mêmes, il s'amortit dans l'organisme, et le contre-coup qui en
résulte retentit plus ou moins loin ; — la décharge nerveuse du
processus arrêté dans sa course, s'opère sur telle ou telle région
de la vie végétative, et cela dépend de l'intimité des liens sympathiques qui les relient au *sensorium*.

Nous avons établi préalablement, dans la partie anatomique
de ce travail, que les impressions de la vie végétative remon-
taient avec la substance grise spinale jusque dans les régions
internes des couches optiques, et que de là, à l'aide des fibres
cérébrales, ces impressions spéciales se trouvaient pareillement
disséminées dans les différentes régions du *sensorium*.

Nous avons inversement montré, qu'en raison de ces connexions, il existait en quelque sorte des voies naturelles incessamment perméables, par lesquelles les ébranlements du
sensorium pouvaient, à tout instant, être associés aux phénomènes de la vie végétative, et retentir de haut en bas jusque
dans l'intimité de la vie des viscères.

Que résulte-t-il donc de cette disposition ? — C'est que toute
incitation extérieure qui arrive dans le *sensorium* est sympathiquement ressentie dans les différents centres de la vie viscé-

rale, et que les incitations les plus légères qui viennent faire rider la surface de ses réseaux, de même que les ébranlements qui le bouleversent, sont sympathiquement propagées dans tel ou tel département de la vie organique. — Tantôt ici, tantôt là, des courants centrifuges surgissent instantanément et vont porter au loin, à notre insu, en dehors de toute participation volontaire, les répercussions prolongées des oscillations de la sphère psycho-intellectuelle.

Qui ne sait combien les émotions pénibles ont un retentissement sur les phénomènes de la circulation? — combien le cœur palpite à notre insu lorsque notre émotivité est en jeu? — combien cette surexcitation latente est apte à fatiguer son énergie vitale et combien les causes morales ont une influence sérieuse et reconnue de longue date sur la genèse de ses lésions organiques? — combien l'innervation vaso-motrice est susceptible de s'associer pareillement à nos émotions, puisque la paralysie instantanée des capillaires est apte d'une part, à déterminer ces rougeurs subites qui se montrant sur notre visage, révèlent si bien, malgré nous, les secrets de notre sensibilité en émoi, — et que, d'autre part, leur contraction spasmodique suscite ces pâleurs instantanées qui reflètent aussi directement les perturbations qui traversent notre *sensorium?*

Qui ne sait encore combien les appareils digestifs sont directement associés aux ébranlements de ce même *sensorium?* — L'estomac en particulier est en connexion intime avec les phénomènes de l'activité cérébrale; comme le cœur, il supporte à chaque instant les effets du choc en retour de nos émotions, et devient comme lui, le souffre-douleur de toute notre sensibilité. Tout le monde ne sait-il pas que les digestions sont troublées par des émotions morales? que les vomissements accompagnent fréquemment les maladies de l'encéphale? — et que, dans certains endolorissements localisés du *sensorium* (migraines), alors qu'une incitation extérieure trop forte est venue mettre en jeu sa sensibilité, c'est sur l'estomac que s'opère la décharge du *sensorium* en éréthisme, et que c'est lui en quelque sorte qui sert de porte de sortie à la surexcitation nerveuse réfléchie du côté des appareils de la vie végétative.

Nous savons tous encore combien les voies respiratoires sont intimement associées à nos émotions intimes; — les soupirs, les spasmes, les anxiétés, le rire même involontaire qui éclate quelquefois d'une façon si imprévue à la vue d'une personne qui rit, le bâillement qui se montre aussi dans les mêmes cir-constances, sont encore des révélations extérieures coordonnées, qui succèdent à une incitation incidente importée dans le *sensorium*, et qui se répercute du côté des appareils chargés de l'exporter au dehors.

Bien plus, et c'est encore là un phénomène connu de tous, — dans certaines circonstances, nos muscles, qui d'ordinaire cependant sont les interprètes si fidèles de nos volontés, échap-pent quelquefois à la stimulation régulière de la personnalité consciente et alors, sous l'empire d'émotions puissantes, subis-sent les incitations incoercibles irradiées du *sensorium* et en-trent en activité pour traduire, serviteurs infidèles, les instruc-tions d'un pouvoir irrégulier, et manifester à notre insu les états divers que traverse notre sensibilité intime. — C'est en raison de cette substitution, que nos gestes, nos mouvements, nos attitudes, notre physionomie deviennent, à notre insu, les expressions vivantes des états divers de notre sensibilité, et en quelque sorte les manifestations apparentes, par lesquelles la phase d'éréthisme de certaines régions du *sensorium* se dé-charge au dehors; — et en cela nos muscles d'expression se groupent, s'harmonisent d'une façon coordonnée aussi auto-matiquement, aussi inconsciemment que nous voyons, par exemple, ceux de l'iris se dilater et se contracter alternative-ment pour traduire par leur jeu, aussi automatique qu'incon-scient, les modalités diverses de la sensibilité de la rétine qu'ils sont chargés de protéger.

On peut donc dire, d'une façon générale, que toutes les inci-tations périphériques qui arrivent au *sensorium* sous forme d'un ébranlement vibratoire, d'une force vive en activité, n'y restent pas stationnaires, emmagasinées sur place. Elles y dé-veloppent une série de réactions secondaires, de synergies régulièrement coordonnées qui, incessamment réparties vers les appareils de la vie organique, représentent la continuité du mouvement primitif, et en quelque sorte les moyens d'excré-tion, des forces vives implantées dans l'organisme qui opèrent çà et là leur décharge physiologique.

Manifestations extrinsèques des processus cérébraux.
Genèse de la volonté.

Les processus de l'activité cérébrale, qui sont destinés à se révéler au dehors et à sortir de l'organisme sous forme de *manifestations volontaires conscientes*, doivent être successivement envisagés dans les deux phases principales qu'ils suivent dans leur évolution :

1° Dans leur période d'incubation proprement dite, alors que le processus de la volonté n'est encore constitué que par un ébranlement purement psychique;

2° Dans leur seconde période de manifestation extrinsèque, alors qu'ils prennent corps, se révèlent d'une façon apparente, et mettent à contribution les régions purement motrices du système nerveux

1° Dans sa phase préparatoire ou d'incubation, le processus de la volonté n'est autre chose que la période ultime plus mûrie, plus avancée, d'une opération antérieure de jugement, constituée ainsi que nous l'avons précédemment indiqué.

La personnalité humaine a été saisie par l'arrivée de l'incitation émanée du monde extérieur, elle est devenue participante, elle s'y est associée, et, de ce conflit intime, est résulté un véritable rayonnement automatique intra-cérébral qui a suscité l'apparition d'une série d'idées secondaires agglomérées. — Mais, les choses n'en sont pas restées là ; cette personnalité intime, par cela même qu'elle a été saisie, que sa sensibilité a été touchée d'une manière quelconque, — en vertu des forces vives qui vibrent à l'état latent en elle, cette personnalité a réagi, elle a été émotionnée suivant le sens de ses affinités les plus profondes et, fatalement, cette période réactionnelle se traduit par une appétence inconsciente vers tel ou tel autre objet déterminé, et par un effort répulsif vers tel ou tel autre.

Le désir, l'attraction, l'aversion, l'éloignement, sont donc des modalités nouvelles qui éclatent nécessairement dans le *sensorium* par le fait naturel du cours des choses, et qui deviennent ainsi les éléments primordiaux destinés à constituer un processus d'activité volontaire.

2° L'opération psychique, qui va se fondre en un acte de

volonté, n'est donc en lui-même que le deuxième temps d'un mouvement préalablement commencé, et l'expression régulière de la personnalité humaine, saisie, impressionnée par une incitation ancienne ou récente du monde extérieur, et reportant dans le monde extérieur, sous forme de manifestation de motricité, les différents états de sa sensibilité en émoi.

De là, comme conséquence naturelle, on arrive à dire que l'acte de motricité volontaire qui se développe dans les régions psychiques, n'est qu'un fait subordonné, un phénomène secondaire, résultat direct du choc de la sensibilité en émoi, et de la réaction spontanée du *sensorium*. La motricité n'est donc physiologiquement que la sensibilité transformée. — C'est dans ce conflit intime où la personnalité humaine impressionnée est saisie que l'incitation volontaire prend vie; c'est à la suite de cette réaction de la sensibilité, qu'elle émerge, comme une conséquence naturelle et comme une force vive en évolution : c'est comme un processus excito-moteur irradié des régions sensitives de l'axe spinal vers les régions antérieures, qui progresse motu proprio, se développe, s'amplifie, se perfectionne fatalement tout le long de son parcours, et s'épanouit, dans sa dernière période, en manifestations motrices, coordonées, satellites fidèles des incitations sensitives qui lui ont donné naissance.

CHAPITRE II

PÉRIODE D'ÉMISSION PROPREMENT DITE DES PROCESSUS DE LA MO-
TRICITÉ VOLONTAIRE. — RÉACTION SPONTANÉE DU SENSORIUM.
— DÉTERMINATION MOTIVÉE.

Voyons maintenant comment les différents temps de l'activité volontaire s'enchaînent les uns aux autres, et comment
l'opération physiologique poursuit son cours.

Le processus d'émission extérieure de l'émotivité du *sensorium* s'opère au dehors, tantôt d'une façon rapide et instantanée, tantôt d'une façon lente, progressive et après un temps
plus ou moins éloigné; et alors, cette révélation extrinsèque
s'effectue soit sous la forme orale, soit sous la forme graphique,
soit sous forme de gestes plus ou moins expressifs et d'attitudes variées.

Dans les premières circonstances, lorsque la manifestation
motrice volontaire est une traduction immédiate des impressions extérieures, la personnalité humaine saisie, vibrante, répond d'une façon rapide aux ébranlements qui la touchent.
Elle s'exprime au dehors directement, tantôt sous forme de sons
articulés suivis, qui sont des réponses appropriées aux interro-
gations qui la suscitent, tantôt en conversations courantes, en
injonctions de toutes sortes, en discours prolongés, en écrits,
en mouvements expressifs, etc., etc., etc...; elle dépense les
réserves d'émotivité qui vibrent en elle, et déverse ainsi les
diverses tonalités sensitives qui la mettent en branle.

C'est donc toujours la sensibilité qui est sous-jacente à tous
les actes moteurs de l'organisme, et, lorsque nous répondons
immédiatement aux sollicitations, lorsque nous nous laissons

aller aux épanchements naturels de notre sensibilité, et, comme on le dit, aux élans de notre premier mouvement, c'est nous-mêmes, c'est notre personnalité qui se répand spontanément, sans artifice et sans préméditation; — elle réagit avec ses allures natives, naïves même, comme s'il s'agissait d'un phénomène physiologique à évolution naturelle; car, dans ces circonstances, nos paroles expriment nos sentiments d'une façon cursive, et les atermoiements de la méditation, de la réflexion diplomatique, ne se sont pas encore jetés en travers pour en masquer la spontanéité naturelle.

Dans une foule d'autres circonstances, la décharge ne se fait pas d'une façon rapide et immédiate; il y a en quelque sorte *macération à froid* de l'impression incidente dans la trame du *sensorium*, en vertu de laquelle cette impression est mûrie et modifiée par l'action même du milieu où elle séjourne.

Lorsqu'en effet nous avons besoin de réfléchir, de mûrir un projet, avant de prendre une résolution, l'idée mère, l'incitation première n'est pas arrivée dans le *sensorium* sans éveiller une foule de réactions ambiantes. — C'est à l'état de vibrations sensorielles qu'elle a été perçue, et ces vibrations ont rayonné à distance dans les différents territoires de cellules. Ces dernières, ébranlées, ont suscité l'activité automatique de celles du voisinage et soulevé en même temps des idées affines, des souvenirs associés et anciennement enregistrés, si bien, — qu'au bout d'un temps de séjour dans le *sensorium*, séjour variable suivant les individus, cet ébranlement primordial a proliféré et lentement produit des effets retentissant à distance.

Bien plus, les idées d'autrui, sous forme de conseils oraux, de conseils écrits et d'impressions auditives et optiques interprétées par l'intellect, sont venues se mettre de la partie, se grouper autour de l'incitation primordiale, et apporter un poids nouveau à l'opération en train de s'effectuer.

Ces réflexions, qui sont soit puisées en nous-mêmes, soit inspirées par le milieu ambiant, se convertissent alors en motifs ou en pensées agglomérés, destinés à influer sur la direction du processus volontaire et à diriger sa route.

Les choses étant ainsi disposées, c'est alors qu'une phase délicate se prépare dans l'opération cérébrale qui s'achève; les motifs étant mis les uns et les autres en présence, avec leurs caractères extrinsèques et intrinsèques, les nuances qui les caractérisent, leur valeur relative, — quelle route le processus va-t-il suivre? sous quelle forme va-t-il se révéler? — et dans quel sens la personnalité consciente va-t-elle se prononcer [1]?

Sur ce point, depuis longtemps, les controverses des philosophes et des métaphysiciens se sont exercées de longue date pour n'arriver qu'à une chose : à exprimer, en phraséologie sonore, leur ignorance plus ou moins absolue des conditions fondamentales de la vie psychique. — C'est en effet dans l'intimité des actes de la vie cérébrale, dans les phénomènes complexes sous lesquels elle se révèle qu'il faut pénétrer, pour arriver à comprendre l'évolution d'un acte volontaire quelconque, et la façon naturelle dont il s'exprime à travers l'organisme.

Pour peu en effet que l'on veuille réfléchir à l'enchaînement des processus de l'activité cérébrale, envisagés ainsi que nous venons de le faire, on arrive forcément à cette conclusion, — que l'acte volontaire en lui-même n'est que la réaction de la sensibilité mise en émoi, — que c'est elle qui est latente dans toutes les manifestations volontaires, et que c'est toujours le *sensorium* qui, sous les formes en apparence les plus dissemblables, réagit et traduit au dehors les ébranlements intimes dont il est incité.

C'est la sensibilité donc qui, d'une façon constante, est en émoi au début de tout acte volontaire qui se développe ; — c'est elle qui s'érige, qui suscite les opérations du jugement et de la

---

1. Ce moment délicat de l'opération, en vertu duquel le sensorium saisi réagit spontanément et exporte au dehors les états divers dont sa sensibilité est impressionnée, chez certains individus ne se passe pas sans certaines difficultés.

Il y a un grand nombre d'hommes en effet dont l'hésitation est la note dominante du caractère. Au moment de prendre un parti, il n'osent se décider, ils tergiversent dans une indécision persistante et restent en suspens alors qu'il faudrait agir. A un degré plus prononcé, alors que cet état psychologique est déjà plus accentué, on voit les individus qui sont ainsi disposés, raconter toutes les anxiétés qui les assiégent alors qu'ils sont sur le point de prendre une résolution ; ils hésitent, tiraillés par une série d'incertitudes et, s'il s'agit de parler, de prendre la plume pour donner une signature, de faire un acte quelconque de spontanéité, ils demeurent fixés, immobilisés, dans une sorte d'apathie incoercible.

Ces états divers, depuis les formes les plus simples jusqu'aux formes les plus accusées, ne sont évidemment que l'effet d'un affaiblissement partiel ou permanent des énergies mentales par lequel les éléments du sensorium, à l'état torpide, sont incapables de s'élever jusqu'à la phase d'éréthisme, de réagir et d'entraîner par leur vitalité propre, le processus en évolution dans la direction régulière qu'il doit suivre.

réflexion. C'est elle qui, partout présente, partout vibrante, inspire nos paroles, nos écrits, nos actes, et, quelle que soit la puissance des motifs destinés à la solliciter dans un sens opposé à ses inclinations intimes, suit ses appétitions fatales vers ce qui lui convient, ce qui lui agrée, et s'éloigne de ce qui lui répugne. — Chacun, comme on dit, sur un sujet donné exprime *son sentiment*, chacun juge suivant la façon dont il est impressionné, dont il *sent*, et la sensibilité, la recherche de ce qui plaît à chacun de nous est tellement le mobile réel, sous le nom d'intérêt personnel, de toutes les actions humaines, que l'on peut dire à coup sûr que c'est toujours elle qui les dirige, comme un aimant puissant, et qui les incline dans tel ou tel sens ; tout cela s'opère d'une façon tellement inconsciente, tellement fatale, et tellement certaine, qu'en présence d'un crime, d'un acte coupable quelconque, la justice fait remonter tout d'abord la responsabilité à celui qui pouvait avoir intérêt à le commettre et tirer quelque profit de la perpétration.

D'un autre côté, comme la sensibilité humaine est en elle-même tout ce qu'il y a de plus mobile, et tout ce qu'il y a de plus variable, et que sous ce rapport, chacun prend son plaisir là où il le trouve, il en résulte que les manifestations de la sensibilité varieront à l'infini suivant les hommes, et prendront quelquefois des formes paradoxales en dehors des modes usuels de la sensibilité commune. — Mais au fond, quoique les sentiments d'égoïsme et de satisfaction personnelle soient masqués en apparence, néanmoins les manifestations de la volonté n'en dériveront pas moins toujours des mêmes origines ; — chacun, avons-nous dit, a sa manière de sentir ; et de même que l'on voit des individus éprouver des satisfactions dans certaines jouissances qu'eux seuls sont aptes à percevoir, de même on les voit manifester ces états divers de leur *sensorium* sous des formes excentriques, extravagantes. C'est ainsi que les élans de la générosité, de l'abnégation, du sacrifice même, de l'intérêt personnel ne sont que trop souvent une manifestation déguisée de l'égoïsme, une façon *de sentir, sui generis*, en vertu de laquelle on échange un avantage de bénéfice physique pour une émotion d'ordre moral.

A partir donc du moment où la personnalité est intéressée à la réalisation de tel ou tel désir, à partir du moment où il **y a**, comme on dit, *résolution prise* par elle, cet état psychologique se traduit d'une façon coordonnée, suivant des procédés acquis par l'habitude, commencés dès l'enfance, et par lesquels nous avons appris à faire comprendre à nos semblables en un vocabulaire spécial, les idées qui germent en nous, les désirs qui demandent à être satisfaits, ainsi que nos aversions privées.

Dès lors le processus mental a fait un pas de plus dans l'intimité des réseaux de la corticale ; il aborde une voie nouvelle, celle des régions motrices proprement dites. — C'est un clavier vivant automatique qui entre dès ce moment en jeu et qui, sous des formes variées, traduit les tonalités sensitives qu'il est chargé d'interpréter fidèlement ; c'est la partie instrumentale de notre être qui s'ébranle, et le processus, tendant de plus en plus à émerger des réseaux de la corticale, se concentre dans certaines circonscriptions limitées, dans certaines régions psycho-motrices, et de là, sous la forme de stimulations rapides, intermittentes, opère directement sa décharge sur les divers territoires des corps striés.

Enchaînement des actions motrices volontaires.

Nous venons de voir comment le stimulus volontaire, conçu dans sa première phase d'élaboration, au sein des réseaux du *sensorium* à l'état d'ébranlements purement psychiques, se trouvait constitué par une série d'éléments multiples, concourant tous à sa genèse ; — comment il se reliait fatalement à un phénomène préalable de sensibilité mise en émoi ; — et comment, ainsi qu'une force vive en évolution, il tendait de plus en plus à émerger des régions où il avait été conçu.

A partir de ce moment précis, il quitte les régions purement psycho-motrices de l'écorce sous forme de stimulations passagères, rapides, destinées à se convertir en sons articulés, en mouvements digitaux, en gestes expressifs, et il gagne, à l'aide des fibres blanches spéciales (fibres cortico-striées), les différents territoires des corps striés dont il sollicite ainsi la mise en activité immédiate. (Voir 5-11-16, fig. 6, page 48.)

C'est là, dans cette première étape de son décours, qu'il perd insensiblement son caractère original d'incitation purement psychique, pour s'incorporer de plus en plus à l'organisme, se *matérialiser* en quelque sorte et multiplier sa puissance dynamique par l'adjonction d'un élément nerveux nouveau, l'innervation cérébelleuse, qui, à l'état de force statique, en tension permanente, est incessamment répartie dans les réseaux du corps strié.

Doublé ainsi par ce contingent d'innervation adventice, qui vient se greffer sur lui, il continue son cours centrifuge (voir 7-12-19, fig. 6) et, à l'aide des fibres antéro-latérales de l'axe (pédoncules cérébraux), il descend, sous forme de courant interrompu, et va susciter l'activité dynamique des différents noyaux moteurs de l'axe spinal qui, comme une série d'appareils toujours prêts à entrer en action, n'attendent que son arrivée pour développer leur activité latente. — A partir de ce moment, confondu avec l'activité propre des diverses régions spinales, il se projette le long des racines antérieures et devient ainsi dans ses phases ultérieures de transformation, une des causes multiples d'incitation de la contractilité musculaire.

On voit donc en résumé, d'après ce qui précède, que les processus de la motricité volontaire parcourent dans leur évolution des phases inverses à celles des processus de la sensibilité. — Tandis que ces derniers, à mesure qu'ils se rapprochent des régions centrales du *sensorium*, s'épurent, se perfectionnent, se *spiritualisent* de plus en plus par l'action métabolique des divers milieux des substances nerveuses à travers lesquels ils se propagent, — les autres au contraire, conçus à l'état d'ébranlements psychiques au moment de leur genèse, s'amplifient, se *matérialisent* de plus en plus à mesure qu'ils descendent des régions supérieures. Ils se compliquent de l'adjonction d'éléments adventices qui les renforcent à mesure qu'ils progressent (innervation cérébelleuse, innervation spinale) et deviennent ainsi, au dernier terme de leur évolution, une véritable synthèse d'éléments dynamiques agglomérés, qui résument en eux-mêmes, comme une trilogie, les forces vives du système à travers lesquelles ils se développent — l'activité cérébrale, — l'activité cérébelleuse, — l'activité spinale [1].

Conçus sous cette formule simple, les processus de la motricité volontaire commencent par être une incitation purement psychique et deviennent insensiblement, par le jeu naturel des rouages de l'organisme, une incitation physique. — En se trans-

1. Voir Luys. *Recherches sur le système nerveux cérébro-spinal*, p. 431. (Iconographie photographique, page 71.)

formant ainsi dans leur évolution successive ils offrent le tableau si saisissant que nous voyons se présenter incessamment sous nos yeux dans la mise en action d'une machine à vapeur. — Ne voyons-nous pas en effet dans ce cas, combien une force, minime au début, est susceptible de se transformer et de devenir, par la série des appareils qu'elle met en jeu, l'occasion d'un développement de puissance mécanique gigantesque.

Au moment en effet de mettre la machine en activité, ne suffit-il pas d'une force même faible, de la simple intervention de la main du mécanicien qui soulève un levier et lâche la vapeur sur la face supérieure du piston ? — Cette force vive, en liberté, développe immédiatement sa puissance, qui est proportionnelle à la surface sur laquelle elle se répand ; le piston s'abaisse, sa tige entraîne le balancier ; la mise en branle se développe avec les volants, et le mouvement initial, si faible au début, s'amplifie et grandit sans cesse, à mesure que le volume et la puissance des appareils mécaniques mis à sa disposition deviennent plus considérables et plus puissants.

On voit ainsi, comme conclusion, après l'examen de tous ces détails de physiologie cérébrale que nous avons successivement passés en revue, combien les divers processus de l'activité du cerveau se résument, en dernière analyse, en un mouvement circulaire d'absorption et de restitution de forces. — C'est le monde extérieur, avec toutes ses sollicitations, qui entre en nous par la voie des sens, sous forme d'incitations sensorielles ; et c'est le même monde extérieur qui, modifié, réfracté par son conflit intime avec les tissus vivants qu'il a traversés, sort de l'organisme et se réfléchit au dehors en manifestations variées de motricité volontaire.

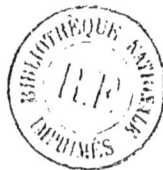

FIN.

TABLE DES MATIÈRES

TROISIÈME PARTIE
ÉVOLUTION DES PROCESSUS DE L'ACTIVITÉ CÉRÉBRALE

LIVRE PREMIER
PHASE D'INCIDENCE DES PROCESSUS DE L'ACTIVITÉ CÉRÉBRALE

· LIVRE DEUXIÈME
PHASE DE PROPAGATION DES PROCESSUS DE L'ACTIVITÉ CÉRÉBRALE

LIVRE TROISIÈME
PHASE DE RÉFLEXION OU D'ÉMISSION DES PROCESSUS DE L'ACTIVITÉ
CÉRÉBRALE

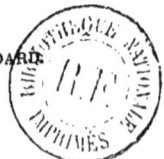

Coulommiers. — Typog. ALBERT PONSOT et P. BRODARD.

CATALOGUE

DE

LIVRES DE FONDS

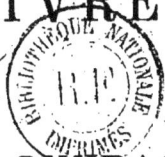

OUVRAGES HISTORIQUES

ET PHILOSOPHIQUES

PARIS

LIBRAIRIE GERMER BAILLIÈRE ET Cie

108, BOULEVARD SAINT-GERMAIN, 108

Au coin de la rue Hautefeuille

—

JANVIER 1878

COLLECTION HISTORIQUE
DES GRANDS PHILOSOPHES

PHILOSOPHIE ANCIENNE

ARISTOTE (Œuvres d'), traduction de M. BARTHÉLEMY SAINT-HILAIRE.
— **Psychologie** (Opuscules) traduite en français et accompagnée de notes. 1 vol. in-8 .... 10 fr.
— **Rhétorique** traduite en français et accompagnée de notes. 1870, 2 vol. in-8 .... 16 fr.
— **Politique**, 1868, 1 v. in-8 10 fr.
— **Physique**, ou leçons sur les principes généraux de la nature. 2 forts vol. in-8.............. 20 fr.
— **Traité du ciel**, 1866; traduit en français pour la première fois. 1 fort vol. grand in-8.............. 10 fr.
— **Météorologie**, avec le petit traité apocryphe : *Du Monde*, 1863. 1 fort vol. grand in-8.......... 10 fr.
— **Morale**, 1856, 3 v. gr. in-8. 24 fr.
— **Poétique**, 1858. 1 vol. in-8. 5 fr.
— **Traité de la production et de la destruction des choses**, traduit en français et accompagné de notes perpétuelles, 1666. 1 vol. gr. in-8 .... 10 fr.
— **De la logique d'Aristote**, par M. BARTHÉLEMY SAINT-HILAIRE. 2 volumes in-8.............. 10 fr.

SOCRATE. **La philosophie de Socrate**, par M. Alf. FOUILLÉE. 2 vol. in-8 .... 16 fr.
PLATON. **La philosophie de Platon**, par M. Alfred FOUILLÉE. 2 volumes in-8 .... 16 fr.
— **Études sur la Dialectique dans Platon et dans Hegel**, par M. Paul JANET. 1 vol. in 8... 6 fr.
PLATON et ARISTOTE. **Essai sur le commencement de la science politique**, par VAN DER REST. 1 vol. in-8 .... 10 fr.
ÉCOLE D'ALEXANDRIE. **Histoire critique de l'École d'Alexandrie**, par M. VACHEROT. 3 vol. in-8. 24 fr.
— **L'École d'Alexandrie**, par M. BARTHÉLEMY SAINT-HILAIRE. 1 v. in-8. 6 fr.
MARC-AURÈLE. **Pensées de Marc-Aurèle**, traduites et annotées par M. BARTHÉLEMY SAINT-HILAIRE. 1 vol. in-18.............. 4 fr. 50
RITTER. **Histoire de la philosophie ancienne**, trad. par TISSOT. 4 vol. in-8.............. 30 fr.
FABRE (Joseph). **Histoire de la philosophie, antiquité et moyen âge**. 1 vol. in-18........ 3 50

PHILOSOPHIE MODERNE

LEIBNIZ. **Œuvres philosophiques**, avec introduction et notes par M. Paul JANET. 2 vol. in-8. 16 fr.
— **La métaphysique de Leibniz et la critique de Kant.** Histoire et théorie de leurs rapports, par D. NOLEN. 1 vol. in-8.. 6 fr.
— **Leibniz et Pierre le Grand**, par FOUCHER DE CAREIL. 1 vol. in-8. 1874.............. 2 fr.
— **Lettres et opuscules de Leibniz**, par FOUCHER DE CAREIL, 1 vol. in-8.............. 3 fr. 50
— **Leibniz, Descartes et Spinoza**, par FOUCHER DE CAREIL. 1 v. in-8. 4 fr.
— **Leibniz et les deux Sophie**, par FOUCHER DE CAREIL. 1 v. in-8. 2 fr.
MALEBRANCHE. **La philosophie de Malebranche**, par M. OLLÉ LAPRUNE. 2 vol. in-8...... 16 fr.
VOLTAIRE. **La philosophie de Voltaire**, par M. Ern. BERSOT. 1 vol. in-18.............. 3 fr. 50

VOLTAIRE. **Les sciences au XVIIIe siècle. Voltaire physicien**, par M. Em. SAIGEY. 1 vol. in-8. 5 fr.
BOSSUET. **Essai sur la philosophie de Bossuet**, par Nourrisson, 1 vol. in-8.............. 4 fr.
RITTER. **Histoire de la philosophie moderne**, traduite par P. Challemel-Lacour. 3 vol. in-8. 20 fr.
FABRE (Joseph). **Histoire de la philosophie, renaissance et temps modernes**. 1 v. in-12. (*Sous presse.*)
FRANCK (Ad.). **La philosophie mystique en France au XVIIIe siècle**, 1 vol. in-18.... 2 fr. 50
DAMIRON. **Mémoires pour servir à l'histoire de la philosophie au XVIIIe siècle**. 3 vol. in-8. 15 fr.
MAINE DE BIRAN. **Essai sur sa philosophie**, suivi de fragments inédits, par JULES GÉRARD. 1 fort vol. in-8. 1876.............. 10 fr.

PHILOSOPHIE ECOSSAISE

DUGALD STEVART. Éléments de la philosophie de l'esprit humain, traduits de l'anglais par L. PEISSE. 3 vol. in-12............ 9 fr.

W. HAMILTON. Fragments de philosophie, traduits de l'anglais par L. PEISSE. 1 vol. in-8. 7 fr. 50
— La philosophie de Hamilton, par J. STUART MILL. 1 v. in-8. 10 fr.

PHILOSOPHIE ALLEMANDE

KANT. Critique de la raison pure, trad. par M. TISSOT. 2 v. in-8. 16 fr.
— Même ouvrage, traduction par M. Jules BARNI. 2 vol. in-8, avec une introduction du traducteur, contenant l'analyse de cet ouvrage.... 16 fr.
— Eclaircissements sur la critique de la raison pure, traduits par J. TISSOT. 1 volume in-8.................. 6 fr.
— Critique du jugement, suivie des Observations sur les sentiments du beau et du sublime, traduite par J. BARNI. 2 vol. in-8..... 12 fr.
— Critique de la raison pratique, précédée des fondements de la métaphysique des mœurs, traduite par J. BARNI. 1 vol. in-8.... 6 fr.
— Examen de la critique de la raison pratique, traduit par M. J. BARNI. 1 vol. in-8....... 6 fr.
— Principes métaphysiques du droit, suivis du projet de paix perpétuelle, traduction par M. TISSOT. 1 vol. in-8.......... 8 fr.
— Même ouvrage, traduction par M. Jules BARNI. 1 vol. in-8.... 8 fr.
— Principes métaphysiques de la morale, augmentés des fondements de la métaphysique des mœurs, traduct. par M. TISSOT. 1 v. in-8. 8 fr.
— Même ouvrage, traduction par M. Jules BARNI avec une introduction analytique. 1 vol. in-8..... 8 fr.
— La logique, traduction par M. TISSOT. 1 vol. in-8.... 4 fr.
— Mélanges de logique, traduction par M. TISSOT. 1 vol. in-8.. 6 fr.

KANT. Prolégomènes à toute métaphysique future qui se présentera comme science, traduction de M. TISSOT. 1 vol. in-8... 6 fr.
— Anthropologie, suivie de divers fragments relatifs aux rapports du physique et du moral de l'homme, et du commerce des esprits d'un monde à l'autre, traduction par M. TISSOT. 1 vol. in-8.... 6 fr.
— La critique de Kant et la métaphysique de Leibniz. Histoire et théorie de leurs rapports, par D. NOLEN. 1 vol. in-8. 1875. 6 fr.
— Examen de la critique de Kant, par SARCHI. 1 vol. grand in-8.................. 4 fr.
FICHTE. Méthode pour arriver à la vie bienheureuse, traduite par Francisque BOUILLIER. 1 vol. in-8.................. 8 fr.
— Destination du savant et de l'homme de lettres, traduite par M. NICOLAS. 1 vol. in-8.... 3 fr.
— Doctrines de la science. Principes fondamentaux de la science de la connaissance, traduits par GRIMBLOT. 1 vol. in-8...... 9 fr.
SCHELLING. Bruno ou du principe divin, trad. par Cl. HUSSON. 1 vol. in-8.................. 3 fr. 50
— Idéalisme transcendental. 1 vol. in-8.......... 7 fr. 50
— Écrits philosophiques et morceaux propres à donner une idée de son système, trad. par Ch. BÉNARD. 1 vol. in-8........ 9 fr.

HEGEL. **Logique**, traduction par A. VÉRA. 2ᵉ édition. 2 volumes in-8.................. 14 fr.
— **Philosophie de la nature**, traduction par A. VÉRA. 3 volumes in-8.................. 25 fr.
    Prix du tome II..... 8 fr. 50
    Prix du tome III..... 8 fr. 50
— **Philosophie de l'esprit**, traduction par A. VÉRA. 2 volumes in-8.................. 18 fr.
— **Philosophie de la religion**, traduction par A. VÉRA. 2 vol. in-8. 20 fr.
— **Introduction à la philosophie de Hegel**, par A. VÉRA. 1 volume in-8.................. 6 fr. 50
— **Essais de philosophie hégélienne**, par A. VÉRA. 1 volume in-18.................. 2 fr. 50
— **L'Hégélianisme et la philosophie**, par M. VÉRA. 1 volume in-18.................. 3 fr. 50
— **Antécédents de l'Hégélianisme dans la philosophie française**, par BEAUSSIRE. 1 vol. in-18.................. 2 fr. 50
HEGEL. **La dialectique dans Hegel et dans Platon**, par Paul JANET. 1 vol. in-8............. 6 fr.

HEGEL. **La Poétique**, traduction par Ch. BÉNARD, précédée d'une préface et suivie d'un examen critique. Extraits de Schiller, Gœthe, Jean Paul, etc., et sur divers sujets relatifs à la poésie. 2 volumes in-8............. 12 fr.
— **Esthétique**. 2 vol. in-8, traduite par M. BÉNARD.......... 16 fr.
RICHTER (Jean-Paul). **Poétique ou Introduction à l'esthétique**, traduit de l'allemand par Alex. BUCHNER et Léon DUMONT. 2 vol. in-8. 15 fr.
HUMBOLDT (G. de). **Essai sur les limites de l'action de l'État**, traduit de l'allemand, et précédé d'une Étude sur la vie et les travaux de l'auteur, par M. CHRÉTIEN. 1 vol. in-18.......... 3 fr. 50
— **La philosophie individualiste**, étude sur G. de HUMBOLDT, par CHALLEMEL-LACOUR. 1 volume in-18. 2 fr. 50
STAHL. **Le Vitalisme et l'Animisme de Stahl**, par Albert LEMOINE. 1 vol. in-18.... 2 fr. 50
LESSING. **Le Christianisme moderne**. Étude sur Lessing, par FONTANÈS. 1 vol. in-18. 2 fr. 50

PHILOSOPHIE ALLEMANDE CONTEMPORAINE

L. BUCHNER. **Science et nature**, traduction de l'allemand, par Aug. DELONDRE. 2 vol. in-18.... 5 fr.
— **Le Matérialisme contemporain**. Examen du système du docteur Büchner, par M. P. JANET. 2ᵉ édit. 1 vol. in-18.. 2 fr. 50
HARTMANN (E. de). **La Religion de l'avenir**. 1 vol. in-18. 2 fr. 50
— **La philosophie de l'inconscient**, traduit par M. D. NOLEN. 2 vol. in-8. 1876...... 20 fr.
— **Darwinisme**, ce qu'il y a de vrai et de faux dans cette doctrine, traduit par M. G. GUÉROULT. 1 vol. in-18.............. 2 fr. 50
— **La philosophie allemande du XIXᵉ siècle dans ses représentants principaux**, traduit par M. D. NOLEN. 1 vol. in-8.... 5 fr.
— **La philosophie de M. D. Hartmann**, par M. D. NOLEN. 1 vol. in-18. (Sous presse.)... 2 fr. 50

HÆCKEL. **Hæckel et la théorie de l'évolution en Allemagne**, par Léon DUMONT. 1 vol. in-18. 2 fr. 50
LANGE. **La philosophie de Lange**, par M. D. NOLEN. 1 vol. in-18. (Sous presse.)....... 2 fr. 50
LOTZE (H.). **Principes généraux de psychologie physiologique**, traduits par M. PENJON. 1 volume in-18. 2 fr. 50
STRAUSS. **L'ancienne et la nouvelle foi de Strauss**, par VÉRA. 1 vol. in-8............ 6 fr.
MOLESCHOTT. **La Circulation de la vie**, Lettres sur la physiologie, en réponse aux Lettres sur la chimie de Liebig, traduction de l'allemand par M. CAZELLE. 2 volumes in-18. 5 fr.
SCHOPENHAUER. **Essai sur le libre arbitre**, traduit de l'allemand. 1 vol. in-18............ 2 fr. 50
— **Philosophie de Schopenhauer**, par Th. RIBOT. 1 vol. in-18. 2 fr. 50

PHILOSOPHIE ANGLAISE CONTEMPORAINE

STUART MILL. **La philosophie de Hamilton.** 1 fort vol. in-8, trad. de l'anglais par E. CAZELLES.. 10 fr.

— **Mes Mémoires.** Histoire de ma vie et de mes idées, traduits de l'anglais par E. CAZELLES. 1 volume in-8.............. 5 fr.

— **Système de logique déductive et inductive.** Exposé des principes de la preuve et des méthodes de recherche scientifique, traduit de l'anglais par M. Louis PEISSE. 2 vol. in-8............ 20 fr.

— **Essais sur la Religion**, traduits de l'anglais, par E. CAZELLES 1 vol. in-8............... 5 fr.

— **Le positivisme anglais**, étude sur Stuart Mill, par H. TAINE. 1 volume in-18............ 2 fr. 50

— **Stuart Mill et Aug. Comte**, par M. LITTRÉ, suivi de *Stuart Mill et la Philosophie positive*, par M. G. Wyrouboff. 1 vol. in-8..... 2 fr.

HERBERT SPENCER. **Les premiers Principes.** 1 fort vol. in-8, trad. de l'anglais par M. CAZELLES... 10 fr.

— **Principes de psychologie**, traduits de l'anglais par MM. Th. RIBOT et ESPINAS. 2 vol. in-8.... 20 fr.

— **Principes de biologie**, traduits par M. CAZELLES. 2 forts volumes in-8. 20 fr.

— **Introduction à la Science sociale.** 1 v. in-8 cart. 3e éd. 6 fr.

— **Principes de sociologie.** (*Sous presse.*)

— **Classification des Sciences.** 1 vol. in-18......... 2 fr. 50

— **De l'éducation.** 1 volume in-8................... 5 fr.

— **Essais sur le progrès.** 1 vol. in-8. 7 fr. 50

BAIN. **Des Sens et de l'Intelligence.** 1 vol. in-8, traduit de l'anglais par M. CAZELLES 10 fr.

— **Les émotions et la volonté.** 1 volume in-8. (*Sous presse.*)

BAIN. **La logique inductive et déductive**, traduite de l'anglais par M. COMPAYRÉ. 2 vol. in-8.. 20 fr.

— **L'esprit et le corps.** 1 volume in-8, cartonné, 2e édition.. 6 fr.

DARWIN. **Ch. Darwin et ses précurseurs français**, par M. de QUATREFAGES. 1 vol. in-8.. 5 fr.

— **Descendance et Darwinisme**, par Oscar SCHMIDT. 1 volume in-8, cart................ 6 fr.

— **Le Darwinisme**, ce qu'il y a de vrai et de faux dans cette doctrine, par E. DE HARTMANN. 1 vol. in-18. 2 fr. 50

— **Le Darwinisme**, par ÉM. FERRIÈRE. 1 vol. in-18..... 4 fr. 50

CARLYLE. **L'idéalisme anglais**, étude sur Carlyle, par H. TAINE. 1 vol. in-18.......... 2 fr. 50

BAGEHOT. **Lois scientifiques du développement des nations** dans leurs rapports avec les principes de la sélection naturelle et de l'hérédité. 1 vol. in-8, 2e édit. 6 fr.

RUSKIN (JOHN). **L'esthétique anglaise**, étude sur J. Ruskin, par MILSAND. 1 vol. in-18 ... 2 fr. 50

MAX MULLER. **La Science de la Religion.** 1 vol. in-18.. 2 fr. 50

— **Amour allemand.** 1 volume in-18................. 3 fr. 50

MATTHEW ARNOLD. **La crise religieuse**, traduit de l'anglais. 1 vol. in-8. 1876.......... 7 fr. 50

FLINT. **La philosophie de l'histoire**, traduit de l'anglais par M. L. CARRAU. (*Sous presse.*)

RIBOT (Th.). **La psychologie anglaise contemporaine** (James Mill, Stuart Mill, Herbert Spencer, A. Bain, G. Lewes, S. Bailey, J.-D. Morell, J. Murphy), 1875. 1 vol. in-8, 2e édition....... 7 fr. 50

BIBLIOTHÈQUE

DE

PHILOSOPHIE CONTEMPORAINE

Volumes in-18 à 2 fr. 50 c.

Cartonnés : 3 fr.

Bost.

LE PROTESTANTISME LIBÉRAL. 1 v.

Francisque Bouillier.

DE LA CONSCIENCE. 1 vol.

Ed. Auber.

PHILOSOPHIE DE LA MÉDECINE. 1 vol.

Leblais.

MATÉRIALISME ET SPIRITUALISME,
précédé d'une Préface par
M. E. Littré. 1 vol.

Ad. Garnier.

DE LA MORALE DANS L'ANTIQUITÉ,
précédé d'une Introduction par
M. Prevost-Paradol. 1 vol.

Schœbel.

PHILOSOPHIE DE LA RAISON PURE.
1 vol.

Tissandier.

DES SCIENCES OCCULTES ET DU
SPIRITISME. 1 vol.

J. Moleschott.

LA CIRCULATION DE LA VIE. Lettres
sur la physiologie, en réponse
aux Lettres sur la chimie de
Liebig, trad. de l'allem. 2 vol.

Ath. Coquerel fils.

ORIGINES ET TRANSFORMATIONS DU
CHRISTIANISME. 1 vol.
LA CONSCIENCE ET LA FOI. 1 vol.
HISTOIRE DU CREDO. 1 vol.

Jules Levallois.

DÉISME ET CHRISTIANISME. 1 vol.

Camille Selden.

LA MUSIQUE EN ALLEMAGNE. Étude
sur Mendelssohn. 1 vol.

Fontanès.

LE CHRISTIANISME MODERNE. Étude
sur Lessing. 1 vol.

Saigey.

LA PHYSIQUE MODERNE. 1 vol.

Mariano.

LA PHILOSOPHIE CONTEMPORAINE
EN ITALIE. 1 vol.

E. Faivre.

DE LA VARIABILITÉ DES ESPÈCES.
1 vol.

Ernest Bersot.

LIBRE PHILOSOPHIE. 1 vol.

A. Réville.

HISTOIRE DU DOGME DE LA DIVINITÉ
DE JÉSUS-CHRIST. 2e éd. 1 vol.

W. de Fonvielle.

L'ASTRONOMIE MODERNE. 1 vol.

C. Coignet.

LA MORALE INDÉPENDANTE. 1 vol.

E. Boutmy.

PHILOSOPHIE DE L'ARCHITECTURE
EN GRÈCE. 1 vol.

Et. Vacherot.

LA SCIENCE ET LA CONSCIENCE. 1 v.

Ém. de Laveleye.

DES FORMES DE GOUVERNEMENT.
1 vol.

Herbert Spencer.

CLASSIFICATION DES SCIENCES. 1 v.

Gauckler.

LE BEAU ET SON HISTOIRE. 1 v.

Max Müller.

LA SCIENCE DE LA RELIGION. 1 v.

Léon Dumont.

HAECKEL ET LA THÉORIE DE L'É-
VOLUTION EN ALLEMAGNE. 1 vol.

Bertauld.

L'ORDRE SOCIAL ET L'ORDRE MO-
RAL. 1 vol.
DE LA PHILOSOPHIE SOCIALE. 1 vol.

Th. Ribot.

PHILOSOPHIE DE SCHOPENHAUER.
1 vol.

Al. Herzen.

PHYSIOLOGIE DE LA VOLONTÉ.
1 vol.

Bentham et Grote.

LA RELIGION NATURELLE. 1 vol.

Hartmann.

LA RELIGION DE L'AVENIR. 2e édit.
1 vol.
LE DARWINISME. 1 vol.

H. Lotze.

PSYCHOLOGIE PHYSIOLOGIQUE. 1 v.

Schopenhauer

LE LIBRE ARBITRE. 1 vol.

D. Nolen.

LA PHILOSOPHIE DE LANGE. 1 vol.
(Sous presse.)
LA PHILOSOPHIE DE M. DE HART-
MANN. 1 vol.
(Sous presse.)

BIBLIOTHÈQUE DE PHILOSOPHIE CONTEMPORAINE

FORMAT IN-8

Volumes à 5 fr., 7 fr. 50 et 10 fr.

JULES BARNI. **La morale dans la démocratie.** 1 vol.   5 fr.

AGASSIZ. **De l'espèce et des classifications**, traduit de l'anglais par M. Vogeli. 1 vol.   5 fr.

STUART MILL. **La philosophie de Hamilton**, traduit de l'anglais par M. Cazelles. 1 fort vol.   10 fr.

STUART MILL. **Mes mémoires.** Histoire de ma vie et de mes idées. traduit de l'anglais par M. E. Cazelles. 1 vol.   5 fr.

STUART MILL. **Système de logique** déductive et inductive. Exposé des principes de la preuve et des méthodes de recherche scientifique, traduit de l'anglais par M. Louis Peisse. 2 vol.   20 fr.

STUART MILL. **Essais sur la Religion**, traduits de l'anglais, par M. E. Cazelles. 1 vol.   5 fr.

DE QUATREFAGES. **Ch. Darwin et ses précurseurs français.** 1 vol.   5 fr.

HERBERT SPENCER. **Les premiers principes.** 1 fort vol. traduit de l'anglais par M. Cazelles.   10 fr.

HERBERT SPENCER. **Principes de psychologie**, traduits de l'anglais par MM. Th. Ribot et Espinas. 2 vol.   20 fr.

HERBERT SPENCER. **Principes de biologie**, traduits par M. Cazelles. 2 vol. in-8. 1877-1878.   20 fr.

HERBERT SPENCER. **Principes de sociologie.** *(Sous presse.)*

HERBERT SPENCER. **Essais sur le progrès**, traduits de l'anglais par M. Burdeau. 1 vol. in-8. 1877.   5 fr.

HERBERT SPENCER. **De l'éducation.** 1 vol. in-8.   5 fr.

AUGUSTE LAUGEL. **Les problèmes** (Problèmes de la nature, problèmes de la vie, problèmes de l'âme). 1 fort vol.   7 fr. 50

ÉMILE SAIGEY. **Les sciences au XVIIIe siècle**, la physique de Voltaire. 1 vol.   5 fr.

PAUL JANET. **Histoire de la science politique** dans ses rapports avec la morale, 2e édition, 2 vol.   20 fr.

PAUL JANET. **Les causes finales.** 1 vol in-8. 1876.   10 fr.

TH. RIBOT. **De l'Hérédité.** 1 vol.   10 fr.

TH. RIBOT. **La psychologie anglaise contemporaine.** 1 vol. 2e édition. 1875.   7 fr. 50

HENRI RITTER. **Histoire de la philosophie moderne**, traduction française, précédée d'une introduction par M. P. Challemel-Lacour, 3 vol.   20 fr.

ALF. FOUILLÉE. **La liberté et le déterminisme.** 1 v. 7 fr. 50

DE LAVELEYE. **De la propriété et de ses formes primitives.** 1 vol.   7 fr. 50

BAIN. **La logique inductive et déductive**, traduit de l'anglais par M. Compayré. 2 vol.   20 fr.

BAIN. **Des sens et de l'intelligence.** 1 vol. traduit de l'anglais par M. Cazelles.   10 fr.

BAIN. **Les émotions et la volonté.** 1 fort vol.   *(Sous presse.)*

MATTHEW ARNOLD. **La crise religieuse.** 1 vol. in-8. 1876. 7 fr. 50

BARDOUX. **Les légistes et leur influence sur la société française.** 1 vol. in-8. 1877.   5 fr.

HARTMANN (E. DE). **La philosophie de l'inconscient**, traduite de l'allemand par M. D. Nolen, avec une préface de l'auteur écrite pour l'édition française. 2 vol. in-8. 1877.   20 fr.

ESPINAS (Alf.). **Des sociétés animales**, étude de psychologie comparée. 1 volume, 1877.   5 fr.

HARTMANN (E. DE). **La philosophie allemande du XIXe siècle dans ses représentants principaux**, traduit de l'allemand par M. D. Nolen. 1 vol. in-8.   *(Sous presse.)*

FLINT. **La philosophie de l'histoire en France et en Allemagne**, traduit de l'anglais par M. Ludovic Carrau. 1 vol. in-8. *(Sous presse.)*

BIBLIOTHÈQUE
D'HISTOIRE CONTEMPORAINE

Vol. in-18 à 3 fr. 50. Cart. 4 fr. — Vol. in-8 à 7 fr. Cart. 8 fr.

EUROPE

FRANCE

ANGLETERRE

ALLEMAGNE

AUTRICHE-HONGRIE

ESPAGNE

L'ESPAGNE CONTEMPORAINE, journal d'un voyageur, par *Louis Teste*. 1 vol.
in-18. . . . . 3 50
HISTOIRE DE L'ESPAGNE, depuis la mort de Charles III jusqu'à nos
jours, par *H. Reynald*, 1 vol. in-18. . . . . 3 50

RUSSIE

LA RUSSIE CONTEMPORAINE, par *Herbert Barry*, traduit de l'anglais. 1 vol.
in-18. . . . . 3 50
HISTOIRE CONTEMPORAINE DE LA RUSSIE, par *F. Brunetière*. 1 volume
in-18. (*Sous presse.*) 3 50

SUISSE

LA SUISSE CONTEMPORAINE, par *H. Dixon*. 1 vol. in-18, traduit de l'anglais 3 50

SCANDINAVIE

HISTOIRE DES ÉTATS SCANDINAVES, depuis la mort de Charles XII jusqu'à
nos jours, par *Alfred Deberle*. 1 vol. in-18 . . . . 3 50

ITALIE

HISTOIRE DE L'ITALIE, depuis 1815 jusqu'à nos jours, par *Élie Sorin*.
1 vol. in-18 . . . . 3 50

AMÉRIQUE

HISTOIRE DE L'AMÉRIQUE DU SUD, depuis sa conquête jusqu'à nos jours, par
A. Deberle. 1 vol. in-18. . . . . 3 50
HISTOIRE DE L'AMÉRIQUE DU NORD (États-Unis, Canada, Mexique), par *Ad.
Cohn*. 1 vol. in-18. . . . . (*Sous presse.*)
LES ÉTATS-UNIS PENDANT LA GUERRE, 1861-1865. Souvenirs personnels,
par *Aug. Laugel*. 1 vol. in-18. . . . . 3 50

Eug. Despois. LE VANDALISME RÉVOLUTIONNAIRE. Fondations littéraires,
scientifiques et artistiques de la Convention. 1 vol. in-18. . . 3 50
Victor Meunier. SCIENCE ET DÉMOCRATIE. 2 vol. in-18, chacun sépa-
rément 3 50
Jules Barni. HISTOIRE DES IDÉES MORALES ET POLITIQUES EN FRANCE AU
XVIII° SIÈCLE. 2 vol. in-18, chaque volume 3 50
— NAPOLÉON I°° ET SON HISTORIEN, M. THIERS. 1 vol. in-18. . . 3 50
— LES MORALISTES FRANÇAIS AU XVIII° SIÈCLE. 1 vol. in-18. . . 3 50
Émile Montégut. LES PAYS-BAS. Impressions de voyage et d'art. 1 vol.
in-18. . . . . 3 50
Émile Beaussire. LA GUERRE ÉTRANGÈRE ET LA GUERRE CIVILE. 1 vol.
in-18. . . . . 3 50
J. Clamageran. LA FRANCE RÉPUBLICAINE. 1 volume in-18. . . 3 50
E. Duvergier de Hauranne. LA RÉPUBLIQUE CONSERVATRICE.
1 vol. in-18 . . . . 3 50

ÉDITIONS ÉTRANGÈRES

Éditions anglaises.

AUGUSTE LAUGEL. The United States du-
ring the war. In-8. . . . 7 shill. 6 p.
ALBERT RÉVILLE. History of the doctrine
of the deity of Jesus-Christ. 3 sh. 6 p.
H. TAINE. Italy (Naples et Rome). 7 sh. 6 p.
H. TAINE. The Philosophy of art. 3 sh.

PAUL JANET. The Materialism of present
day. 1 vol. in-18, rel. . . . 3 shill.

Éditions allemandes.

JULES BARNI. Napoléon I. in-18. 3 m.
PAUL JANET. Der Materialismus unserer
Zeit. 1 vol. in-18. . . . 3 m.
H. TAINE. Philosophie der Kunst. 1 vol.
in-18. . . . . 3 m.

BIBLIOTHÈQUE SCIENTIFIQUE

INTERNATIONALE

La *Bibliothèque scientifique internationale* n'est pas une entreprise de librairie ordinaire. C'est une œuvre dirigée par les auteurs mêmes, en vue des intérêts de la science, pour la populariser sous toutes ses formes, et faire connaître immédiatement dans le monde entier les idées originales, les directions nouvelles, les découvertes importantes qui se font chaque jour dans tous les pays. Chaque savant exposera les idées qu'il a introduites dans la science et condensera pour ainsi dire ses doctrines les plus originales.

On pourra ainsi, sans quitter la France, assister et participer au mouvement des esprits en Angleterre, en Allemagne, en Amérique, en Italie, tout aussi bien que les savants mêmes de chacun de ces pays.

La *Bibliothèque scientifique internationale* ne comprend pas seulement des ouvrages consacrés aux sciences physiques et naturelles, elle aborde aussi les sciences morales comme la philosophie, l'histoire, la politique et l'économie sociale, la haute législation, etc.; mais les livres traitant des sujets de ce genre se rattacheront encore aux sciences naturelles, en leur empruntant les méthodes d'observation et d'expérience qui les ont rendues si fécondes depuis deux siècles.

Cette collection paraît à la fois en français, en anglais, en allemand, en russe et en italien : à Paris, chez Germer Baillière et Cie ; à Londres, chez Henry S. King et Co; à New-York, chez Appleton ; à Leipzig, chez Brockhaus ; à Saint-Pétersbourg, chez Koropchevski et Goldsmith, et à Milan, chez Dumolard frères.

EN VENTE :

J. TYNDALL. **Les glaciers et les transformations de l'eau**, avec figures. 1 vol. in-8. 2e édition. 6 fr.

MAREY. **La machine animale**, locomotion terrestre et aérienne, avec de nombreuses figures. 1 vol. in-8. 2e édition. 6 fr.

BAGEHOT. **Lois scientifiques du développement des nations** dans leurs rapports avec les principes de la sélection naturelle et de l'hérédité. 1 vol. in-8, 3e édition. 6 fr.

BAIN. **L'esprit et le corps.** 1 vol. in-8, 3e édition. 6 fr.

PETTIGREW. **La locomotion chez les animaux**, marche, natation. 1 vol. in-8 avec figures. 6 fr.

HERBERT SPENCER. **La science sociale**. 1 vol. in-8. 4ᵉ éd.   6 fr.

VAN BENEDEN. **Les commensaux et les parasites dans le règne animal**. 1 vol. in-8, avec figures. 2ᵉ édit.   6 fr.

O. SCHMIDT. **La descendance de l'homme et le darwinisme**. 1 vol. in-8 avec figures, 2ᵉ édition.   6 fr.

MAUDSLEY. **Le Crime et la Folie**. 1 vol. in-8, 3ᵉ édition.   6 fr.

BALFOUR STEWART. **La conservation de l'énergie**, suivie d'une étude sur la nature de la force, par *M. P. de Saint-Robert*, avec figures. 1 vol. in-8, 2ᵉ édition.   6 fr.

DRAPER. **Les conflits de la science et de la religion**. 1 vol. in-8, 4ᵉ édition.   6 fr.

SCHUTZENBERGER. **Les fermentations**. 1 vol. in-8, avec fig. 2ᵉ édition.   6 fr.

L. DUMONT. **Théorie scientifique de la sensibilité**. 1 vol. in-8. 2ᵉ édition.   6 fr.

WHITNEY. **La vie du langage**. 1 vol. in-8. 2ᵉ éd.   6 fr.

COOKE ET BERKELEY. **Les champignons**. 1 vol. in-8, avec figures. 2ᵉ édition.   6 fr.

BERNSTEIN. **Les sens**. 1 vol. in-8, avec 91 figures. 2ᵉ édit.   6 fr.

BERTHELOT. **La synthèse chimique**. 1 vol. in-8, 2ᵉ édit.   6 fr.

VOGEL. **La photographie et la chimie de la lumière**, avec 95 fig. 1 vol. in-8. 2ᵉ édit.   6 fr.

LUYS. **Le cerveau et ses fonctions**, avec figures. 1 vol. in-8, 3ᵉ édition.   6 fr.

STANLEY JEVONS. **La monnaie et le mécanisme de l'échange**. 1 vol. in-8. 2ᵉ édition.   6 fr.

FUCHS. **Les volcans**. 1 vol. in-8, avec figures dans le texte et une carte en couleurs. 2ᵉ édition.   6 fr.

GÉNÉRAL BRIALMONT. **Les camps retranchés et leur rôle dans la défense des États**, avec fig. dans le texte et 2 planches hors texte.   6 fr.

DE QUATREFAGES. **L'espèce humaine**. 1 vol. in-8. 3ᵉ édition, 1877.   6 fr.

BLASERNA ET HELMOLTZ. **Le son et la musique**, et *les Causes physiologiques de l'harmonie musicale*. 1 v. in-8, avec fig. 1877. 6 fr.

ROSENTHAL. **Les nerfs et les muscles**. 1 vol. in-8, avec 75 figures. 1877.   6 fr.

OUVRAGES SUR LE POINT DE PARAITRE :

BRUCKE. **Théorie scientifique des arts**.

SECCHI (le Père). **Les étoiles**.

WURTZ. **Atomes et atomicité**.

BALBIANI. **Les Infusoires**.

BROCA. **Les primates**.

CLAUDE BERNARD. **Histoire des théories de la vie**.

É. ALGLAVE. **Les principes des constitutions politiques**.

FRIEDEL. **Les fonctions en chimie organique**.

RÉCENTES PUBLICATIONS

HISTORIQUES ET PHILOSOPHIQUES

Qui ne se trouvent pas dans les Bibliothèques.

ACOLLAS (Émile). **L'enfant né hors mariage.** 3ᵉ édition. 1872, 1 vol. in-18 de x-165 pages. . . . . 2 fr.

ACOLLAS (Émile). **Trois leçons sur le mariage.** In-8. 1 fr. 50

ACOLLAS (Émile). **L'idée du droit.** In-8. . . . . 1 fr. 50

ACOLLAS (Émile). **Nécessité de refondre l'ensemble de nos codes,** et notamment le code Napoléon, au point de vue de l'idée démocratique. 1866, 1 vol. in-8. . . . . 3 fr.

Administration départementale et communale. Lois — Décrets — Jurisprudence, conseil d'État, cour de Cassation, décisions et circulaires ministérielles, in-4. 2ᵉ éd. . . 15 fr.

ALAUX. **La religion progressive.** 1869, 1 vol. in-18. 3 fr. 50

ARRÉAT (Lucien). **Une éducation intellectuelle.** 1 vol. in-18, 1877. . . . . 2 fr. 50

ASSELINE (Louis). **Histoire de l'Autriche** depuis la mort de Marie-Thérèse jusqu'à nos jours. 1 vol. in-18 de la *Biblioth. d'hist. contemp.*, 1877. . . . . 3 fr. 50

AUDIFFRET-PASQUIER. **Discours devant les commissions de la réorganisation de l'armée et des marchés.** In-4. . . . . 2 fr. 50

L'art et la vie de Stendhal. 1869, 1 fort vol. in-8. 6 fr.

BAGEHOT. **Lois scientifiques du développement des nations** dans leurs rapports avec les principes de l'hérédité et de la sélection naturelle. 1 vol. in-8 de la *Bibliothèque scientifique internationale,* cartonné à l'anglaise. 2ᵉ édit., 1876. . . 6 fr.

BARNI (Jules). **Napoléon Iᵉʳ,** édition populaire. 1 vol. in-18. 1 fr.

BARNI (Jules). **Manuel républicain.** 1872, 1 vol. in-18. 1 fr. 50

BARNI (Jules). **Les martyrs de la libre pensée,** cours professé à Genève. 1862, 1 vol. in-18. . . . . 3 fr. 50

BARTHÉLEMY SAINT-HILAIRE. **Pensées de Marc Aurèle,** traduites et annotées. 1 vol. in-18. . . . . 4 fr. 50

BARTHÉLEMY SAINT-HILAIRE. **De la Logique d'Aristote.** 2 vol. gr. in-8. . . . . 10 fr.

BARTHÉLEMY SAINT-HILAIRE. **L'École d'Alexandrie.** 1 vol. in-8. . . . . 6 fr.

BAUTAIN. **La philosophie morale.** 2 vol. in-8. . . 12 fr.

CH. BÉNARD. **De la Philosophie dans l'éducation classique,** 1862. 1 fort vol. in-8. . . . . 6 fr.

BERSOT. **La philosophie de Voltaire.** 1 vol. in-12. 3 fr. 50

BERTAULD (P.-A). **Introduction à la recherche des causes premières. De la méthode.** Tome Iᵉʳ, 1 vol. in-18. 3 fr. 50

BLAIZE (A.). **Des monts-de-piété** et des banques de prêts sur gages en France et dans les divers États. 2 forts volumes grand in-8. . . . . 15 fr.

BLANC (Louis). **Histoire de dix ans** (1830-1840). 12ᵉ édition. 5 vol. in-8, 1877. Chaque vol. séparément. . . . . 5 fr.

BLANCHARD. **Les métamorphoses, les mœurs et les instincts des insectes,** par M. Émile BLANCHARD, de l'Institut, professeur au Muséum d'histoire naturelle. 1 magnifique volume in-8 jésus, avec 160 figures intercalées dans le texte et 40 grandes planches hors texte. 2ᵉ édition, 1877, Prix, broché. . . . . 25 fr.

Relié en demi-maroquin. . . . . 30 fr.

BLANQUI. **L'éternité par les astres**, hypothèse astronomique. 1872, in-8. 2 fr.

BORÉLY (J.). **Nouveau système électoral, représentation proportionnelle de la majorité et des minorités**. 1870, 1 vol. in-18 de XVIII-194 pages. 2 fr. 50

BORÉLY. **De la justice et des juges**, projet de réforme judiciaire. 1871, 2 vol. in-8. 12 fr.

BOUCHARDAT. **Le travail**, son influence sur la santé (conférences faites aux ouvriers). 1863, 1 vol. in-18. 2 fr. 50

ÉD. BOURLOTON et E. ROBERT. **La Commune** et ses idées à travers l'histoire. 1872, 1 vol. in-18. 3 fr. 50

BOUILLET (ADOLPHE). **L'armée d'Henri V. — Les bourgeois gentilshommes de 1871**. 1 vol. in-12. 3 fr. 50

BOUILLET (ADOLPHE). **L'armée d'Henri V. — Les bourgeois gentilshommes.** Types nouveaux et inédits. 1 v. in-18. 2 fr. 50

BOUILLET (ADOLPHE). **L'armée d'Henri V. — Bourgeois gentilshommes.** — Arrière-ban de l'ordre moral. 1873-1874. 1 vol. in-18. 3 fr. 50

BOURDET (Eug.). **Vocabulaire des principaux termes de la philosophie positive**, avec notices biographiques appartenant au calendrier positiviste. 1 vol. in-18 (1875). 3 fr. 50

BOURBON DEL MONTE (François). **L'homme et les animaux**, essai de psychologie positive. 1 vol. in-8, avec 3 planches hors texte. 5 fr.

BOURDET (Eug.). **Principe d'éducation positive**, nouvelle édition, entièrement refondue, précédée d'une préface de M. CH. RODIN. 1 vol. in-18 (1877). 3 fr. 50

BOUTMY. **Quelques observations sur la réforme de l'enseignement supérieur.** 1 brochure in-8 (1876). 75 c.

BOUTROUX. **De la contingence des lois de la nature**, in-8, 1874. 4 fr.

BOUTROUX. **De veritatibus æternis apud Cartesium**; hæc apud facultatem litterarum parisiensem disputabat. In-8. 2 fr.

BUCHNER (Alexandre). **Poétique** ou **Introduction à l'estétique** de J.-P. RICHTER, traduit de l'allemand en collaboration avec Léon DUMONT. 2 vol. in-8. 15 fr.

BUSQUET (A.). **Représailles**, poésies (le blocus, après la guerre, portraits à la sanguine, nationalité). Un joli volume sur papier vélin, caractères elzéviriens. 3 fr.

CADET. **Hygiène, inhumation, crémation** ou incinération des corps. 1 vol. in-18, avec figures dans le texte. 2 fr.

CARNOT. **Mémoires sur Carnot** par son fils, ornés d'un portrait de Carnot. 4 parties. Chaque partie séparément. 3 fr. 50

CHASLES (PHILARÈTE). **Questions du temps et problèmes d'autrefois.** Pensées sur l'histoire, la vie sociale, la littérature. 1 vol. in-18, édition de luxe. 3 fr.

CHASSERIAU. **Du principe autoritaire et du principe rationnel.** 1873, 1 vol. in-18. 3 fr. 50

CHASSIN (Ch. L.). **Edgar Quinet**, sa vie et son œuvre. 1 vol. in-8. 3 fr. 50

CLAMAGERAN. **L'Algérie.** Impressions de voyage. 1874. 1 vol. in-18 avec carte. 3 fr. 50

CLAVEL. **La morale positive.** 1873, 1 vol. in-18. 3 fr.

CLAVEL. **Les principes au XIXe siècle.** 1 v. in-18 (1877). 1 fr.

CONTA. **Théorie du fatalisme.** 1 vol. in-18, 1877. 4 fr.

COQUEREL (Charles). **Lettres d'un marin à sa famille.** 1870, 1 vol. in-18. 3 fr. 50

COQUEREL (Athanase). Voyez *Bibliot. de philosop. contemporaine.*

COQUEREL fils (Athanase). **Libres études** (religion, critique, histoire, beaux-arts). 1867, 1 vol. in-8. 5 fr.

COQUEREL fils (Athanase). **Pourquoi la France n'est-elle pas protestante?** Discours prononcé à Neuilly le 1er novembre 1866. 2e édition, in-8. 1 fr.

COQUEREL fils (Athanase). **La charité sans peur,** sermon en faveur des victimes des inondations, prêché à Paris le 18 novembre 1866. In-8. 75 c.

COQUEREL fils (Athanase). **Évangile et liberté,** discours d'ouverture des prédications protestantes libérales, prononcé le 8 avril 1868. In-8. 50 c.

COQUEREL fils (Athanase). **De l'éducation des filles,** réponse à Mgr l'évêque d'Orléans, discours prononcé le 3 mai 1868. In-8. 1 fr.

CORBON. **Le secret du peuple de Paris.** 1 vol. in-8. 5 fr.

CORLIEU. **La mort des rois de France** depuis François Ier jusqu'à la Révolution française. 1 vol. in-18 en caractères elzéviriens, 1874. 3 fr. 50

CORMENIN (DE)- TIMON. **Pamphlets anciens et nouveaux.** Gouvernement de Louis-Philippe, République, Second Empire. 1 beau vol. in-8 cavalier. 7 fr. 50

Conférences de la Porte-Saint-Martin pendant le siége de Paris. Discours de MM. *Desmarets* et *de Pressensé.* — Discours de M. *Coquerel,* sur les moyens de faire durer la République. — Discours de M. *Le Berquier,* sur la Commune. — Discours de M. *E. Bersier,* sur la Commune. — Discours de M. *H. Cernuschi,* sur la Légion d'honneur. In-8. 1 fr. 25

CORNIL. **Leçons élémentaires d'hygiène,** rédigées pour l'enseignement des lycées d'après le programme de l'Académie de médecine. 1873, 1 vol. in-18 avec figures intercalées dans le texte. 2 fr. 50

Sir G. CORNEWALL LEWIS. **Histoire gouvernementale de l'Angleterre de 1770 jusqu'à 1830,** trad. de l'anglais et précédée de la vie de l'auteur, par M. Mervoyer. 1867, 1 vol. in-8 de la *Bibliothèque d'histoire contemporaine.* 7 fr.

Sir G. CORNEWALL LEWIS. **Quelle est la meilleure forme de gouvernement?** Ouvrage traduit de l'anglais, précédé d'une Étude sur la vie et les travaux de l'auteur, par M. Mervoyer, docteur ès lettres. 1867, 1 vol. in-8. 3 fr. 50

CORTAMBERT (Louis). **La religion du progrès.** 1874, 1 vol. in-18. 3 fr. 50

DAMIRON. **Mémoires pour servir à l'histoire de la philosophie au XVIIIe siècle.** 3 vol. in-8. 15 fr.

DAVY. **Les conventionnels de l'Eure.** Buzot, Duroy, Lindet, à travers l'histoire, 2 forts vol. in-8 (1876). 18 fr.

DELAVILLE. **Cours pratique d'arboriculture fruitière** pour la région du nord de la France, avec 269 fig. In-8. 6 fr.

DELBŒUF. **La psychologie comme science naturelle.** 1 vol. in-8, 1876. 2 fr. 50

DELEUZE. **Instruction pratique sur le magnétisme animal**, précédée d'une Notice sur la vie de l'auteur. 1853. 1 vol. in-12. 3 fr. 50

DELORD (Taxile). **Histoire du second empire, 1848-1870.** 6 forts volumes in-8 (1869-1875). 42 fr.
Chaque volume séparément. 7 fr.

DENFERT (colonel). **Des droits politiques des militaires.** 1874, in-8. 75 c.

DESJARDINS. **Les jésuites et l'université devant le parlement de Paris** au xvie siècle, 1 br. in-8 (1877). 1 fr. 25

DIARD (H.). **Études sur le système pénitentiaire.** 1875, 1 vol. in-8. 1 fr. 50

DOLLFUS (Ch.). **De la nature humaine.** 1868, 1 v. in-8. 5 fr.

DOLLFUS (Charles). **Lettres philosophiques.** 3e édition, 1869, 1 vol. in-18. 3 fr. 50

DOLLFUS (Charles). **Considérations sur l'histoire.** Le monde antique. 1872, 1 vol. in-8. 7 fr. 50

DOLLFUS (Ch.). **L'âme dans les phénomènes de conscience.** 1 vol. in-18 (1876). 3 fr.

DUBOST (Antonin). **Des conditions de gouvernement en France.** 1 vol. in-8 (1875). 7 fr. 50

DUCHASSAING DE FONTBRESSIN. **Essai de physologie et de psychologie.** 1 vol. in-18 (1874). 1 fr.

DUCLERC ET PAGNERRE. **Dictionnaire politique.** Encyclopédie de la science et du langage politiques par les notabilités de la presse et du Parlement, par une introduction, par GARNIER PAGÈS aîné, publié par Eug. Duclerc et Pagnerre. 1 fort vol. in-8 grand jésus, de près de 1000 pages à deux colonnes, contenant plus de 2000 articles. 7e édition. 15 fr.

DUGALD-STEVART. **Éléments de la philosophie de l'esprit humain**, traduit de l'anglais par Louis Peisse, 3 vol. in-12. 9 fr.

DUMONT (Léon). **Théorie scientifique de la sensibilité**, du plaisir et de la douleur. 1 vol. in-8 de la *Biblioth. scientif. intern.* 2e édition. 6 fr.

DUMONT (Léon). **Le sentiment du gracieux.** 1 vol. in-8. 3 fr.

DUMONT (Léon). **Des causes du rire.** 1 vol. in-8. 2 fr.

DUMONT (Léon). **Poétique** ou **Introduction à l'esthétique**, traduit de l'allemand avec la collaboration de M. Alex. BÜCHNER. 2 vol. in-8. 15 fr.

DUMONT (Léon). **Haeckel et la théorie de l'évolution en Allemagne.** 1 vol. in-18 de la *Biblioth. de philosophie contemp.* 2 fr. 50

DU POTET. **Manuel de l'étudiant magnétiseur.** Nouvelle édition. 1868, 1 vol. in-18. 3 fr. 50

DU POTET. **Traité complet de magnétisme**, cours en douze leçons. 1856, 3e édition, 1 vol. de 634 pages. 7 fr.

DUPUY (Paul). **Études politiques.** 1874. 1 v. in-8 de 236 pages. 3 fr. 50

DUVAL-JOUVE. **Traité de Logique**, ou essai sur la théorie de la science, 1855. 1 vol. in-8. 6 fr.

Éléments de science sociale. Religion physique, sexuelle et naturelle, ouvrage traduit sur la 7e édition anglaise. 1 fort vol. in-18. 3e édition, 1877. 3 fr. 50

ÉLIPHAS LÉVI. **Dogme et rituel de la haute magie.** 1861, 2e édit., 2 vol. in-8, avec 24 fig. 18 fr.

ÉLIPHAS LÉVI. **Histoire de la magie**, avec une exposition claire et précise de ses procédés, de ses rites et de ses mystères. 1860, 1 vol. in-8, avec 90 fig. 12 fr.

ÉLIPHAS LÉVI. **La science des esprits**, révélation du dogme secret des Kabbalistes, esprit occulte de l'Évangile, appréciation des doctrines et des phénomènes spirites. 1865, 1 v. in-8. 7 fr.

ÉLIPHAS LÉVI. **Philosophie occulte**. Fables et symboles, avec leur explication où sont révélés les grands secrets de la direction du magnétisme universel et des principes fondamentaux du grand œuvre. 1863, 1 vol. in-8. 7 fr.

ESPINAS. **Des sociétés animales**, étude de psychologie comparée. 1 vol. in-8 de la *Biblioth. de philosoph. contemp.* 5 fr.

ESPINAS. **De civitate apud Platonem qua fiet una**. 1 br. in-8. 2 fr.

EVANS (John). **Les âges de la pierre**, instruments, armes et ornements de la Grande-Bretagne. 1 beau volume grand in-8, avec 467 fig. dans le texte, trad. par M. Ed. BARBIER. 1878. 15 fr.

FABRE (Joseph). **Histoire de la philosophie.**
Première partie : Antiquité et moyen âge. 1 v. in-12. 1877. 3 fr. 50
Deuxième partie : Renaissance et temps modernes. (*Sous presse.*)

FAU. **Anatomie des formes du corps humain**, à l'usage des peintres et des sculpteurs. 1866, 1 vol. in-8 et atlas de 25 planches. 2e édition. Prix, fig. noires. 20 fr.
Prix, figures coloriées. 35 fr.

FERBUS (N.). **La science positive du bonheur**. 1 v. in-18. 3 fr.

FERRIER. **Les fonctions du cerveau**. 1 vol. in-8, traduit de l'anglais. 1878. 10 fr.

FERRON (de). **Théorie du progrès** (Histoire de l'idée du progrès. — Vico. — Herder. — Turgot. — Condorcet. — Saint-Simon. — Réfutation du césarisme). 1867, 2 vol. in-18. 7 fr.

FERRON (de). **La question des deux Chambres**. 1872, in-8 de 45 pages. 1 fr.

EM. FERRIÈRE. **Le darwinisme**. 1872, 1 vol. in-18. 4 fr. 50

FIAUX. **L'enseignement de la médecine en Allemagne**, 1 vol. in-8 (1877). 5 fr.

FONCIN. **Essai sur le ministère de Turgot**. 1 vol. grand in-8 (1876). 8 fr.

FOUILLÉE (Alfred). **La philosophie de Socrate**. 2 vol. in-8. 16 fr.

FOUILLÉE (Alfred). **La philosophie de Platon**. 2 vol. in-8. 16 fr.

FOUILLÉE (Alfred). **La liberté et le déterminisme**. 1 fort vol. in-8. 7 fr. 50

FOUILLÉE (Alfred). **Platonis hippias minor sive Socratica**, 1 vol. in-8. 2 fr.

FOX (W.-J.). **Des idées religieuses**. 15 conférences traduites de l'anglais. 1876. 3 fr.

FRÉDÉRIQ. **Hygiène populaire**. 1 vol. in-12. 1875. 4 fr.

FRIBOURG. **Du paupérisme parisien**, de ses progrès depuis vingt-cinq ans. 1 vol. in-18. 1 fr. 25

GÉRARD (Jules). **Maine de Biran, essai sur sa philosophie**, suivi de fragments inédits. 1 fort vol. in-8. 1876. 10 fr.

GÉRARD (Jules). **De idealismi apud Berkleium ratione et principio**; hanc thesim proponebat facultati litterarum parisiensi. In-8. 1876. 3 fr.

2

GOUET (AMÉDÉE). **Histoire nationale de France**, d'après des documents nouveaux.

Tome I. Gaulois et Francks. — Tome II. Temps féodaux. — Tome III. Tiers état. — Tome IV. Guerre des princes. — Tome V. Renaissance. — Tome VI. Réforme. — Tome VII. Guerres de religion. (*Sous presse.*)

 Prix de chaque volume, format in-8.   5 fr.

GUILLAUME (de Moissey). **Nouveau traité des sensations.** 2 vol. in-8 (1876).   15 fr.

HAMILTON (William). **Fragments de Philosophie**, traduits de l'anglais par Louis Peisse.   7 fr. 50

HERZEN. **Œuvres complètes.** Tome Ier. *Récits et nouvelles.* 1874, 1 vol. in-18.   3 fr. 50

HERZEN. **De l'autre Rive.** 4e édition, traduit du russe par M. Herzen fils. 1 vol. in-18.   3 fr. 50

HERZEN. **Lettres de France et d'Italie.** 1871, in-18. 3 fr. 50

HUMBOLDT (G. de). **Essai sur les limites de l'action de l'État**, traduit de l'allemand, et précédé d'une Étude sur la vie et les travaux de l'auteur, par M. Chrétien, docteur en droit. 1867, in-18.   3 fr. 50

IRANYI (D.) ET CHASSIN (CH. L.). **Histoire politique de la révolution de Hongrie (1847-1849).** 2 beaux vol. in-8. 10 fr.

ISSAURAT. **Moments perdus de Pierre-Jean**, observations, pensées, rêveries antipolitiques, antimorales, antiphilosophiques, antimétaphysiques, anti tout ce qu'on voudra. 1868, 1 v. in-18. 3 fr.

ISSAURAT. **Les alarmes d'un père de famille**, suscitées, expliquées, justifiées et confirmées par lesdits faits et gestes de Mgr Dupanloup et autres. 1868, in-8.   1 fr.

JANET (Paul). **Histoire de la science politique** dans ses rapports avec la morale. 2 vol. in-8.   20 fr.

JANET (Paul). **Études sur la dialectique** dans Platon et dans Hegel. 1 vol. in-8.   6 fr.

JANET (Paul). **Œuvres philosophiques de Leibniz.** 2 vol. in-8.   16 fr.

JANET (Paul). **Essai sur le médiateur plastique de Cudworth.** 1 vol. in-8.   1 fr.

JANET (Paul). **Les causes finales.** 1 fort vol. in-8, 1876. 10 fr.

JANET (Paul). (Voir page 6.)

JOZON (Paul). **Des principes de l'écriture phonétique** et des moyens d'arriver à une orthographe rationnelle et à une écriture universelle. 1 vol. in-18. 1877.   3 fr. 50

LABORDE. **Les hommes et les actes de l'insurrection de Paris** devant la psychologie morbide. Lettres à M. le docteur Moreau (de Tours). 1 vol. in-18.   2 fr. 50

LACHELIER. **Le fondement de l'induction.** 1 vol. in-8. 3 fr. 50

LACHELIER. **De natura syllogismi**; apud facultatem litterarum parisiensem hæc disputabat.   1 fr. 50

LACOMBE. **Mes droits.** 1869, 1 vol. in-12.   2 fr. 50

LAMBERT. **Hygiène de l'Égypte.** 1873, 1 vol. in-18. 2 fr. 50

LANGLOIS. **L'homme et la Révolution.** Huit études dédiées à P. J. Proudhon. 1867. 2 vol. in-18.   7 fr.

LAUSSEDAT. **La Suisse.** Études médicales et sociales. 2e édit., 1875. 1 vol. in-18.   3 fr. 50

LAVELEYE (Em. de). **De l'avenir des peuples catholiques.**
1 brochure in-8. 24ᵉ édit. 1876. 25 c.

LAVERGNE (Bernard). **L'ultramontanisme et l'État.** 1 vol.
in-8 (1875). 1 fr. 50

LE BERQUIER. **Le barreau moderne.** 1871, 2ᵉ édition,
1 vol. in-18. 3 fr. 50

LEDRU (Alphonse). **Organisation, attributions et responsabilité des conseils de surveillance des sociétés en
commandite par actions** (loi du 24 juillet 1867). 1 vol.
grand in-8 (1876). 3 fr. 50

LEDRU (Alphonse). **Des publicains et des Sociétés vecti-
galiennes.** 1 vol. grand in-8 (1876). 3 fr.

LE FORT. **La chirurgie militaire et les Sociétés de secours en
France et à l'étranger.** 1873, 1 vol. gr. in-8, avec fig. 10 fr.

LE FORT. **Étude sur l'organisation de la Médecine en France
et à l'étranger.** 1874, gr. in-8. 3 fr.

LEIBNIZ. **Œuvres philosophiques,** avec une Introduction et
des notes par M. Paul Janet. 2 vol. in-8. 16 fr.

LEIBNIZ. Voyez page 2.

LEMER (Julien). **Dossier des jésuites et des libertés de
l'Église gallicane.** 1 vol. in-18 (1877). 3 fr. 50

LITTRÉ. **Auguste Comte et Stuart Mill,** suivi de *Stuart Mill
et la philosophie positive,* par M. G. Wyrouboff. 1867, in-8 de
86 pages. 2 fr.

LITTRÉ. **Fragments de philosophie.** 1 vol. in-8. 1876. 3 fr.

LITTRÉ. **Application de la philosophie positive au gouvernement des Sociétés.** In-8. 3 fr. 50

LORAIN (P.). **Jenner et la vaccine.** Conférence historique. 1870,
broch. in-8 de 48 pages. 1 fr. 50

LORAIN (P.). **L'assistance publique.** 1871, in-4 de 56 p. 1 fr.

LORENZO D'APONTE. **Mémoires de Lorenzo d'Aponte,** poëte
vénitien, collaborateur de MOZART. Traduits de l'italien, par
M. C. D. de la Chavanne et précédés d'une lettre de M. de La-
martine. 1 beau vol. in-8. 4 fr.

LUBBOCK. **L'homme préhistorique,** étudié d'après les monu-
ments et les costumes retrouvés dans les différents pays de l'Europe, suivi d'une Description comparée des mœurs des sauvages
modernes, traduit de l'anglais par M. Ed. BARBIER, 256 figures
intercalées dans le texte. 1876, 2ᵉ édition, considérablement
augmentée suivie d'une conférence de M. P. BROCA sur *les
Troglodytes de la Vezère.* 1 beau vol. in-8, broché. 15 fr.
Cart. riche, doré sur tranche. 18 fr.

LUBBOCK. **Les origines de la civilisation.** État primitif de
l'homme et mœurs des sauvages modernes. 1877, 1 vol. grand
in-8 avec figures et planches hors texte. Traduit de l'anglais par
M. Ed. BARBIER. 2ᵉ édition. 1877. 15 fr.
Relié en demi-maroquin avec nerfs. 18 fr.

MAGY. **De la science et de la nature,** essai de philosophie
première. 1 vol. in-8. 6 fr.

MARAIS (Aug.). **Garibaldi et l'armée des Vosges.** 1872,
1 vol. in-18. 1 fr. 50

MARTIN BERNARD. **Dix ans de prison au mont Saint-Michel**
et à la citadelle de Doullens. 1 vol. in-18. 2 fr. 50

MAURY (Alfred). **Histoire des religions de la Grèce antique.** 3 vol. in-8. 24 fr.

MAX MULLER. **Amour allemand.** Traduit de l'allemand. 1 vol. in-18 imprimé en caractères elzéviriens. 3 fr. 50

MAZZINI. **Lettres à Daniel Stern** (1864-1872), avec une lettre autographiée. 1 v. in-18 imprimé en caractères elzéviriens. 3 fr. 50

MENIÈRE. **Cicéron médecin,** étude médico-littéraire. 1862, 1 vol. in-18. 4 fr. 50

MENIÈRE. **Les consultations de madame de Sévigné,** étude médico-littéraire. 1864, 1 vol. in-8. 3 fr.

MERVOYER. **Étude sur l'association des idées.** 1864, 1 vol. in-8. 6 fr.

MICHAUT (N.). **De l'imagination.** Études psychologiques. 1 vol. in-8 (1876). 5 fr.

MILSAND. **Les études classiques** et l'enseignement public. 1873, 1 vol. in-18. 3 fr. 50

MILSAND. **Le code et la liberté.** Liberté du mariage, liberté des testaments. 1865, in-8. 2 fr.

MIRON. **De la séparation du temporel et du spirituel.** 1866, in-8. 3 fr. 50

MORER. **Projet d'organisation des collèges cantonaux,** in-8 de 64 pages. 1 fr. 50

MORIN. **Du magnétisme et des sciences occultes.** 1860, 1 vol. in-8. 6 fr.

MORIN (Frédéric). **Politique et philosophie,** précédé d'une introduction de M. JULES SIMON. 1 vol. in-18. 1876. 3 fr. 50

MUNARET. **Le médecin des villes et des campagnes.** 4ᵉ édition, 1862, 1 vol. grand in-18. 4 fr. 50

NAQUET (A.). **La république radicale.** 1873, 1 vol. in-18 3 fr. 50

NOEL (Eug.). **Mémoires d'un imbécile,** avec une préface de M. LITTRÉ. 1 vol. in-18. 2ᵉ éd. 1876, en car. elzéviriens. 3 fr. 50

NOLEN (D.). **La critique de Kant et la métaphysique de Leibniz,** histoire et théorie de leurs rapports, 1 volume in-8 (1875). 6 fr.

NOLEN (D.). **Quid Leibnizius Aristoteli debuerit.** broch. in-8. 1 fr. 50

NOURRISSON. **Essai sur la philosophie de Bossuet.** 1 vol. in-8. 4 fr.

OGER. **Les Bonaparte** et les frontières de la France. In-18. 50 c.

OGER. **La République.** 1871, brochure in-8. 50 c.

OLLÉ-LAPRUNE. **La philosophie de Malebranche.** 2 vol. in-8. 16 fr.

PARIS (comte de). **Les associations ouvrières en Angleterre** (trades-unions). 1869, 1 vol. gr. in-8. 2 fr. 50
    Édition sur papier de Chine : broché. 12 fr.
    ———— reliure de luxe. 20 fr.

PELLETAN. **La naissance d'une ville (Royan).** Ouvrage couronné par l'Académie française. 1 vol. in-18 (1876). 2 fr.

PELLETAN. **Jarousseau, le pasteur du désert.** 1 vol. in-18 en caractères elzéviriens (1877). Ouvrage couronné par l'Académie française. 3 fr. 50

PELLETAN. **Élisée, voyage d'un homme à la recherche de lui-même.** 1 vol. in-18 en caractères elzéviriens. 1877. 3 fr. 50

PETROZ (P.). **L'art et la critique en France** depuis 1822.
1 vol. in-18. 1875. 3 fr. 50

POEY (André). **Le positivisme.** 1 fort vol. in-12 (1876). 4 fr. 50

PUISSANT (Adolphe). **Erreurs et préjugés populaires.** 1873,
1 vol. in-18. 3 fr. 50

QUINET (Edgar). **Œuvres.** (Voir page 26.)

REGNAULT (Élias). **Histoire de huit ans** (1840-1848). 3ᵉ édit.,
3 vol. in-8, chaque vol. séparément. 5 fr.

REYMOND (William). **Histoire de l'art.** 1874, 1 vol. in-8.
5 fr.

RIBERT (Léonce). **Esprit de la Constitution** du 25 février 1875,
1 vol. in-18, en caractères elzéviriens. 3 fr. 50

RIBOT (Paul). **Matérialisme et spiritualisme.** 1873, in-8.
6 fr.

RIBOT (Th.). **La psychologie anglaise contemporaine**
(James Mill, Stuart Mill, Herbert Spencer, A. Bain, G. Lewes,
S. Bailey, J.-D. Morell, J. Murphy), 1875, 1 vol. in-8. 2ᵉ édit.
7 fr. 50

RIBOT (Th.). **De l'hérédité.** 1873, 1 vol. in-8. 10 fr.

RICHARD (Ch.). **Les lois de Dieu et l'esprit moderne.** Issue
aux contradictions humaines. 1 vol. in-18. 2 fr. 50

RICHARD (Ch.). **Les révolutions inévitables** dans le globe et
l'humanité. In-18. 2 fr. 50

RICHTER (J.-P.). **Poétique, ou Introduction à l'esthétique,**
traduite de l'allemand, précédée d'un Essai sur Jean-Paul et sa
poétique, suivie de notes et commentaires par Alexandre BUCHNER
et Léon DUMONT. 2 vol. in-8 (1862). 15 fr.

RITTER (Henri). **Histoire de la philosophie moderne,** traduction française précédée d'une introduction par P. Challemel-
Lacour. 3 vol. in-8. 20 fr.

RITTER (Henri). **Histoire de la philosophie ancienne,** trad.
par Tissot. 4 vol. 30 fr.

ROBERT (Edmond). **Les domestiques,** étude historique. 1 vol.
in-18, 1875. 3 fr. 50

SAINT-MARC GIRARDIN. **La chute du second Empire.**
In-4. 4 fr. 50

SALETTA. **Principe de logique positive,** ou traité de scep-
ticisme positif. Première partie (de la connaissance en général).
1 vol. gr. in-8. 3 fr. 50

SARCHI. **Examen de la doctrine de Kant.** 1872, gr. in-8. 4 fr.

SCHELLING. **Écrits philosophiques** et morceaux propres à donner une idée de son système, traduits par Ch. Bénard. In-8. 9 fr.

SCHELLING. **Bruno** ou du principe divin, trad. par Husson. 1 vol.
in-8. 3 fr. 50

SCHELLING. **Idéalisme transcendental,** traduit par Grimblot.
1 vol. in-8. 7 fr. 50

SIEGFRIED (Jules). **La misère, son histoire, ses causes, ses
remèdes,** 1 vol. grand in-18 (1877). 3 fr.

SIÈREBOIS. **Autopsie de l'âme.** Identité du matérialisme et du
vrai spiritualisme. 2ᵉ édit. 1873, 1 vol. in-18. 2 fr. 50

SIÈREBOIS. **La morale** fouillée dans ses fondements. Essai d'an-
thropodicée. 1867, 1 vol. in-8. 6 fr.

SIEBBOIS. Psychologie réaliste. Étude sur les éléments [...] de l'âme et de la pensée. 1 vol. in-18 (1876).　　2 fr. 50

SMEE (A.). Mon jardin, géologie, botanique, histoire naturelle. 1876, 1 magnifique vol. gr. in-8 orné de 1300 fig. et 52 pl. hors texte, traduit de l'anglais par M. Barbier. 1876. Broché. 21 fr.
　　Cartonnage riche, doré sur tranches.　　　　50 fr.

SOREL (Albert). Le traité de Paris du 20 novembre 1815. Leçons professées à l'École libre des sciences politiques par M. Albert Sorel, professeur d'histoire diplomatique. 1873, 1 vol. in-8.　　　　3 fr. 50

THULIÉ. La folie et la loi. 1867, 2ᵉ édit. 1 vol. in-8. 3 fr. 50

THULIÉ. La manie raisonnante du docteur [...] 1870, broch. in-8 de 132 pages.　　　　2 fr.

TIBERGHIEN. Les commandements de l'humanité. 1872. 1 vol. in-18.　　　　3 fr.

TIBERGHIEN. Enseignement et philosophie. 1873, 1 vol. in-18.　　　　4 fr.

TISSANDIER. Études de Thucydide. 1869, in-8 de 270 p. 4 fr.

TISSOT. Principes de morale, leur caractère rationnel et universel, leur application. Ouvrage couronné par l'Institut. 1 vol. in-8.　　　　6 fr.

VACHEROT. Histoire de l'École d'Alexandrie. 3 vol. in-8.　　　　24 fr.

VALETTE. Cours de Code civil professé à la Faculté de droit de Paris. Tome I, première année (Titre préliminaire — Livre premier). 1872, 1 fort vol. in-18.　　　　8 fr.

VALMONT. L'espion prussien. 1872, roman traduit de l'anglais. 1 vol. in-18.　　　　3 fr. 50

VAN DER REST. Platon et Aristote. Essai sur les commencements de la science politique. 1 fort vol. in-8 (1876). 10 fr.

VÉRA. Strauss, l'ancienne et la nouvelle foi. 1875, in-8.　　　　3 fr.

VÉRA. Cavour et l'Église libre dans l'État libre. 1874, in-8.　　　　3 fr. 50

VÉRA. L'hégélianisme et la philosophie. 1 vol. in-18. 1861.　　　　3 fr. 50

VÉRA. Mélanges philosophiques. 1 vol. in-8, 1862.　　5 fr.

VÉRA. Essais de philosophie hégélienne (de la *Bibliothèque de philosophie contemporaine*). 1 vol. in-18.　　2 fr. 50

VÉRA. Platonis, Aristotelis et Hegelii de medio termino doctrina. 1 vol. in-8. 1845.　　　　4 fr. 50

VÉRA. (Voyez Hegel, page 11.)

VILLIAUMÉ. La politique moderne, traité complet de politique. 1873, 1 beau vol. in-8.　　　　6 fr.

WEBER. Histoire de la philosophie européenne. 1874, 1 vol. in-8.　　　　10 fr.

YUNG (Eugène). Henri IV, écrivain. 1 vol. in-8. 1855. 5 fr.

ZIMMERMANN. De la solitude, des causes qui en font naître le goût, de ses inconvénients, de ses avantages, et son influence sur les passions, l'imagination, l'esprit et le cœur, traduit de l'allemand par M. Jourdan. Nouvelle édition. 1840, in-8. 3 fr. 50

Congrès international d'hygiène, de sauvetage et d'économie sociale. Session de Bruxelles, 1876. 2 forts volumes in-8.

ENQUÊTE PARLEMENTAIRE SUR LES ACTES DU GOUVERNEMENT
DE LA DÉFENSE NATIONALE

DÉPOSITIONS DES TÉMOINS :

TOME PREMIER. Dépositions de MM. Thiers, maréchal Mac-Mahon, maréchal Le Bœuf, Benedetti, duc de Gramont, de Talhouët, amiral Rigault de Genouilly, baron Jérôme David, général de Palikao, Jules Brame, Dréolle, etc.

TOME II. Dépositions de MM. de Chandordy, Laurier, Cresson, Dréo, Ranc, Rampont, Steenackers, Fernique, Robert, Schneider, Buffet, Lebreton et Hébert, Bellangé, colonel Alavoine, Gervais, Bécherelle, Robin, Muller, Boutefoy, Meyer, Clément et Simonneau, Fontaine, Jacob, Lemaire, Petetin, Guyot-Montpayroux, général Soumain, de Legge, colonel Vabre, de Crisenoy, colonel Ibos, etc.

TOME III. Dépositions militaires de MM. de Freycinet, de Serres, le général Lefort, le général Ducrot, le général Vinoy, le lieutenant de vaisseau Farcy, le commandant Amet, l'amiral Pothuau, Jean Brunet, le général de Beaufort-d'Hautpoul, le général de Valdan, le général d'Aurelle de Paladines, le général Chanzy, le général Martin des Pallières, le général de Sonis, etc.

TOME IV. Dépositions de MM. le général Bordone, Mathieu, de Laborie, Luce-Villiard, Castillon, Debusschère, Darcy, Chenet, de La Taille, Baillehache, de Grancey, L'Hermite, Pradier, Middleton, Frédéric Morin, Thoyot, le maréchal Bazaine, le général Boyer, le maréchal Canrobert, etc. Annexe à la déposition de M. Testelin note de M. le colonel Denfert, note de la Commission, etc.

TOME V. Dépositions complémentaires et réclamations. — Rapports de la préfecture de police en 1870-1871. — Circulaires, proclamations et bulletins du Gouvernement de la Défense nationale. — Suspension du tribunal de la Rochelle ; rapport de M. de La Borderie ; dépositions.

ANNEXE AU TOME V. Deuxième déposition de M. Cresson. Événements de Nîmes, affaire d'Aïn Yagout. — Réclamations de MM. le général Bellot et Engelhart. — Note de la Commission d'enquête (1 fr.).

RAPPORTS :

TOME PREMIER. M. *Chaper*, les procès-verbaux des séances du Gouvernement de la Défense nationale. — M. *de Sugny*, les événements de Lyon sous le Gouv. de la Défense nat. — M. *de Rességuier*, les actes du Gouv. de la Défense nat. dans le sud-ouest de la France.

TOME II. M. *Saint-Marc Girardin*, la chute du second Empire. — M. *de Sugny*, les événements de Marseille sous le Gouv. de la Défense nat.

TOME III. M. *le comte Daru*, la politique du Gouvernement de la Défense nationale à Paris.

TOME IV. M. *Chaper*, de la Défense nat. au point de vue militaire à Paris.

TOME V. *Boreau-Lajanadie*, l'emprunt Morgan. — M. *de la Borderie*, le camp de Conlie et l'armée de Bretagne. — M. *de la Sicotière*, l'affaire de Dreux.

TOME VI. M. *de Rainneville*, les actes diplomatiques du Gouv. de la Défense nat. — M. *A. Lallié*, les postes et les télégraphes pendant la guerre. — M. *Delsol*, la ligne du Sud-Ouest. — M. *Perrot*, la défense en province. (1re partie.)

TOME VII. M. *Perrot*, les actes militaires du Gouv. la Défense nat. en province (2e partie : Expédition de l'Est).

TOME VIII. M. *de la Sicotière*, sur l'Algérie.

TOME IX. Algérie, dépositions des témoins. Table générale et analytique des dépositions des témoins avec renvoi aux rapports (10 fr.).

TOME X. M. *Boreau-Lajanadie*, le Gouvernement de la Défense nationale à Tours et à Bordeaux. (5 fr.).

PIÈCES JUSTIFICATIVES :

TOME PREMIER. Dépêches télégraphiques officielles, première partie.

TOME DEUXIÈME. Dépêches télégraphiques officielles, deuxième partie. — Pièces justificatives du rapport de M. Saint-Marc Girardin.

PRIX DE CHAQUE VOLUME. . . . . **15 fr.**

PRIX DE L'ENQUÊTE COMPLÈTE EN 18 VOLUMES. . . . **241 fr.**

LES ACTES DU GOUVERNEMENT

DE LA

DÉFENSE NATIONALE

(DU 4 SEPTEMBRE 1870 AU 8 FÉVRIER 1871)

ENQUÊTE PARLEMENTAIRE FAITE PAR L'ASSEMBLÉE NATIONALE

RAPPORTS DE LA COMMISSION ET DES SOUS-COMMISSIONS

TÉLÉGRAMMES

PIÈCES DIVERSES — DÉPOSITIONS DES TÉMOINS — PIÈCES JUSTIFICATIVES

TABLES ANALYTIQUE, GÉNÉRALE ET NOMINATIVE

7 forts volumes in-4. — Chaque volume séparément 16 fr.

Les 7 volumes 112 fr.

Cette édition populaire réunit, en sept volumes avec une Table analytique par volume, tous les documents distribués à l'Assemblée nationale. — Une Table générale et nominative termine le 7e volume.

ENQUÊTE PARLEMENTAIRE

SUR

L'INSURRECTION DU 18 MARS

1° RAPPORTS. — 2° DÉPOSITIONS de MM. Thiers, maréchal Mac-Mahon, général Trochu, J. Favre, Ernest Picard, J. Ferry, général Le Flô, général Vinoy, colonel Lambert, colonel Gaillard, général Appert, Floquet, général Cremer, amiral Saisset, Schœlcher, amiral Pothuau, colonel Langlois, etc. — 3° PIÈCES JUSTIFICATIVES

1 vol. grand in-4. — Prix : 10 fr.

COLLECTION ELZÉVIRIENNE

Lettres de Joseph Mazzini à Daniel Stern (1864-1872), avec une lettre autographiée. 3 fr. 50

Amour allemand, par MAX MULLER, traduit de l'allemand. 1 vol. in-18. 3 fr. 50

La mort des rois de France depuis François Ier jusqu'à la Révolution française, études médicales et historiques, par M. le docteur CORLIEU, 1 vol. in-18. 3 fr. 50

L'Algérie, impressions de voyage, par M. CLAMAGERAN. 1 vol. in-18. 3 fr. 50

La République de 1848, par J. STUART MILL, traduit de l'anglais, avec préface par M. SADI CARNOT, 1 vol. in-18 (1875). 3 fr. 50

Esprit de la Constitution du 25 février 1875, par M. LÉONCE RIBERT. 1 vol. in-18. 3 fr. 50

Mémoires d'un imbécile, par EUG. NOEL, précédé d'une préface de *M. Littré*. 1 vol. in-18, 2e édition (1876). 3 fr. 50

Jarousseau, le Pasteur du désert, par Eug. PELLETAN. 1 vol. in-18 (1877). Ouvrage couronné par l'Académie française. 3 fr. 50

Élisée, voyage d'un homme à la recherche de lui-même, par Eug. PELLETAN, 1 vol. in-18 en caractères elzéviriens (1877). 3 fr. 50

BIBLIOTHÈQUE POPULAIRE

Napoléon Ier, par M. Jules BARNI, membre de l'Assemblée nationale. 1 vol. in-18. 1 fr.

Manuel républicain, par M. Jules BARNI, membre de l'Assemblée nationale. 1 vol. in-18. 1 fr.

Garibaldi et l'armée des Vosges, par M. Aug. MARAIS. 1 vol. in-18. 1 fr. 50

Le paupérisme parisien, ses progrès depuis vingt-cinq ans, par E. FRIBOURG. 1 fr. 25

ÉTUDES CONTEMPORAINES

Les bourgeois gentilshommes. — L'armée d'Henri V, par Adolphe BOUILLET. 1 vol. in-18. 3 fr. 50

Les bourgeois gentilshommes. — L'armée d'Henri V. Types nouveaux et inédits, par A. BOUILLET. 1 v. in-18. 2 fr. 50

Les Bourgeois gentilshommes. — L'armée d'Henri V. L'arrière-ban de l'ordre moral, par A. Bouillet. 1 vol. in-18. 3 fr. 50

L'espion prussien, roman anglais par V. VALMONT, traduit par M. J. DUBRISAY. 1 vol. in-18. 3 fr. 50

La Commune et ses idées à travers l'histoire, par Edgar BOURLOTON et Edmond ROBERT. 1 vol. in-18. 3 fr. 50

Du principe autoritaire et du principe rationnel, par M. Jean Chasseriau. 1873. 1 vol. in-18. 3 fr. 50

La République radicale, par A. NAQUET, membre de l'Assemblée nationale. 1 vol. in-18. 3 fr. 50

Les domestiques, par M. Edmond ROBERT. 1 vol. in-18 (1875). 2 fr. 50

ŒUVRES

DE

EDGAR QUINET

Chaque volume se vend séparément.

Édition in-8 .... 6 fr. | Édition in-18..... 3 fr. 50

I. — Génie des Religions. — De l'origine des Dieux. (Nouvelle édition,)
II. — Les Jésuites. — L'Ultramontanisme. — Introduction à la Philosophie de l'histoire de l'Humanité, nouvelle édition, avec préface inédite.
II. — Le Christianisme et la Révolution française. Examen de la Vie de Jésus-Christ, par STRAUSS. — Philosophie de l'histoire de France. (Nouvelle édition.)
IV. — Les Révolutions d'Italie. (Nouvelle édition.)
V. — Marnix de Sainte-Aldegonde. — La Grèce moderne et ses rapports avec l'Antiquité.
VI. — Les Romains. — Allemagne et Italie. — Mélanges.

VII. — Ashavérus. — Les Tablettes du Juif errant.
VIII. — Prométhée. — Napoléon. — Les Esclaves.
IX. — Mes Vacances en Espagne. — De l'Histoire de la Poésie. — Des Epopées françaises inédites du XIIe siècle.
X. — Histoire de mes idées. — 1815 et 1840. — Avertissement au pays. — La France et la Sainte-Alliance en Portugal. — Œuvres diverses.
XI. — L'Enseignement du peuple. — La Révolution religieuse au XIXe siècle. — La Croisade romaine. — Le Panthéon. — Plébiscite et Concile. — Aux Paysans.

Viennent de paraître :

Correspondance. Lettres à sa mère, 2 vol. in-18.... 7 »
Les mêmes, 2 vol. in-8......................... 12 »
La révolution, 3 vol. in-18.................... 10 50
La campagne de 1815, 1 vol. in-18.............. 3 50

LOUIS BLANC

HISTOIRE DE DIX ANS

(1830-1840)

12e ÉDITION.

5 beaux volumes in-8.............. 25 fr.
Chaque volume se vend séparément, 5 fr.

ÉLIAS REGNAULT

HISTOIRE DE HUIT ANS

(1840-1848)

4e ÉDITION.

3 beaux vol. in-8.......... 15 fr.
Chaque volume se vend séparément......... 5 fr.

L'*Histoire de Dix ans* et l'*Histoire de Huit ans* réunies comprennent : l'Histoire de la Révolution de 1830 et le règne de Louis-Philippe Ier jusqu'à la Révolution de 1848.

BIBLIOTHÈQUE UTILE

60 centimes le vol. de 190 pages

REVUE PHILOSOPHIQUE

DE LA FRANCE ET DE L'ETRANGER

Paraissant tous les mois

DIRIGÉE PAR

TH. RIBOT

Agrégé de philosophie, Docteur ès lettres

La REVUE PHILOSOPHIQUE paraît tous les mois, depuis le 1ᵉʳ janvier 1876, par livraisons de 6 à 7 feuilles grand in-8, et forme ainsi à la fin de chaque année deux forts volumes d'environ 680 pages chacun.

CHAQUE NUMÉRO DE LA REVUE CONTIENT :

1º Plusieurs articles de fond ; 2º Des analyses et comptes rendus des nouveaux ouvrages philosophiques français et étrangers ; 3º Un compte rendu aussi complet que possible des *publications périodiques* de l'étranger pour tout ce qui concerne la philosophie ; 4º Des notes, documents, observations, pouvant servir de matériaux ou donner lieu à des vues nouvelles.

Prix d'abonnement :

Un an, pour Paris............................ 30 fr.
— pour les départements et l'étranger........ 33 fr.
La livraison .... 3 fr.

REVUE HISTORIQUE

Paraissant tous les deux mois

DIRIGÉE PAR MM.

GABRIEL MONOD

Ancien élève
de l'École normale supérieure
Agrégé d'histoire
Directeur-adjoint à l'École
pratique des Hautes-Etudes

GUSTAVE FAGNIEZ

Ancien élève de l'École des Chartes
Archiviste
aux Archives nationales
Auxiliaire de l'Institut

La REVUE HISTORIQUE paraît tous les deux mois, depuis le 1ᵉʳ janvier 1876, par livraisons grand in-8 de 15 à 16 feuilles, de manière à former à la fin de l'année deux beaux volumes de 900 p. chacun.

CHAQUE LIVRAISON CONTIENT :

I. Plusieurs *articles de fond*, comprenant chacun, s'il est possible, un travail complet. II. Des *Mélanges et Variétés*, composés de documents inédits d'une étendue restreinte et de courtes notices sur des points d'histoire curieux ou mal connus. III. Un *Bulletin historique* de la France et de l'étranger, fournissant des renseignements aussi complets que possible sur tout ce qui touche aux études historiques. IV. Une *analyse des publications périodiques* de la France et de l'étranger, au point de vue des études historiques. V. Des *Comptes rendus critiques* des livres d'histoire nouveaux.

Prix d'abonnement :

Un an, pour Paris............................ 30 fr.
— pour les départements et l'étranger........ 33 fr.
La livraison................................ 6 fr.

| REVUE
Politique et Littéraire
(Revue des cours littéraires,
— 2ᵉ série.) | REVUE
Scientifique
(Revue des cours scientifiques,
2ᵉ série.) |

Directeurs : MM. Eug. YUNG et Ém. ALGLAVE

La septième année de la **Revue des Cours littéraires** et de la **Revue des Cours scientifiques**, terminée à la fin de juin 1871, clôt la première série de cette publication.

La deuxième série a commencé le 1ᵉʳ juillet 1871, et depuis cette époque chacune des années de la collection commence à cette date. Des modifications importantes ont été introduites dans ces deux publications.

REVUE POLITIQUE ET LITTÉRAIRE

La *Revue politique* continue à donner une place aussi large à la littérature, à l'histoire, à la philosophie, etc., mais elle a agrandi son cadre, afin de pouvoir aborder en même temps la politique et les questions sociales. En conséquence, elle a augmenté de moitié le nombre des colonnes de chaque numéro (48 colonnes au lieu de 32).

Chacun des numéros, paraissant le samedi, contient régulièrement :

Une *Semaine politique* et une *Causerie politique* où sont appréciés, à un point de vue plus général que ne peuvent le faire les journaux quotidiens, les faits qui se produisent dans la politique intérieure de la France, discussions de l'Assemblée, etc.

Une *Causerie littéraire* où sont annoncés, analysés et jugés les ouvrages récemment parus : livres, brochures, pièces de théâtre importantes, etc.

Tous les mois la *Revue politique* publie un *Bulletin géographique* qui expose les découvertes les plus récentes et apprécie les ouvrages géographiques nouveaux de la France et de l'étranger. Nous n'avons pas besoin d'insister sur l'importance extrême qu'a prise la géographie depuis que les Allemands en ont fait un instrument de conquête et de domination.

De temps en temps une *Revue diplomatique* explique au point de vue français les événements importants survenus dans les autres pays.

On accusait avec raison les Français de ne pas observer avec assez d'attention ce qui se passe à l'étranger. La *Revue* remédie à ce défaut. Elle analyse et traduit les livres, articles, discours ou conférences qui ont pour auteurs les hommes les plus éminents des divers pays.

Comme au temps où ce recueil s'appelait *la Revue des cours littéraires* (1864-1870), il continue à publier les principales leçons du Collége de France, de la Sorbonne et des Facultés des départements.

Les ouvrages importants sont analysés, avec citations et extraits, dès le lendemain de leur apparition. En outre, la *Revue politique* publie des articles spéciaux sur toute question que recommandent à l'attention des lecteurs, soit un intérêt public, soit des recherches nouvelles.

Parmi les collaborateurs nous citerons :

Articles politiques. — MM. de Pressensé, Ch. Bigot, Anat. Dunoyer, Anatole Leroy-Beaulieu, Clamageran.

Diplomatie et pays étrangers. — MM. Van den Berg, Albert Sorel, Reynald, Léo Quesnel, Louis Leger, Zezierski.

Philosophie. — MM. Janet, Caro, Ch. Lévêque, Véra, Th. Ribot, E. Boutroux, Nolen, Huxley.

Morale. — MM. Ad. Franck, Laboulaye, Jules Barni, Legouvé, Bluntschli.

Philologie et archéologie. — MM. Max Müller, Eugène Benoist, L. Havet, E. Ritter, Maspéro, George Smith.

Littérature ancienne. — MM. Egger, Havet, George Perrot, Gaston Boissier, Geffroy.

Littérature française. — MM. Ch. Nisard, Lenient, L. de Loménie, Édouard Fournier, Bersier, Gidel, Jules Claretie, Paul Albert.

Littérature étrangère. — MM. Mézières, Büchner, P. Stapfer.

Histoire. — MM. Alf. Maury, Littré, Alf. Rambaud, G. Monod.

Géographie, Economie politique. — MM. Levasseur, Himly, Gaidoz, Alglave.

Instruction publique. — Madame C. Coignet, MM. Buisson, Em. Beaussire.

Beaux-arts. — MM. Gebhart, C. Selden, Justi, Schnaase, Vischer, Ch. Bigot.

Critique littéraire. — MM. Maxime Gaucher, Paul Albert.

Ainsi la *Revue politique* embrasse tous les sujets. Elle consacre à chacun une place proportionnée à son importance. Elle est, pour ainsi dire, une image vivante, animée et fidèle de tout le mouvement contemporain.

REVUE SCIENTIFIQUE

Mettre la science à la portée de tous les gens éclairés sans l'abaisser ni la fausser, et, pour cela, exposer les grandes découvertes et les grandes théories scientifiques par leurs auteurs mêmes ;

Suivre le mouvement des idées philosophiques dans le monde savant de tous les pays,

Tel est le double but que la *Revue scientifique* poursuit depuis dix ans avec un succès qui l'a placée au premier rang des publications scientifiques d'Europe et d'Amérique.

Pour réaliser ce programme, elle devait s'adresser d'abord aux Facultés françaises et aux Universités étrangères qui comptent dans leur sein presque tous les hommes de science éminents. Mais, depuis deux années déjà, elle a élargi son cadre afin d'y faire entrer de nouvelles matières.

En laissant toujours la première place à l'enseignement supérieur proprement dit, la *Revue scientifique* ne se restreint plus désormais aux leçons et aux conférences. Elle poursuit tous les développements de la science sur le terrain économique, industriel, militaire et politique.

Elle publie les principales leçons faites au Collége de France, au Muséum d'histoire naturelle de Paris, à la Sorbonne, à l'Institution royale de Londres, dans les Facultés de France, les universités d'Allemagne, d'Angleterre, d'Italie, de Suisse, d'Amérique, et les institutions libres de tous les pays.

Elle analyse les travaux des Sociétés savantes d'Europe et d'Amérique, des Académies des sciences de Paris, Vienne, Berlin, Munich, etc., des Sociétés royales de Londres et d'Édimbourg, des Sociétés d'anthropologie, de géographie, de chimie, de botanique, de géologie, d'astronomie, de médecine, etc.

Elle expose les travaux des grands congrès scientifiques, les Associations *française, britannique* et *américaine*, le Congrès des naturalistes allemands, la Société helvétique des sciences naturelles, les congrès internationaux d'anthropologie préhistorique, etc.

Enfin, elle publie des articles sur les grandes questions de philosophie naturelle, les rapports de la science avec la politique, l'industrie et l'économie sociale, l'organisation scientifique des divers pays, les sciences économiques et militaires, etc.

Parmi les collaborateurs nous citerons :

Astronomie, météorologie. — MM. Faye, Balfour-Stewart, Janssen, Normann Lockyer, Vogel, Laussedat, Thomson, Rayet, Secchi, Briot, A. Herschel, etc.

Physique. — MM. Helmholtz, Tyndall, Desains, Mascart, Carpenter, Gladstone, Becquerel, Fernet, Bertin.

Chimie. — MM. Wurtz, Berthelot, H. Sainte-Claire Deville, Pasteur, Grimaux, Jungfleisch, Odling, Dumas, Troost, Peligot, Cahours, Friedel, Frankland.

Géologie. — MM. Hébert, Bleicher, Fouqué, Gaudry, Ramsay, Sterry-Hunt, Contejean, Zittel, Wallace, Lory, Lyell, Daubrée.

Zoologie. — MM. Agassiz, Darwin, Haeckel, Milne Edwards, Perrier, P. Bert, Van Beneden, Lacaze-Duthiers, Giard, A. Moreau, E. Blanchard,

Anthropologie. — MM. Broca, de Quatrefages, Darwin, de Mortillet, Virchow, Lubbock, K. Vogt.

Botanique. — MM. Baillon, Cornu, Faivre, Spring, Chatin, Van Tieghem, Duchartre.

Physiologie, anatomie. — MM. Claude Bernard, Chauveau, Charcot, Moleschott, Onimus, Ritter, Rosenthal, Wundt, Pouchet, Ch. Robin, Vulpian, Virchow, P. Bert, du Bois-Reymond, Helmholtz, Marey, Brücke.

Médecine. — MM. Chauffard, Chauveau, Cornil, Gubler, Le Fort, Verneuil, Broca, Liebreich, Lasègue, G. Sée, Bouley, Giraud-Teulon, Bouchardat, Lépine.

Sciences militaires. — MM. Laussedat, Le Fort, Abel, Jervois, Morin, Noble, Reed, Usquin, X***.

Philosophie scientifique. — MM. Alglave, Bagehot, Carpenter, Hartmann, Herbert Spencer, Lubbock, Tyndall, Gavarret, Ludwig, Ribot.

Prix d'abonnement :

Une seule revue séparément :	Six mois.	Un an.	Les deux revues ensemble :	Six mois.	Un an.
Paris.........	12 f.	20 f.	Paris.........	20 f.	36 f.
Départements...	15	25	Départements...	25	42
Étranger......	18	30	Étranger......	30	50

Prix de chaque numéro : 50 centimes.

L'abonnement part du 1er juillet, du 1er octobre, du 1er janvier et du 1er avril de chaque année.

Chaque volume de la première série se vend : broché......	15 fr.	
relié.......	20 fr.	
Chaque année de la 2e série, formant 2 vol., se vend : broché..	20 fr.	
relié....	25 fr.	

Port des volumes à la charge du destinataire.

Prix de la collection de la première série :

Prix de la collection complète de la *Revue des cours littéraires* ou de la *Revue des cours scientifiques* (1864-1870), 7 vol. in-4.   105 fr.

Prix de la collection complète des deux *Revues* prises en même temps, 14 vol. in-4.................................... 182 fr.

Prix de la collection complète des deux séries :

Revue des cours littéraires et *Revue politique et littéraire*, ou *Revue des cours scientifiques* et *Revue scientifique* (décembre 1863 — juillet 1877), 20 vol. in-4...................... 235 fr.

La *Revue des cours littéraires* et la *Revue politique et littéraire*, avec la *Revue des cours scientifiques* et la *Revue scientifique*, 40 volumes in-4 .... 442 fr.

PARIS. — IMPRIMERIE DE E. MARTINET, RUE MIGNON.

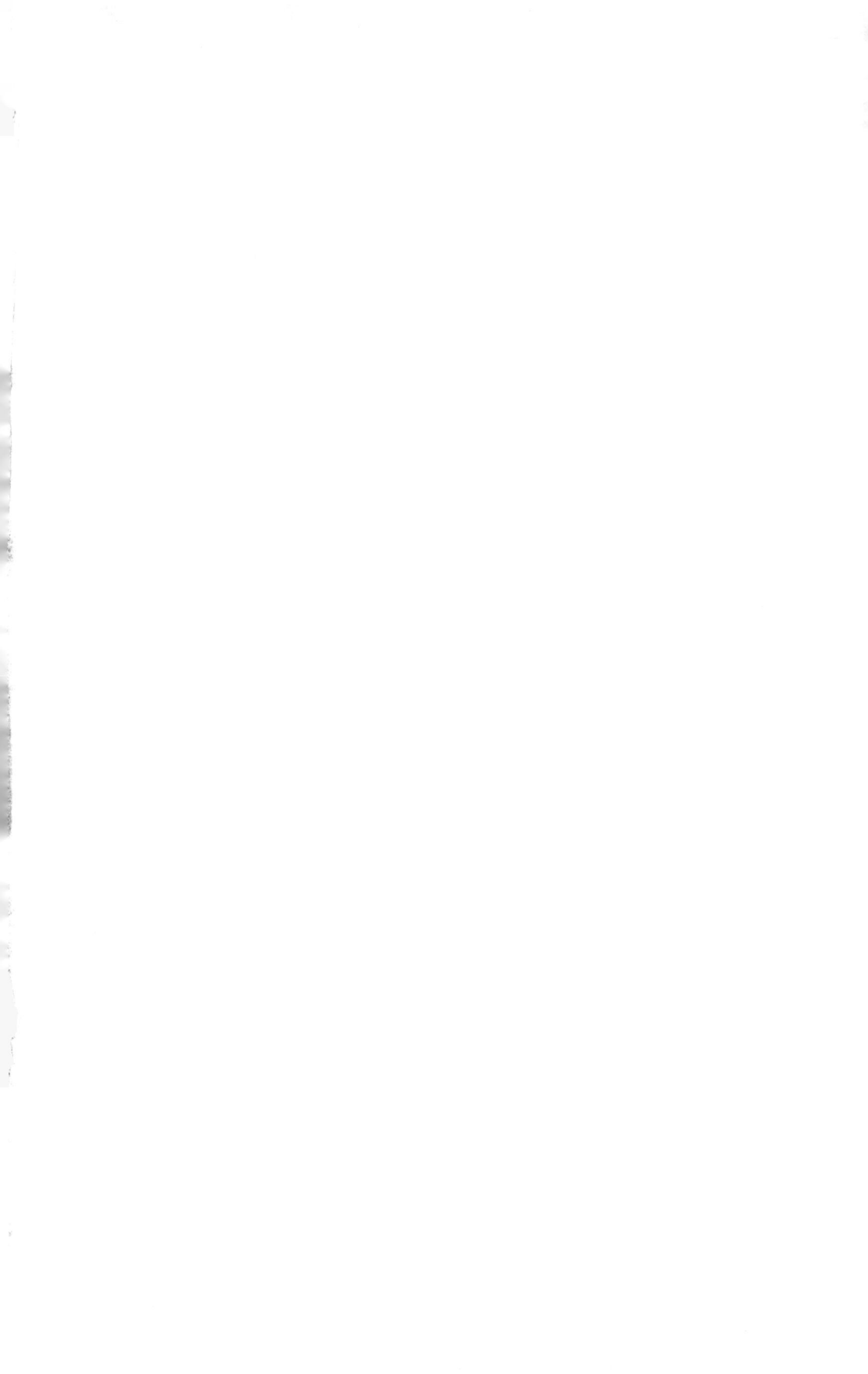